Barbara Messer

Pflegeplanung für Menschen mit Demenz

Barbara Messer

Pflegeplanung
für Menschen mit Demenz

Was Sie schreiben können und was Sie schreiben sollten

schlütersche

Bibliografische Information Der Deutschen Bibliothek
Die Deutsche Bibliothek verzeichnet diese Publikation in der Deutschen
Nationalbibliografie; detaillierte bibliografische Daten sind im Internet über
http://dnb.ddb.de abrufbar.

ISBN 3-87706-732-8

Anschrift der Autorin:

Barbara Messer
Bachweg 6
31832 Springe

Barbara Messer ist examinierte Altenpflegerin mit 16 Jahren Pflegepraxis, Ausbildungen
im Sozialmanagement, Pflegedienstleitung, Validation etc., NLP-Master, Trainerin und
Dozentin für pflegerische Themen seit 1999, Trainerin für Suggestopädie und ganzheitliches Lernen. Derzeit Studium mit Abschluss des Bachelor of Business Administration.

Mehr wissen – besser pflegen!

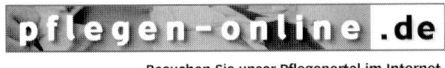

Besuchen Sie unser Pflegeportal im Internet.

© 2004 Schlütersche Verlagsgesellschaft mbH & Co. KG,
        Hans-Böckler-Allee 7, 30173 Hannover

Titelfoto: Gerald Lachmann
Gestaltung: Schlütersche Verlagsgesellschaft mbH & Co. KG, Hannover
Satz: PER Digitaler Workflow GmbH, Braunschweig
Druck und Bindung: AALEXX Druck GmbH, Großburgwedel

Inhalt

Nimm meine Hand
und halte sie
halte sie, während ich hier liege und doch ganz woanders bin

Ich spüre Deine Wärme,
sie ist wie eine Brücke zu Dir
Ich bin in einem fernen Land,
in einem anderen Stück

Folge mir, doch weiß ich nicht
Dir den Weg zu zeigen

Klein bin ich, jung,
schön und glücklich.
Ich laufe, renne, bin daheim

Doch Du weißt das nicht, du sitzt nur da
und
wunderst Dich

warum »die Alte« dort im Bett nichts macht und einfach an die Decke starrt.

Danksagung

Dieses Buch ist mit der Hilfe und Offenheit vieler Menschen entstanden, ihnen allen gilt mein großer Dank.

Ein ganz besonderer Dank gilt den Mitarbeitern des DRK Altenpflegeheims in Saalfeld, den Mitarbeitern des Senioren- und Pflegezentrum Lerchenberg in der Lutherstadt Wittenberg, den Mitarbeitern des BRK Altenheims in Kronach und den Mitarbeitern der Freien Altenarbeit Tageshaus e.V. in Bielefeld für die Fallbeispiele und Frau Hartmann und Schwester Kerstin aus dem Kreisaltersheim Helpsen, die sich für das Titelfoto zur Verfügung stellten.

Danken möchte ich auch den Teilnehmern der von mir durchgeführten Fortbildungsveranstaltungen, mit denen ich die Beispielformulierungen erarbeiten durfte, die kritisch hinterfragten und ein offenes Wort wagten.

Claudia Flöer, die wie immer eine wunderbare Lektorin war, danke ich für ihre stete Motivation.

Springe, im Januar 2004   Barbara Messer

»Liebe ist das Einzige, was mehr wird, wenn wir es verschwenden«
(Ricarda Huch)

Dieses Buch widme ich meiner Großmutter Dorothea Gottschalk

Einleitung

»Man sieht nur mit dem Herzen gut.«
Antoine de Saint Exupéry

Meiner Erfahrung und Einschätzung nach geht es in der Altenpflege, und speziell in der Pflege von Menschen mit Demenz, genau um das, was der »Kleine Prinz« sagte: Das Herz für den anderen Menschen offen zu halten.

In diesem Buch möchte ich mich der Thematik der »Pflegeplanung für Menschen mit Demenz« stellen und gerade jenen von Ihnen, die meinen, da sei noch mehr Theorie als in der normalen Pflegeplanung vonnöten, Lust machen auf eine ganz spezielle Form, einen alten, desorientierten Menschen zu betrachten: nämlich mit dem Herzen.

Warum wird die Pflegeplanung für Menschen mit Demenz als so schwierig empfunden? Das liegt ganz klar auf der Hand: Wir beschreiben Gefühle, Antriebe und unbekannte Stimmungen und anderes − zum Teil − Verborgenes. Nehmen wir uns − die meist orientiert sind − selbst, so fällt es uns im Alltag doch gelegentlich schwer, unsere Gefühle beim Namen zu nennen, geschweige denn, sie adäquat auszudrücken. Welche Herausforderung ist es dann, die Gefühl- und Erlebniswelt von Menschen mit Demenz zu erfassen und zu beschreiben!

Ziele dieses Buches sind:
- Eine tiefe verstehende, einfühlende und respektierende Haltung und Analyse der Lebenssituation von sehr alten Menschen mit Demenz zu bekommen.
- Pflegebeziehungen und Pflegehandlungen individuell im Sinne des alten Menschen zu gestalten.
- Den Handlungsspielraum für die Begründung des Pflegebedarfs von Menschen mit Demenz zu klären.
- Letztendlich dafür zu sorgen, alten Menschen eine größtmögliche Lebenszufriedenheit, Sicherheit und Unabhängigkeit zu ermöglichen.
- Tiefe, ehrliche und offene Pflegebeziehungen zu gestalten.
- Über das eigene Pflegeverhalten reflektierend nachzudenken, eigene Erkenntnisse, Grenzen und Möglichkeiten wahrzunehmen.
- Positives Verhalten beim Klienten als solches zu deuten und nicht als Defizit.

Die Beispiele in diesem Buch sind bewusst umfangreich gestaltet. Erstens gibt es kurze Formulierungen in anderen Büchern und zweitens können Sie dieses Buch als »Steinbruch« nutzen: Nehmen Sie sich daraus, was sie in ihrem Alltag nutzen wollen.

Dieses Buch ist kein Grundlagenwerk über Demenz oder gar eine pflegewissenschaftliche Abhandlung. Sie sollen es einfach und schnell lesen können und schließlich anwenden.

Erlauben Sie mir, Ihnen als Appetithäppchen eine Geschichte zu servieren:

Tatort: Altenheim.
Zeit: Ca. 13.30 Uhr, Dienstübergabe, Vorstellung einer Bewohnerin, die gestern auf dem Wohnbereich eingezogen ist.

WBL (Marianne Schmidt): *»Also, liebe Leute, gestern ist Frau Müller bei uns eingezogen, da hat uns die Heimleitung aber wieder jemanden vor die Nase gesetzt! Sie macht überhaupt nichts selber. Als wenn wir nicht schon genug zu tun hätten.«*

Schwester Paula: *»Da kann ich Dir Recht geben, ich habe sie heute morgen gewaschen und musste alles selber machen. Sie liegt da im Bett und ist überhaupt nicht motiviert. Ich bin mir gar nicht sicher, ob sie mich mitbekommen hat. Na ja, jedenfalls habe ich sie einfach mit Gerda zusammen in den Rollstuhl gesetzt und da sitzt sie, glaube ich jedenfalls, immer noch. Beim Essen schien sie wohl keine Lust zu haben, jedenfalls hat sie nicht mitgeholfen.«*

Schwester Frieda: *»Also gestern Abend war es ganz anders, sie war aggressiv, als ich sie ausziehen wollte. Ihr Blick war richtig böse und als ich dann die Inkontinenzeinlage wegnehmen wollte, da schlug sie mit der Hand nach mir. Wir müssen unbedingt den Neurologen einschalten, dass lasse ich mir nicht bieten.«*

Schwester Paula: *»Apropos Inkontinenzeinlage, diese hatte sie heute morgen, als ich zwischendurch mal nach ihr sah, auf die Heizung gehängt und sie selber war natürlich vollkommen nass. Sag mal, Marianne, warum kriegen wir hier nur immer die schweren Fälle?«*

Schwester Marianne (WBL): *»Bleibt mal ganz ruhig, ich erzähle Euch schnell noch was zu ihr. Diagnosen sind: Zustand nach Schlaganfall, Hemiparese rechts, dann lt. der Tochter Sprachstörungen und seit kurzem besteht Verdacht auf eine Demenz, aber das ist bisher erst ein Verdacht. Vor zwei Wochen ist ihr Mann plötzlich gestorben, er hat es wohl nicht verkraftet, dass sie sich durch den Schlaganfall nicht mehr um ihn kümmern konnte. Jedenfalls hat die Tochter sie dann gleich hier angemeldet. Die letzten Tage wurde sie von der Tochter sowie einem Pflegedienst versorgt. – Frieda, kannst Du der Tochter heute Abend mal den Biografiebogen mitgeben? Dann haben wir das auch schon. Ihr wisst ja, wie die Pflegedienstleitung immer so ist.*
Ich denke wir sollten die nächsten Tage einfach mal alle zu ihr gehen, um zu gucken, wie wir mit ihr klar kommen, nicht dass sie sich gleich an jemanden gewöhnt. Die Pflegeanamnese habe ich schon fertig; da sie ja einen Schlaganfall hat habe ich einfach die von Frau Perle abgeschrieben, machen wir doch immer so …«

Was ist in dieser kleinen Geschichte, die sicherlich einige von Ihnen kennen, wahrzunehmen? Die neue Bewohnerin ist ein Störfall. Sie kann nichts. Sie wird als aggressiv und inkontinent eingestuft. Vielleicht ist sie traurig und unzufrieden, aber das interessiert keinen der Pflegekräfte. Wir hören nur Defizite.

Diese Geschichte ist zwar erfunden, aber nicht unrealistisch. Im Pflegealltag ist es häufig üblich, Klienten über ihre Defizite wahrzunehmen und diese dann vertiefend weiter zu beobachten. Der erste Eindruck, z. B. hohe Pflegebedürftigkeit, wird dann immer weiter vertieft. Klienten werden über Diagnosen und Pflegeprobleme wahrgenommen und mit diesem Stempel interdisziplinär weitergegeben. Dass es auch anders geht, ist ein Ansatz dieses Buches.

1 Informationen zu den gerontopsychiatrischen Krankheitsbildern

In diesem Kapitel geht es um die Grundlagen der gerontopsychiatrischen Krankheitsbilder. Was aber bedeutet eigentlich der Begriff »Gerontopsychiatrie«? »*Geron*« bedeutet im Griechischen »Greis« oder »alter Mann«, bei der Gerontopsychiatrie geht es also letztlich um psychiatrische Krankheitsbilder bei alten Menschen. In den 1970er Jahren entstand in Deutschland eine spezielle Form der geriatrischen Pflege, die gerontopsychiatrische Pflege. Darunter werden alle pflegerischen und therapeutischen Maßnahmen an und mit einem gerontopsychiatrisch erkrankten alten Menschen verstanden.

Das Feld der alten Menschen, die gerontopsychiatrisch erkrankt sind ist groß. Das Bundesministerium für Familie, Senioren, Frauen und Jugend ließ eine Repräsentativerhebung durchführen, die ergab, dass im Dezember 1994 etwa 30 % aller Bewohner von stationären Altenhilfeeinrichtungen unter einer demenziellen Erkrankung, 7 % unter einer geistigen Behinderung und 17 % unter sonstigen psychischen Erkrankungen wie Schizophrenie oder einer schweren Depression litten. Damit wiesen mehr als die Hälfte aller Bewohner in stationären Einrichtungen ein oder mehrere Symptome auf, die auf psychische Erkrankungen – vor allen Dingen auf Demenz – hinwiesen.[1]

Schauen wir konkreter in den Alltag der Pflegeeinrichtungen, so können wir wahrnehmen, dass viele alte Menschen eine Multimorbidität aufweisen. Symptome treten gleichzeitig auf, sie vermischen sich und sind kaum differenzierbar. Hinzu kommt, dass die Auswirkung der – leider oft noch recht trüb und reizlos gestalteten – Umgebung – Verhaltensweisen, Merkmale und Reaktionen bei Klienten hervorrufen können, die denen eines demenziellen Syndroms gleichen.

Zusätzlich ist es nicht von der Hand zu weisen, dass viele alte Menschen ohne ausreichende Diagnostik vom Hausarzt einen Stempel erhalten, der da lautet: HOPS, senile Demenz o. ä.

Für den Alltag und hier auch ganz speziell für die Einschätzung des Klienten innerhalb des Pflegeprozesses ist es von ungeheurer Wichtigkeit, Symptome genau zu betrachten und ihre Zusammenhänge mit unterschiedlichen Krankheitsbildern zu kennen.

Die Gruppe der gerontopsychiatrischen Krankheitsbilder ist groß. Zuordnungen sind häufig verwaschen. Im Folgenden wird eine Auswahl an verschiedenen Grundlagen und Krankheitsbildern vorgestellt. Auswahl deshalb, weil es nicht Zielsetzung dieses Buches ist, ein Grundlagenwerk über Demenzielle Erkrankungen zu sein.

1.1 Definition »Demenz«

Demenz kommt aus dem lateinischen (Mens = Verstand, de = abnehmend) und meint so viel wie abnehmender Verstand oder chronisch fortschreitender Hirnabbau mit Verlust früherer Denkfähigkeiten.

Viele gebräuchliche Definitionen von Demenz erscheinen wie eine negative Etikettierung. Die Begriffe wirken negativ und viele, speziell Laien, aber auch alternde Menschen, machen sich schnell eine falsche Vorstellung davon, was es heißt, an einer Demenz zu leiden.

Die folgenden Definitionen leuchten die Thematik weiter aus:

Eine Demenz ist eine »*komplexe neuropsychologische Störung, die auf jeden Fall eine Gedächtnisstörung einschließt, zusätzlich jedoch mindestens eine weitere Beeinträchtigung im Bereich der höheren kortikalen Funktionen aufweist, also z. B. eine Aphasie, Apraxie, Agnosie oder eine Störung der Exekutivfunktionen (Handlungs- und Planungskompetenz).*« So steht es im Diagnoseglossar der amerikanischen Psychiatervereinigung. Hier wird die Definition also noch um die Aussage erweitert, dass die kognitive Beeinträchtigung in ihrer Summe zu einer Abnahme der Kompetenz im Bereich der Aktivitäten des täglichen Lebens führen muss; erst dann liegt eine diagnostische Voraussetzung für eine Demenz vor.

Bei der Weltgesundheitsorganisation (WHO) steht zu lesen: Eine Demenz ist »*eine erworbene globale Beeinträchtigung der höheren Hirnfunktion einschließlich des Gedächtnisses, der Fähigkeit, Alltagsprobleme zu lösen, sensomotorischer und sozialer Fertigkeiten der Sprache und Kommunikation, sowie der Kontrolle emotionaler Reaktionen, ohne Bewusstseinsstörung. Meist ist der Verlauf progredient (fortschreitend), nicht notwendigerweise irreversibel.*«

Hier sei angefügt, dass »*es Formen der Demenzerkrankung gibt, die oftmals behandelbar sind, da die Ursachen in erster Linie behandelbar sind wie zum Beispiel: chronische Medikation, Epilepsie, Anämie, Herz-Lungeninsuffizienz, Eletrolytestörungen, extremer Flüssigkeitsmangel, Hirntumore, Vitaminmangelzustände*«[2]

1.2 Einteilung demenzieller Erkrankungen

Wie bereits gesagt, ist die Demenz keine eigenständige Krankheit, sondern eine Gruppe von Symptomen, die miteinander zusammenhängen und bei bestimmten Krankheiten auftreten. So muss also korrekt von einer demenziellen Symptomatik gesprochen werden.

In der Vergangenheit wurden die verschiedenen Demenzformen geteilt in primäre und sekundäre Demenzformen. Davon geht man derzeit ab, da im Diagnostic and Statistical Manual of Mental Disorders (DSM-IV) von einer Unterscheidung abgesehen wird.

1.2.1 Arten von Demenzerkrankungen

Dementia seniles (Altersrückbildung des Gehirns) ist eine senile Hirnleistungsschwäche, die primär durch hirnorganische Veränderungen hervorgerufen wird. Demenzen vom Alzheimer Typ (SDAT) sind am häufigsten (ca. 70 % aller Demenzen).

Weitere Formen sind die vaskuläre Demenz, durch Arteriosklerose der Hirngefäße (ca. 25 % aller Demenzen), die Multiinfarktdemenz (MID) als Folge von Durchblutungsstörungen oder kleineren Schlaganfällen, die Demenz bei Parkinsonsyndrom.

Seltener treten auf die Picksche Krankheit (Stirnhirnatropie), Chorea Huntington (Veitstanz), Demenz nach Reanimation oder nach Blutung zwischen den beiden inneren Hirnhäuten.

1.2.2 Demenzähnliche Zustandsbilder

- Akuter Verwirrtheitszustand (Delir)
- Pseudodemenz bei Depressionen (sieht aufgrund einer extremen Apathie einer Demenz sehr ähnlich)
- Demenzähnliche Bilder bei akutem exogenem Reaktionstyp (Delir, Dämmerzustand, akuter Korsakow)

1.3 Demenzsymptome

Bei den Demenzerkrankungen handelt es sich eine Bündelung von verschiedenen Symptomen zu Syndromen. Daraus folgt, dass es nicht **die Demenz** gibt, sondern eine Zusammenstellung unterschiedlicher Syndrome. »*Selbst die Alzheimer-Demenz, die vermutlich größte Untergruppe der Demenzformen, stellt keine einheitliche Krankheit dar, sondern scheint nach neueren Forschungsergebnissen wiederum ein Sammelbegriff verschiedener sich ähnelnder Unterformen zu sein* (vgl. *Hoyer* 1997).«[3]

Bei den Symptomen der Demenz wird unterschieden zwischen Primärsymptomen und Sekundärsymptomen. Primärsymptome sind die, die durch die Demenz unmittelbar verursacht wird, Sekundärsymptome die, die als Folgeerscheinungen im Rahmen einer dementiellen Erkrankung auftreten. Leitsymptome ist die Gedächtnisstörung, die je nach Dauer und Schwere der Erkrankung mehr oder weniger stark ausgeprägt ist. Böhmer stellt diese Symptome in Anlehnung an *Haffner/Meier*, 1993, S. 138 ff. folgendermaßen zusammen:

Primärsymptome der Demenz:
- *Gedächtnisstörung (Amnesie)*
- *Merkfähigkeitsschwäche*
- *Konzentrationsstörung*
- *Desorientierung in der Zeit, im Raum, im Ort und zur Person*
- *Sprachstörung (Aphasie)*
- *Wahrnehmungsstörung (Agnosie)*
- *Störung von (motorischen) Handlungsabläufen Apraxie)*
- *Störung des abstrakten Denkens (Abstraktionsfähigkeitsverlust)*
- *Störung der Urteilskraft (Assessment-Störung)*

Sekundärsymptome der Demenz
- *Persönlichkeitsstörungen*
- *Depression*
- *Angst*
- *Wahnvorstellungen*
- *psychische und motorische Unruhe*
- *Aggressivität*
- *Apathie und Indifferenz*
- *Perseverationen (Hängenbleiben an einem Gedanken bzw. dessen ständige sprachliche Wiederholung)*
- *Urin- und Stuhlinkontinenz*
- *Stimmungsschwankungen (affektive Störung)*[4]

Die Begriffe »Demenz« und »Verwirrtheit« werden meist synonym benutzt. Daneben tauchen weitere ähnlich verwendete Begriffe wie »Hirnorganisches Psychosyndrom« (HOPS) oder »Psychoorganisches Syndrom« (POS) auf.

1.4 Diagnostik der Demenz

Da sich die Symptome häufig sehr ähneln, ist es für jeden Betroffenen und sein Umfeld unbedingt wichtig, eine klare Diagnose zu erhalten. Ein wesentlicher Punkt dabei ist die Frühdifferenzierung von einer Demenz z. B. zu einer Pseudodemenz, einem vorübergehenden Delir oder einer Depression.
Wichtig ist eine frühe Diagnostik unter anderem deshalb, damit nicht vorschnell ein Stempel aufgedrückt wird, der nicht passt, nach dem sich aber weiter gerichtet wird.

1.4.1 Wozu Demenzdiagnostik?

50 % der über 95-Jährigen haben keine Demenz oder kognitive Defizite, die darauf hindeuten (*Reischies* 1997). Eine korrekte Diagnostik ist eine Voraussetzung dafür, um die ca. 15 % der Fälle mit behandelbaren Demenzen zu erkennen

Eine frühzeitige Demenz-Diagnose erlaubt:
- dem Klienten: seine Defizite besser zu verstehen; seine Zukunft besser zu planen; Gefahren zu vermeiden;
- der Familie: den Klienten besser zu verstehen; die Zukunft besser zu planen; optimale Hilfe zu organisieren; sich selber darauf einzustellen;
- dem Arzt: einen optimalen Behandlungsplan zu erstellen; Begleiterkrankungen zu behandeln; präventive Maßnahmen vorzuschlagen

Für eine adäquate Diagnose liegen verschiedene Instrumente vor, die jedoch in der Praxis bei ein und demselben Menschen zu unterschiedlichen Ergebnissen führen.

Grundlegend sollten im diagnostischen Prozess Informationen aus dem sozialen, ökologischen, psychologischen und physiologischen Bereich erhoben und berücksichtigt werden.

Dies ist eine klare Aufgabe für einen Neurologen und/oder Psychiater, die normale Hausarztpraxis ist hier ganz klar überfordert.

Für eine Diagnose nach dem DSM IV sind folgende Kriterien verbindlich:
A. Entwicklung multipler kognitiver Defizite, die sich zeigen in:
   1. einer Beeinträchtigung des Kurz- und Langzeitgedächtnisses
   2. mindestens eine der folgenden kognitiven Störungen:
      - Aphasie
      - Apraxie
      - Agnosie
      - Störungen der Ausführungsfunktionen, d. h. des Planens, Organisierens, Einhaltens einer Reihenfolge und des Abstrahierens
B. Die kognitiven Defizite beeinträchtigen bedeutsame soziale und berufliche Funktionen und verschlechtern deutlich das frühere Leistungsniveau.[5]

Für Pflegende steht auf der einen Seite die Diagnose und ihre Symptome, auf der anderen Seite stehen Fragen, wie es dem Betroffenen geht; wie sich die Symptome anfühlen und was die Einschränkungen mit dem Menschen machen.

1.4.2 Bedeutung und Häufigkeit

Die Demenzerkrankungen sind wichtige, ernst zu nehmende Krankheiten des alten Menschen. Studien haben ergeben, die Häufigkeit der Erkrankung mit dem Alter zunimmt (vgl. Vierter Altenbericht der Bundesregierung). Lt. KDA waren 1999 rund 900.000 Menschen in Deutschland von einem demenziellen Syndrom betroffen (*Bickel* zit. n. KDA 1999). Demografischen Berechnungen zufolge erkranken pro Jahr ca. 200.000 Menschen, von denen die meisten über 80 Jahre alt sind. Rund zwei Drittel der Menschen werden in ihren Familien versorgt.[6]

1.5 Senile Demenz vom Alzheimer Typ (SDAT)

Der Arzt *Alois Alzheimer* gab der Krankheit den Namen. Er hatte das Gehirn eines 56 Jahre alten, an Desorientiertheit, Aphasie, Wahn und unberechenbarem Verhalten erkranktem Patienten seziert. Was er fand, war eine diffuse Atrophie (Schrumpfung) des gesamten Gehirns. Nach Alzheimer wurde diese Demenzform bis in die 1970er Jahre als »präsenile Demenz vom Alzheimer Typ« bezeichnet.

Wissenschaftliche Untersuchungen bestätigten *Alzheimers* Annahme und stellten keinen Unterschied zwischen der so genannten »senilen Demenz« und der späten Alzheimerschen Krankheit fest.
Seither ist es üblich, alle Demenzformen, die neuropathologisch durch das Auftreten von senilen Plaques, neurofibrillären Bündeln und durch granuvaskuläre Degeneration charakterisiert sind, als **Morbus Alzheimer** zu bezeichnen.

Tabelle 1: Stadien der Alzheimer Krankheit.[7]

Stadium	Beschreibung
sehr geringe Störung (Defizite werden nur von den Betroffenen selbst registriert.)	• Leichte Gedächtnisstörungen (Verlegen von Dingen, Vergessen von Namen bekannter Personen). • Wortfindungsstörungen. • Keine Beeinträchtigung des beruflichen und sozialen Lebens. • Gedächtnisstörungen bei Untersuchungen nicht sichtbar nachweisbar.
Geringe Störung (kann noch überspielt oder vertuscht werden.)	• Stärkeres Nachlassen der Merkfähigkeit. • Versagen bei beruflichen Anforderungen. • Verstärkt Probleme in unbekannten Situationen. • Gedächtnis- und Konzentrationsstörungen testpsychologisch nachweisbar.
Mäßige Störung	• Schlecht informiert über aktuelles Geschehen. • Probleme beim Planen und Lösen schwieriger Aufgaben (Umgang mit Geld, Einkaufen, Verreisen).
Mittelschwere Störung (Beginn der Demenz)	• Unfähigkeit, sich an wichtige Dinge des täglichen Lebens zu erinnern (Namen von Angehörigen, Adressen, eigene Telefonnummer). • Probleme bei der Auswahl geeigneter Kleidungsstücke. • U. U. Vernachlässigung der Körperpflege. • Auf fremde Hilfe angewiesen.
Schwere Störung	• Gelegentlich keine Erinnerung an den Namen des Partners. • Keine bewusste Wahrnehmung der Umwelt. • Vollständige Abhängigkeit von fremder Hilfe (auch beim An- und Auskleiden und bei der Körperpflege). • U. U. Kontrollverlust bei den Ausscheidungsvorgängen.
Sehr schwere Störung	• Extreme Verminderung des Wortschatzes mit weitgehendem Verlust der Sprachfähigkeit. • Verlust der Gehfähigkeit und Probleme beim Sitzen. • Verlust der Fähigkeit zu lächeln. • Häufig Inkontinenz.

1.6 Delir

Bei einem Delir handelt es sich um einen akuten Verwirrtheitszustand, der folgende Kriterien aufweist:

• Plötzlicher Beginn
• Bewusstseinstrübung
• Desorientierung
• Optische Halluzinationen
• Verminderte Wahrnehmung der Umgebung
• Akute Verhaltensänderung

Auch wenn es weit verbreitet ist und auch durch ein falsch verstandenes »Validationsverständnis nach Feil« so gedeutet werden kann, ist eine akute Verwirrtheit kein Bestandteil des normalen Alterungsprozesses. »*Die Verwechslung hat für die betroffenen Menschen fatale Folgen: Während ein Delir grundsätzlich behandelbar ist, führt die eventuelle Fehldiagnose*

Demenz dazu, dass ihr Zustand hingenommen und die eigentliche Ursache (Delir) nicht behandelt wird.[8]

1.6.1 Entstehung

Die Ursachen für das Entstehen eines Delir sind vielfältig. An erster Stelle stehen der Flüssigkeitsmangel (im Alter nimmt das Durstgefühl ab, auch bei bestehendem Flüssigkeitsverlust) und Medikamentennebenwirkungen (meist durch Überdosierung). Weitere Ursachen können Infektionen der Luft- und Harnwege oder eine Unterzuckerung sein.

Gelegentlich kommt es durch eine plötzliche, örtliche Veränderungen (z. B. nach einer OP) zusätzlich zu einem Delir. Andere Krankheitsbilder, die unter der Kategorie *Gerontopsychiatrie* eingeordnet werden können, sind: Depression, Angst- und Paniksyndrome, Wahnsyndrome, Schizophrenes Syndrom, Suchterkrankungen

1.7 Einschätzungskriterien für Menschen mit Demenz

Die Diagnostik der Demenz gehört in die Hände eines Facharztes oder einer entsprechenden Klinik. Im pflegerischen Alltag treffen wir auf andere Instrumente, von denen ich hier zwei vorstellen möchte. Allerdings liegen sie – auch wenn sie erhältlich und von Dokumentationsfirmen hergestellt werden – nicht unbedingt im Verantwortungsbereich der Pflegekraft.

1.7.1 Der Mini-Mental Status Test (MMST)

Dieser Test erfasst Angaben des Klienten aus den Bereichen Gedächtnis, Orientierung und visuokonstruktorischen Fähigkeiten. Zweck des Tests ist die Quantifizierung und Verlaufsbestimmung der kognitiven Fähigkeiten. Für die Anamnese der Gedächtnisleistung und des Orientierungsvermögens kann der MMST eingesetzt werden. Bei einem Punktwert unter 24 geht der Arzt in der Regel davon aus, dass eine Demenzielle Erkrankung vorliegt.[9]

Mini-Mental-Status-Examination (nach *Folstein*)
1. Fragen nach der **Orientierung** (je ein Punkt): Jahr, Jahreszeit, Datum, Wochentag, Monat, Bundesland, Land, Stadt/Ortschaft, Klinik/Praxis/Altenheim, Stockwerk
2. **Merkfähigkeit** (Vorsprechen und Nachsprechen dreier Begriffe aus unterschiedlichen Kategorien, z. B. Auto – Blume – Kerze)
   Der Patient wird aufgefordert, die drei Begriffe so oft zu wiederholen, bis er sie sich eingeprägt hat, weil sie später (Punkt 4) noch einmal abgefragt werden
3. **Aufmerksamkeit** und **Rechenfähigkeit**:
   Von 100 soll in 7er Schritten subtrahiert werden. Jeder richtige Subtraktionsschritt ergibt einen Punkt (max. 5 Punkte). Die Aufgabenstellung darf während der Durchführung nicht wiederholt werden:
4. **Erinnerungsfähigkeit**: Die 3 Begriffe unter Punkt 2 sollen wiederholt werden (max. 3 Punkte).
5. **Sprache** und andere Funktionen: Armbanduhr benennen, Bleistift benennen, Nachsprechen des Satzes: »Sie leiht mir kein Geld mehr«; Kommandos befolgen (Patient

darf erst beginnen, wenn alle Aufgabenschritte genannt sind): Ein Blatt Papier in die rechte Hand nehmen; in der Mitte falten; auf den Boden legen; eine schriftliche Anweisung vorlesen und ausführen (»Bitte, schließen Sie die Augen«); Schreiben eines vollständigen Satzes; Nachzeichnen einer geometrischen Figur.
Maximale Punktzahl 30, Demenzverdacht bei weniger als 24 Punkten.[10]

1.7.2 Die Fast-Skala

Die Fast-Skala ist eine Skala zur Bestimmung des Schweregrades und orientiert sich an der Reisberg Skala.

1.7.3 Dementia Care mapping (DCM)

Das Dementia Care Mapping ist ein aus England stammendes Verfahren, das durch *Tom Kitwood* an der Universität Bradford entwickelt wurde und von *Christian Müller-Hergl* nach Deutschland transportiert worden ist. Beim Dementia Care Mapping handelt es sich um eine Evaluationsmöglichkeit der Lebensqualität von Demenz betroffenen Menschen, die nicht an die Kompetenz eines Facharztes gebunden ist.
DCM ist vielmehr ein Beobachtungsverfahren, bei dem die Perspektive und das Wohlbefinden des Klienten im Vordergrund stehen, diese werden abgebildet.
Aufbauend auf einem personenzentrierten Verständnis von Demenz nehmen geschulte DCM-Beobachter (Mapper) am Leben von Menschen mit Demenz teil und versuchen, einen Tag lang »*in ihren Schuhen*« zu gehen und ihr Handeln und Befinden in der Einrichtung zu beschreiben.[11]

Mit dem DCM-Verfahren kann gemessen werden, inwiefern sich bestimmte Maßnahmen in einer Einrichtung auf die Klienten auswirken, ob sie ihnen gut tun oder eher kontraproduktiv sind. Wenn also beispielsweise Musiktherapie und Validation neu erprobt werden, können die Mitarbeiter mittels der DCM-Ergebnisse erkennen, ob sich die Menschen dabei wohl fühlen oder nicht. Gleichzeitig kann das DCM auch dann eingesetzt werden, wenn die Mitarbeiter das Gefühl haben, dass ein bestimmter Klient mehr und mehr abbaut, sich in sich zurückzieht oder vielleicht unter starken Aggressionen leidet. Die Ergebnisse der Beobachtungen können dabei helfen, die Gründe für das veränderte Verhalten herauszufinden und die Förderung, Pflege und Begleitung für diesen Menschen verbessern.[12]

Das Verfahren berücksichtigt die folgenden Verhaltenskategorien:
- Essen und Trinken
- Teilnahme an einem Spiel
- Schlafen oder Dösen
- Völlig in sich gekehrt und sozial nicht einbezogen sein
- Aufgeregt oder ärgerlich sein und Stress haben
- Versuch der Kontaktaufnahme ohne Antwort

- Teilnahme an einer religiösen Aktivität
- Teilnahme an einer gymnastischen Übung
- Selbstpflege
- Pflege erhalten
- Beschäftigung mit (Haus-)Arbeit
- Beschäftigung mit Medien
- Unabhängiges Gehen/Stehen/Fortbewegen
- Mit sich selber oder einer eingebildeten Person sprechen

Die Beobachtungen werden in einem speziellen Beobachtungsprotokoll eingetragen, der Umgang und das Verfahren damit gehört unbedingt in die Hände einer dafür autorisierten Schulung. Es geht bei der Beobachtung nicht um oberflächliche Wahrnehmung und Deutung, sondern um feinfühliges Beobachten des Klienten (z. B.: Lächeln, zufriedener Gesichtsausdruck, entspannte Unterhaltung, Zeichen der Zuneigung und des Selbstrespekts, Heiterkeit, Unbehagen, Kummer, Langeweile, Ärger, Stress, Angst, Überforderung etc.).

Ein Verfahren wie das DCM kann beim einzelnen Klienten für größtmögliches Wohlbefinden sorgen, vorausgesetzt, die Pflegekräfte wenden es kenntnisreich an, denn letztlich ist das DCM eine Fremdwahrnehmung und als solche natürlich sehr abhängig von der sensiblen Beobachtung des »Mappers« und seiner eigenen Reflexionsfähigkeit.

Allerdings sollten folgende Gedanken in die Beurteilung des DCM einbezogen werden, denn die Ergebnisse sind keine »knallharten Fakten« sondern auch ein Teil subjektive Wahrnehmung.

»Die große Schwierigkeit und Herausforderung besteht darin, die Gefühle, Stimmungen und Handlungsweisen von Menschen zu verstehen, die sich dazu nicht verlässlich äußern können; besonders auch dann, wenn biografische Daten kaum vorhanden sind oder wenig darüber aussagen, wie die Person vor Eintreten der kognitiven Behinderung ihr Leben betrachtete, Gefühle und Werte zum Ausdruck brachte und wie die Persönlichkeit akzentuiert war. Die Schwierigkeiten nehmen zu mit schwerer Demenz. durch die Entkopplung von Handlung und Bedeutung sowie von Affekt und konventionellen Äußerungsmodus (Müller-Hergl 2002).

Es entsteht somit die Notwendigkeit, durch Beobachten Wohlbefinden, Affekte, Vorlieben und Abneigungen zu »übersetzen« oder zu »rekonstruieren«, anhand des von Behinderung und Institutionalisierung bereits überformten Ausdrucks, der Körpersprache, der Interaktionsweisen sowie der Tätigkeiten und Aktivitäten. Es handelt sich demnach um nachempfundenes, eingefühltes Wohlempfinden einer Person mit Demenz durch einen beobachtenden Dritten.«[13]

Konsequenzen, Wahrnehmungen und Erkenntnisse aus einer DCM-Erhebung gehören unbedingt anschließend in die Pflegeplanung.

1.7.4 Die Cohen-Mansfield Skala

Eine weitere Möglichkeit, das Verhaltens von Menschen mit Demenz zu erfassen, ist die Cohen-Mansfield Skala. Cohen-Mansfield führte verschiedene Studien zu bestimmten Verhaltensweisen bei Menschen mit Demenz durch.

Dabei stellte sie folgende Verhaltensweisen in den Focus ihrer Betrachtungen:
- körperlich aggressives Verhalten,
- körperlich nicht-aggressives Verhalten,
- verbal agitiertes Verhalten und
- Verstecken bzw. Horten von Gegenständen[14]

Cohen-Mansfield ist der Ansicht, dass es nicht ausreicht »*die Häufigkeit bestimmter Verhaltensweisen aufzuzeichnen, sondern die Gründe für das Auftreten herauszufinden. Die Fragen nach den Ursachen, ob unbefriedigte Bedürfnisse oder Stress diese Verhaltensweisen provozieren und ob sie durch veränderte Umweltbedingungen beeinflusst werden können, vermag bisher kein Instrument zu beantworten.*«[15]

Die Folge davon sollte im Pflegealltag natürlich sein, genau zu schauen, bevor eine Situation beurteilt wird.
Woher kommt das Verhalten? Welche Ursachen kann es geben? Worin ist es begründet?

Die Cohen-Mansfield Skala findet derzeit Verwendung in deutschen Altenpflegeeinrichtungen. Dies wird unter anderem von Pflegesatzkommissionen empfohlen.[16]
Durch die Erfassung von Verhaltensweisen hat es nachvollziehbare Bedeutung bei der Pflegebedürftigkeitsbegutachtung erlangt.

Tabelle 2: Cohen-Mansfield Agitation Inventory, Modifizierte Version der Hamburger Rahmenvereinbarung »Stationäre Dementenbetreuung«

Name des Bewohners: _____

Name des Untersuchers: _____

Datum: _____

Nr.	Verhalten	nie	weniger als 1x pro Woche	1x oder 2x pro Woche	mehrmals pro Woche	1x oder 2x täglich	mehrmals täglich	mehrmals in der Std.
		1	2	3	4	5	6	7
1	Schlagen (auch sich selbst)	○	○	○	○	○	○	○
2	Treten	○	○	○	○	○	○	○
3	Anfassen anderer (mit schmutzigen Händen)	○	○	○	○	○	○	○
4	Stoßen anderer (mit Gefahr von Stürzen)	○	○	○	○	○	○	○
5	Werfen mit harten Gegenständen	○	○	○	○	○	○	○
6	Beißen	○	○	○	○	○	○	○
7	Kratzen/Kneifen	○	○	○	○	○	○	○
8	Bespucken anderer	○	○	○	○	○	○	○
9	Sich selbst verletzen (heiße Getränke usw.)	○	○	○	○	○	○	○

Nr.	Verhalten	nie	weniger als 1x pro Woche	1x oder 2x pro Woche	mehrmals pro Woche	1x oder 2x täglich	mehrmals täglich	mehrmals in der Std.
		1	2	3	4	5	6	7
10	Zerreißen von Kleidungsstücken oder Zerstören des eigenen oder fremden Eigentums	○	○	○	○	○	○	○
11	Sexuelle Annäherungsversuche (körperlich)	○	○	○	○	○	○	○
12	Eindringen in fremde Räume, Liegen in fremden Betten	○	○	○	○	○	○	○
13	Inadäquates Ausziehen (oder Anziehen)	○	○	○	○	○	○	○
14	Gefährdung durch Weglaufen	○	○	○	○	○	○	○
15	»Absichtliches« Fallen	○	○	○	○	○	○	○
16	Essen oder trinken ungeeigneter Substanzen	○	○	○	○	○	○	○
17	Nahrungsverweigerung	○	○	○	○	○	○	○
18	Urinieren/Einkoten in den Wohnräumen (nicht als Folge der Inkontinenz)	○	○	○	○	○	○	○
19	Verstecken/Verlegen und/oder Sammeln von Gegenständen aus fremden Zimmern	○	○	○	○	○	○	○
20	Ausführen von Manierismen (Klopfen, Klatschen usw.)	○	○	○	○	○	○	○
21	Intensive Beweglichkeit, extrem aufdringlich oder störend, verbal nicht beeinflussbar	○	○	○	○	○	○	○
22	Anhaltendes Schreien	○	○	○	○	○	○	○
23	Abweichende Vokalisation (Fluchen, verbale Aggressivität, wiederholte Fragen oder Klagen, ungewöhnliche Geräuschproduktion wie Stöhnen oder eigenartiges Lachen usw)	○	○	○	○	○	○	○
24	Gefährden anderer durch Fehlhandlungen (Zerren aus dem Bett durch die Bettgitter usw.)	○	○	○	○	○	○	○
25	Ständiges, nicht beeinflussbares Suchen nach Zuwendung oder Hilfe	○	○	○	○	○	○	○

Zu bedenken kann hier angefügt werden, dass »*das Instrument in einem anderen Kontext (für die gezielte Erfassung agitierter Verhaltensweisen) und nicht zu diesem Zweck entwickelt worden ist. Werden agitierte Verhaltensweisen als Kriterien für die Pflegebedürftigkeit, so darf nicht außer Acht gelassen werden, dass diese auf eine Vielzahl von Ursachen zurückgeführt werden können. … Für die Pflege ist entscheidend, wie auf ein bestimmtes Verhalten bedarfsgerecht reagiert werden kann.*«[17]

Siehe hierzu auch die Gedanken und Ausführungen zu den Bedürfnissen von Menschen mit Demenz, denn auffälliges Verhalten kann nach *Cohen–Mansfield* auch Ausdruck unerfüllter Bedürfnissen sein.

Anmerkungen

[1] KDA Qualitätshandbuch – Leben mit Demenz.
[2] *Böhmer,* Erfahrungen sexualisierter Gewalt in der Lebensgeschichte alter Frauen, Mabuse Verlag GmbH, Frankfurt, 2000.
[3] KDA-Qualitätshandbuch Leben mit Demenz V/8.
[4] *Böhmer*, Erfahrungen sexualisierter Gewalt in der Lebensgeschichte alter Frauen, Mabuse Verlag GmbH, Frankfurt, 2000.
[5] *Grond*: Pflege Demenzkranker. Brigitte Kunz Verlag, Hannover 2003.
[6] KDA-Qualitätshandbuch Leben mit Demenz V/6.
[7] *Popp*: Pflege dementer Menschen. Kohlhammer Verlag, Berlin, Stuttgart, Köln 1999.
[8] KDA-Qualitätshandbuch – Leben mit Demenz.
[9] s. o.
[10] *Popp*: Pflege dementer Menschen. Kohlhammer Verlag, Stuttgart, Berlin, Köln 1999.
[11] *Bartholomeyzcik, S.; Halek, M.* (Hrsg.): Assessmentinstrumente in der Pflege. Schlütersche Verlagsgesellschaft, Hannover 2004.
[12] KDA-Qualitätshandbuch Leben mit Demenz 1/118.
[13] *Bartholomeyzcik, S.; Halek, M.* (Hrsg.): Assessmentinstrumente in der Pflege. Schlütersche Verlagsgesellschaft, Hannover 2004.
[14] *Bartholomeyzcik, S.; Halek, M.* (Hrsg.): Assessmentinstrumente in der Pflege. Schlütersche Verlagsgesellschaft, Hannover 2004.
[15] Ebenda.

2 Lebenswelten von Menschen mit Demenz

In diesem Kapitel geht es schwerpunktmäßig um:
- die eigene Achtung und Kenntnis von der Lebenswelt von Menschen mit Demenz zu erweitern,
- das Verständnis der Betroffenen, soweit dieses möglich ist und
- Konsequenzen für den Pflegeprozess.

Wie kann die Welt eines Menschen mit Demenz sein? Wie erlebt er sie und was nehmen wir Pflegenden und Begleitenden davon wahr, um eine adäquate Pflege zu gestalten und eine weitgehende Lebensqualität zu erreichen?

Jeder von uns hat seine eigene, gedachte und gemachte Welt. Sie bestimmt unsere individuelle Wirklichkeit.

Da wir bei Kontakt- und Beziehungsgestaltung in der Pflege von Menschen mit Demenz häufig im »Dunkeln« tappen und sich dadurch mögliche Missverständnisse bis hin zu Verletzungen ergeben, ist eine erste Möglichkeit, sich der Erkenntnisse und/oder Erklärungen anderer zu bedienen. Einleitend möchte ich sagen, dass wir alle eine unterschiedliche Wahrnehmung der Umwelt haben, obwohl wir bspw. zusammenleben, in ein und demselben Raum arbeiten, verwandt sind oder auf andere Weise eng beieinander sind. Meist gehen wir davon aus, genau dasselbe zu erleben wie der andere. Dem ist natürlich nicht so!

Dazu ein Beispiel:
An einer Straßenecke ereignet sich ein Auffahrunfall. Bei roter Ampel fährt ein Wagen auf einen anderen auf, der wartend vor der Ampel steht. An der Ampel stehen zwei Passanten, ein Fußgänger und ein Radfahrer.

Befragen wir die vier Personen, also die zwei Autofahrer und die zwei Passanten, werden wir aller Wahrscheinlichkeit nach vier unterschiedliche Versionen des Unfallhergangs erhalten.

Der Fahrer des stehenden Wagens wird evtl. schildern, dass der auffahrende Fahrer viel zu schnell war. Der Fahrer, der aufgefahren ist, äußert sich, dass er dachte, der vor ihm stehende Fahrer wollte gerade losfahren, da die Ampel doch eigentlich schon auf Gelb gesprungen sei.
Beim Fußgänger handelt es sich um einen passionierten Rennfahrer, der von einem sehr langsamen Heranfahren des Unfallverursachers spricht und der Radfahrer ist der Meinung, dass der Fahrer überhaupt nicht auf die Straße geschaut habe. Alle vier haben aber dieselbe Situation erlebt: Die Ampel war rot, ein Wagen wartete, ein anderer fuhr auf.

Ähnlich verhält es sich in der Pflege von Menschen mit Demenz. Die von den Symptomen einer Demenz betroffenen Menschen haben eine andere Wahrnehmung als die Pflegenden. Sie können vielfach die aktuelle Situation nicht – oder anders – einzuschätzen und leben, wie häufig gesagt wird, »In ihrer eigenen Welt«. Es stellt sich immer wieder die Frage, wie diese aussieht.

Menschen sind stark geprägt durch ihre Bedürfnisse und ihre Motivation, sowie Triebe. In der Pflege ist seit altersher üblich, sich primär den körperlichen Bedürfnissen zu widmen, für die psychosozialen blieb und bleibt wenig Zeit, sie werden auch nicht immer erfasst und mit geeigneten Pflegemaßnahmen befriedigt. Um sie entdecken, ist ein zweiter »Blick«, ein genaueres Beobachten und Spüren erforderlich. Es ist zwingend notwendig, nicht von den eigenen Bedürfnissen auszugehen, sonst verwischen sich die Maßstäbe, nach denen wir beurteilen.

Uns selbst sollte folgende Haltung in der Pflege von Menschen mit Demenz wichtig sein:
- Wachsam für die möglichen Bedürfnisse der Klienten zu werden
- Verhalten von Klienten als Wunsch nach Befriedigung ihrer Bedürfnisses zu verstehen, also Handlungen neu zu deuten
- Fähigkeiten und Ressourcen zu entdecken, wo vorher Defizite in »unsinnigen Handlungen« gesehen worden sind.

Nach *Abraham Maslow* sind wir Zeit unseres Lebens damit beschäftigt, unsere Bedürfnisse zu befriedigen. *Maslow* hält die Befriedigung der Bedürfnisse für die Weiterentwicklung eines Menschen für wichtiger als ihre Frustration.[18] Nehmen wir diese Aussage ernst und transportieren wir sie in die Pflege von alten Menschen mit Demenz, so wird Folgendes deutlich: Die Klienten spüren – bewusst oder unbewusst – dass ihnen nicht mehr viel Lebenszeit bleibt; somit wächst der Druck, die Bedürfnisse zu befriedigen.

Durch die demenzielle Symptomatik werden die Bedürfnisse aber unklar oder »verschlüsselt« ausgedrückt. Pflegende erkennen diese nicht sogleich. Zum Teil stehen eigene Bedürfnisse bei der Wahrnehmung der Klienten im Wege.

Nachfolgend finden Sie Bedürfnisse, deren Befriedigung für die Klienten immens wichtig sind. Quellen dafür finden wir in unserer Beobachtung, bei uns selbst, bei Autoren wie *Kitwood*, *Maslow*, *Feil* und *Scharb* und vielen anderen. Wichtig ist, dass Klienten versuchen, mit ihren Handlungen nach Befriedigung von Bedürfnissen suchen –auch wenn diese Handlungen für Pflegekräfte nicht oder nicht sofort durchschaubar sind.

Das Grundbedürfnis, sich sicher und geborgen zu fühlen.
Halt und Orientierung im Leben, Sicherheit, Gewissheit, Vertrauen, Sorglosigkeit, Geborgenheit, Schutz und Stabilität geben uns das Gefühl des »Sich-sicher-Fühlens«.
Das Gegenteil davon ist Angst, Unsicherheit, Sorge, Unklarheit.
Maslow beschreibt das Sicherheitsbedürfnis als ein Bedürfnisensemble, das immer dann auftaucht, wenn die physiologischen Bedürfnisse (Bewegung, Körperkontakt, Essen, Schlafen, Wärme, Sinneseindrücke, Freisein von Angst, Bedrohung und Chaos) relativ gut befriedigt sind.[19]

Alle Menschen sehnen sich nach Zugehörigkeit, nach Wärme, Schutz, nach einem »Zuhause«, nach einem umfassenden Gefühl des »Sich-angenommen-Fühlens«, nach liebevollem Körperkontakt, nach zärtlicher Berührung und Sprache, nach dem Gefühl von Sicherheit und Liebe.

Das Grundbedürfnis, Status und Prestige zu besitzen.
Das ist das Bedürfnis, Anerkennung für die eigene Rolle, für die eigene Kompetenz zu bekommen. Die Autorität, die man im Leben hatte, z. B. in der Arbeit oder in der Familie, soll erhalten und akzeptiert werden. Dieses Bedürfnis wird auch beeinflusst durch den Stand, die soziale Herkunft, Prägung und die individuellen Werte. Wir drücken sie in unserer Sprache aus, vermitteln sie durch Kleidung, Autos, Handys und andere Utensilien. Bei alten Damen ist es u. a. vielfach die Handtasche, in der die ganze Identität steckt.

Das Grundbedürfnis, produktiv zu sein und gebraucht zu werden.
Wir alle möchten etwas leisten, Anerkennung dieser Leistung und dadurch auch Anerkennung unserer Person erhalten. Wir wollen gebraucht werden, in Freundschaft und Beziehung, in Familie und Arbeit. »Unser gesamtes »aktives« Leben besteht aus dem Bestreben, solche anerkannten Leistungen zu vollbringen. [20]

Bei alten Menschen, die ein untätiges Leben führen oder erleben und nicht mehr orientiert sind, kann es passieren, dass sie sich aus der »tristen, reizlosen Umgebung, in der sie sich überflüssig fühlen« zurückziehen und eine Zeitreise antreten – in die Jahre, in denen sie aktiv und produktiv waren; in denen sie etwas bedeuteten. Vielleicht wird in vielen der Handlungen, die Pflegekräfte scheinbar als »unsinnig« einordnen, eine alte Tätigkeit oder Handlung wiederbelebt.

Das Grundbedürfnis, spontane Gefühle auszudrücken.
Wir sind sehr davon beeinflusst, unsere Gefühle auszudrücken, uns anderen Menschen gegenüber darüber mitzuteilen. Gefühle sind nicht eindeutig, sondern verworren, sie sind nicht einfach, sondern komplex, sie sind nicht nur hell und erhellend, sondern haben ihre Schatten und ihre Schwärze. Meistens sind sie wie Eisberge, bei denen man nur einen kleinen Teil sieht, der größere ist unter Wasser verborgen. Gefühle begleiten uns schon, bevor wir auf der Welt sind. Gefühle begleiten uns immer und überall.

Gefühlsausdruck findet intensiv über den Körper statt. Er reagiert schneller als unser Verstand. Wir werden beispielsweise rot, bevor wir wissen, das wir verlegen sind. Im Laufe unseres Erwachsenwerdens verlernen wir den unmittelbaren Gefühlsausdruck. Bestimmte Gefühle werden oftmals aufgrund von allgemein »gültigen Regeln« unterdrückt. Lautes Lachen oder Weinen in einem vornehmen Restaurant, in einer ernsthaften Besprechung oder im Zugabteil gelten als »unerwünscht«.

Es ist nicht immer leicht, die eigenen Gefühle zu verstehen, sie angemessen zu äußern, sie zu kontrollieren, wenn es notwendig ist. Der Umgang mit den eigenen Gefühlen trägt dazu bei, sich besser verstehen zu lernen. Denn unverstandene Gefühle können krank machen. Unangenehme, schmerzliche Gefühle sind leichter zu ertagen, wenn sie ausgedrückt werden können.

Wenn wir uns beispielsweise über etwas sehr ärgern, tut es vielen Menschen gut, zu fluchen, zu schimpfen, mit dem Bein aufzustampfen, zu schreien, jemanden anzurufen und ihm den Grund des Ärgers mitzuteilen. Gefühle wie Freude und Glück teilen wir gern, um sie so noch intensiver wahrzunehmen.[21]

Im hohen Alter wird der Filter, der zwischen Ich und Über-Ich in der Kindheit installiert worden ist, durchlässig; die Gefühle dringen häufig direkt und überbordend hinaus. Auch dann, wenn die alten Menschen dazu erzogen wurden, Gefühle nicht zu zeigen, ist es oft so, dass angesichts des Lebensendes viele Gefühle – die evtl. angestaut und jahrzehntelang unterdrückt worden sind – hinaus wollen. Das geschieht auch auf direktem, unverblümten Wege. Dies betrifft besonders die Urgefühle wie Liebe, Angst, Hoffnung, Freude.

2.1 Elemente der Identität

Ein weiterer Ansatz, um die Lebenswelt von alten Menschen mit Demenz besser zu verstehen, sie sich intensiver vorzustellen, ist der über die Elemente der Identität.
Dazu gehören Fragen, wie: »Wer ist der Klient, mit dem wir es jeden Tag zu tun haben?«
– »Was ist er für ein Mensch?« – »Was ist er für eine Identität?«

Kors und *Seunke* verstehen unter Identität das Selbstbild, die Summe aller Verhaltensweisen, Fertigkeiten, Kenntnisse, Eigenschaften und Persönlichkeitsmerkmale, die einen Menschen von einem anderen unterscheiden.[22]

Die Elemente der Identität sind mannigfaltig, im Folgenden jedoch einige der Bedeutesten:
- Eigentum, Wohlstand
- Arbeit
- Religion
- Erfahrung, Wissen und Ausbildung
- Werte und Normen
- Das Äußere
- Körperliche, psychische und geistige Gesundheit
- Das soziale Umfeld

Berücksichtigen wir bei der Pflege und dem geplanten Pflegeprozess diese Aspekte des Menschen, den wir pflegen, so wächst die Chance, eine größtmögliche individuelle und zufriedenstellende Pflege zu geben und zu gestalten.

Es gibt derzeit eine Fülle von Ansätzen, eine Pflege für Menschen mit Demenz zu gestalten. Ich möchte im Folgenden nur einen kleinen Einblick geben, allerdings mit der Absicht verbunden, Erkenntnisse und Konsequenzen für die geplante Pflege zu gewinnen.

2.2 Der Ansatz von Erikson

Erik Erikson war ein weltbekannter Wissenschaftler und Psychotherapeut, der am 15. Juni 1902 in der Nähe von Frankfurt geboren wurde und, ohne ein Hochschulstudium absolviert zu haben, Professor einer amerikanischen Elite-Universität, vielfacher Ehrendoktor und Pulitzer-Preisträger wurde. Mit 25 Jahren gelangte er, eher zufällig, in den Wiener Kreis um *Sigmund Freud*.

Erikson prägte im Laufe der Jahre Begriffe wie z. B. »Lebenszyklus«, »Urvertrauen« oder »Identitätskrise«, die mittlerweile ganz selbstverständlich im allgemeinen Wortschatz zu finden sind. Der Geist der Integration und Versöhnung ist bestimmend für *Eriksons* Werk und Leben. Er wollte Gemeinsamkeiten herausstellen zwischen unterschiedlichsten Standpunkten und Ideen, zwischen verschiedenen Menschen und Weltanschauungen; dabei bereiste er viele Länder, folgte vielen Spuren und Themen. Durchgängig war, dass er immer wieder die Psychoanalyse mit anderen Disziplinen wie Pädagogik, Kulturanthropologie, Soziologie, Geschichte, Literaturwissenschaften und der Theologie verband, überall suchte er Verbindungen.

2.2.1 Die acht Stufen des menschlichen Lebenszyklus

Eriksons Werke sind allgemein faszinierend, speziell für die Altenpflege bekommt sein Modell der Persönlichkeitsentwicklung – Die acht Stufen des menschlichen Lebenszyklus – eine besondere Bedeutung.

Seit seiner psychoanalytischen Ausbildung in Wien war die Beschäftigung mit den typischen Stationen und Krisen des menschlichen Lebensweges eines der Hauptinteressengebiete *Eriksons*. Sein Acht-Phasen-Konzept des »Lebenszyklus« ist bis auf den heutigen Tag eines der bekanntesten Entwicklungsmodelle in der modernen Psychologie

Ausgangspunkt ist die fundamentale Entdeckung *Freuds*, wie konflikthaft die Entwicklung des Menschen von früher Kindheit an verläuft: »*Denn der Mensch muss, um im psychologischen Sinne am leben zu bleiben, unaufhörlich … Konflikte lösen, genauso wie sein Körper unaufhörlich gegen physische Dekompensation kämpfen muss.*« *Freud* sah in den ungelösten Konflikten der Kindheit die Quelle der Neurose, wodurch der Begriff »Konflikt« eher einen negativen, pathologischen Beigeschmack bekam.

Andererseits stärken geglückte Konfliktlösungen Initiative und Selbstvertrauen und bringen die Persönlichkeitsentwicklung überhaupt erst voran. Angesichts immer wieder neuer Probleme, Aufgaben und Entscheidungen ist das menschliche Dasein bis zum Tod in ständiger Veränderung begriffen. Man kann nicht einfach die Lebensprobleme und Krisen des Erwachsenen als eine bloße Widerspiegelung kindlicher Erfahrungen und Ängste auffassen. Es war *Erikson*, der als Erster die klassische psychoanalytische Entwicklungstheorie über das Jugendalter hinaus ausdehnte und ein Gesamtmodell des Lebensweges entwarf, wonach sich dem Einzelnen in acht großen Entwicklungskrisen von der Geburt bis zum Tode Grundaufgaben, Grundprobleme menschlicher Existenz stellen. Diesen Phasen gab er antithetische Überschriften, die möglichst prägnant Chancen und Risiken eines Lebensabschnitts bezeichnen sollten.[23]

Seine Absicht war es unter anderem, die Bedeutung der Lebensgeschichte für den Menschen darzulegen. Diese Erkenntnis und Ansichten finden wir heute in vielen Texten zur Bedeutung der Biografiearbeit in der Altenpflege wieder. *Erikson* ging davon aus, dass jedem Entwicklungsschritt unseres Lebens eine spezielle Lebensaufgabe zugeordnet ist,

Tabelle 3: Die Lebensaufgaben nach Erikson.[24]

Stadium	Aufgabe	Misslingen der Aufgabe
1. Frühkindliches Alter	Grundlegendes Vertrauen, Vertrauen lernen	Misstrauen »Ich bin nicht lebenswert«
2. Kindheit	Regeln befolgen lernen, Selbstkontrolle	Scham, Schuldgefühl, Selbstvorwürfe
3. Adoleszenz	Identität finden Abnabelung von den Eltern	Unsicherheit, unklare Rollen »Ich bin nur jemand, wenn ich geliebt werde«
4. Erwachsene	Intimität lernen, Verantwortung für Gefühle, Misserfolge und Erfolge übernehmen	Isolation, Abhängigkeit
5. Lebensmitte	Neue Aktivitäten entwickeln, wenn die alten Rollen überholt sind	Stagnation, Festhalten an alten Rollen.
6. Alter	Das Leben resümieren, innere Stärke, Integrität finden	Verzweiflung »Ich könnte ebenso gut tot sein«

deren Lösung oder Scheitern für unser weiteres Leben entscheidend ist. Nach Erikson sind wir er zeitlebens bemüht, diese Lebensaufgaben zu lösen.

Tabelle 3 gibt einen Überblick über diese Aufgaben und stellt kurz die Konsequenzen vor, wenn sie nicht bewältigt werden.

Betrachten wir dieses Modell genauer, lässt sich daraus sehr viel Verständnis für das alltägliche Handeln von Menschen mit Demenz gewinnen.

2.2.1.1 Frühe Kindheit

Erikson spricht in dieser Phase von Urvertrauen, worunter er eine auf die Erfahrungen des ersten Lebensjahres zurückgehende Einstellung zu sich selbst und zu Welt verstehen möchte. »*Mit Vertrauen meine ich das, was man im allgemeinen als ein Gefühl des Sich-Verlassen-Dürfens kennt, und zwar in bezug auf die Glaubwürdigkeit anderer wie die Zuverlässigkeit seiner selbst.*«[25]

Kommt ein Kind zur Welt, ist normalerweise die aller erste und intensivste Beziehung die zur Mutter. Meist ist die Beziehung eng, ganz unmittelbar und geprägt durch eine körperliche, liebevolle Berührung und Erfahrung. Für das Kind, das noch kein Zeitgefühl hat, sich Situationen nicht logisch erklären kann, scheint dieser Zustand immer während. Die Welt ist in Ordnung.

Dann kommen die ersten Störungen, die Mutter verschwindet für eine geraume Zeit und das Kind bleibt zurück. Jetzt ist es Aufgabe des Kindes zu lernen, dass die Mutter immer wieder zurückkommt, es muss Vertrauen aufbauen und sich das Wissen erwerben, dass die Mutter es nicht im Stich lässt. Wenn dieses Kind aber nicht erlebt, dass die geliebte Person wiederkommt, wenn es »weggelegt« wird, barsch der Brust entzogen wird etc., dann wird hier der Same für ewiges Misstrauen gelegt.

Hat ein Mensch nie gelernt zu vertrauen, so lebt er ein Leben lang mit dem Misstrauen. Wir alle kennen Klienten, die sich nicht sicher sind, ob das Portemonnaie nicht doch gestohlen worden ist; ob man »der nebenan trauen darf« etc.

2.2.1.2 Kindheit

Erikson nennt die nächste Entwicklungsaufgabe die »Initiative des Schuldgefühls«. Es finden drei Entwicklungsschübe statt:
1. Das Kind lernt, sich freier und kraftvoller zu bewegen und gewinnt dadurch ein weiteres, ja wie es scheint, ein unbegrenztes Tätigkeitsfeld;
2. Sein Sprachvermögen vervollkommnet sich soweit, dass es sehr viel verstehen und fragen kann, aber auch um so mehr missversteht;
3. Sprache und Bewegungsfreiheit zusammen erweitern seine Vorstellungswelt, sodass es sich vor seinen eigenen, halb geträumten, halb gedachten Bildern ängstigt.

Kinder sind nun erstmals in der Lage, sich für konkrete Aufgaben zu engagieren, Pläne zu verfolgen, eigene Ziele zu verwirklichen – eine Verhaltensqualität, die in den Identifikationen und Rollenspielen dieser Entwicklungsphase in höchst fantasievoller Weise zum Ausdruck kommt. Parallel bildet sich nun das Gewissen heran, jenes spezifisch menschliche Organ der Selbstbeobachtung, das alles spontane Handeln überwacht und einschränkt. Wird die kindliche Initiative durch übermäßige Schuldgefühle zu sehr abgeschnürt, können daraus lebenslange neurotische Hemmungen resultieren.[26]

Dies Kinderalter ist u. a. davon geprägt, die Blasen- und Schließmuskelfunktion zu trainieren, sie unter Kontrolle zu bringen. Hört das Kind, wenn es z. B. ab und zu »in die Hose macht« ein: »*Pfui, das macht man nicht!*« oder bekommt es dafür etwas auf die Finger, stellt sich das »Schuldgefühl des Unschuldigen« ein.

Erlebt ein Kind, dass alles, was es tut, falsch, schlecht und böse ist, so werden in ihm die Scham- und Schuldgefühle übermächtig und begleiten es ein Leben lang.
Lesen wir Lebensgeschichten, dann wissen wir, dass viele Menschen sehr früh zur »Trockenheit« erzogen wurden, weil die Windeln jetzt für das kleine Geschwisterchen gebraucht wurden, weil es beim Einnässen geschlagen wurde, weil es die Finger – bei Androhung von Strafe – über der Bettdecke halten musste, dann sollten wir uns nicht wundern, wenn alte Menschen mit Kot schmieren oder sich unendlich schämen, wenn sie eingenässt haben. Ursachen und Gründe für dieses Verhalten finden wir in der Kindheit der Person.

»Im Stadium der späten Kindheit beginnen wir auf unsere Weise unseren ›Rucksack‹ zu packen, den wir ein Leben lang mitschleppen: voll mit unbewältigten Schuldgefühlen, gegenüber unseren Eltern, unseren Partnern, unseren Kindern, den Patienten, den Kollegen; am falschen Ort zur falschen Zeit bei der falschen Person falsch gehandelt zu haben. Die Einflüsse der unterschiedlichen Sozialisation aus der Kindheit bei Gepflegten und Pflegenden – wie etwa unterschiedliche Moralbegriffe und ethische Einstellungen – sind oft sehr gegensätzlich und können zu erheblichen Konflikten im Pflegealltag führen« (Scharb 1999).

2.2.1.3 Adoleszenz

Dieser Phase kommt in unserem Leben eine große Bedeutung zu: Wir gewinnen eine neue Identität, wir lösen uns aus dem Elternhaus.

Das Jugendalter, die Pubertät wird sehr intensiv erlebt, ein Experimentieren findet statt, es beginnt der Übergang in die selbstverantwortliche Identität des Erwachsenen, eine schwierige Aufgabe.

»Die Adoleszenz wird eingeleitet durch den Hormonschub zu Beginn der Pubertät. Innerhalb kürzester Zeit »schießt« der Körper in die Höhe. Das Wachstum der primären und sekundären Geschlechtsmerkmale und die erste Menstruation bzw. Pollution führen zu einem konkreteren Erleben der eigenen geschlechtlichen Identität. Diese neuen Körpererfahrungen können Quelle von Stolz und Autonomie sein. Man fühlt sich kraftvoll, attraktiv, bei den Gleichaltrigen angesehen. Andererseits verunsichern tatsächliche oder vermeintliche körperliche Mängel (das hässliche Gesicht, der zu kleine Busen), verborgene Ekelgefühle vor körperlich-triebhaften Dingen oder die Unzufriedenheit mit der eigenen Geschlechtsrolle die Identität des Pubertierenden ...

Die Bindung an die Eltern und deren Wertewelt ist fragwürdig geworden, auf der anderen Seite verfügt man noch nicht über eine sichere Position. Gerade weil aktuelle Schwierigkeiten nun stark wunde Punkte der Vergangenheit anrühren, reagieren junge Menschen besonders empfindlich. Eine harmlose Bemerkung des Lehrers oder ein geringfügiger Streit mit den Eltern kann jetzt als katastrophal kränkend erlebt werden. Dies mündet in eine Rollenverwirrung hinein, wie sie für Erikson die Gefahr dieses Stadiums darstellt:

Man weiß nicht, wer man ist, was man wert ist, was man will, fühlt sich in einsamen Weltschmerzstimmungen beschämt, isoliert und missverstanden, zweifelt am Sinn des Daseins. Solche Stimmungen, wie sie wohl jeder junge Menschen durchlebt, fallen umso nachhaltiger aus, je ungefestigter die Identität durch frühere Konflikte ist. Das seit früher Kindheit tiefverwurzelte Gefühl, ungeliebt und überflüssig zu sein, wird durch Misserfolge in Schule oder Berufsausbildung verstärkt ...

Von daher ist die Grundfrage, ob der junge Mensch in dieser labilen Phase von seiner Umwelt ausreichend gestützt wird. Kann er auf seine Eltern rechnen, wird sein Ich durch Erfolge in der Schule und Ausbildung gestärkt, hat er genügend Rückhalt in der Gleichaltrigengruppe?« [27]

In dieser Phase tut es der Entwicklung der Identität gut, wenn ein Jugendlicher spürt: »*Egal was ich mache, ich darf rebellieren, ich darf so sein, wie ich bin, meine Eltern lieben mich.*« Steht die familiäre Liebe und Anerkennung dagegen auf wackligen Beinen, häufig mit dem vielen von uns bekannten Satz: »*So lange Du Deine Füße noch unter meinen Tisch stellst, hast Du zu tun, was ich sage.*«, fehlt der nötige Rückhalt, fehlt die Anerkennung und damit auch das Selbstvertrauen.

Die Generation, die heute alt ist, hat noch ganz andere Dinge erlebt: Sie musste als Jugendliche in den Krieg, sie musste – selber noch jung – für eine Schar an Geschwistern sorgen, Mutterrollen übernehmen, kannte keine freie Berufswahl, es ging alles sehr schnell mit dem Erwachsenwerden, dem »Vernünftigwerden«.

In solch einer Zeit – oder bei unsicherer Liebe im Elternhaus – wird dem Jugendlichen die Rebellion zu riskant, er traut sich nicht kämpfen, denn er hat ja die Liebe der Eltern dabei zu verlieren. Somit kommt die Angst, dass er dann allein sein und er wird immer das tun, was Vater und Mutter (später andere Autoritäten) von ihm erwarten. Es findet keine ausreichende Emanzipation statt, er wird in seinem Leben ohne Autorität unsicher sein: »*Wir nabeln uns niemals ab. Wir lernen nie, was es heißt, ohne unsere Familie zu existieren, ohne ein Zuhause, ohne unsere Beine, im Rollstuhl, ganz allein. Wir definieren uns immer nur in Abhängigkeit von anderen.*

Das ist jene Art von alten Frauen, die sich an ihre Kinder, an die Nachbarn, an das Personal des Pflegeheims klammern. Sie werden zur Märtyrerin, klagen über ihre Wehwehchen und Schmerzen, geben der Welt Kunde von ihren organischen Beschwerden: ›Der Kopf tut mir weh, mein Magen schmerzt, mein Rücken tut weh.‹ Sie jammern: ›Eine Mutter kann zehn Kinder groß ziehen, aber von den zehn kümmert sich nicht eines um die Mutter.‹«[28]

2.2.1.4 Erwachsenenalter

Das Erwachsenenalter ist geprägt dadurch, das der junge Erwachsene zu sich gefunden hat. Je mehr das Ich-sein erlebt wird, desto eher ist ein Erwachsener in der Lage, sich einem anderen Menschen hinzugeben, ohne ein Verlust des Ichs befürchten zu müssen. Wahre Intimität entsteht und ist möglich dort, wo »*die gegenseitige Bezogenheit zweier reifer Menschen, wie sie über ein bloß sexuelles Interesse oder eine rein erotische Faszination hinausgeht*«[29]

Aufgaben im Erwachsenenalter sind:
- Eigenverantwortliche Rollenübernahme
- Wahl eines Partners
- Abstimmung des eigenen Lebensrhythmus' auf die Einstellungen und Gewohnheiten des anderen
- Veränderte Beziehungen zu Eltern und Freunden gestalten
- Bindungen gestalten

Werden diese Aufgaben nicht gelöst, nicht richtig gestaltet, so tritt schnell das Gegenteil ein. Isolierung tritt auf, die Unfähigkeit, sich auf tiefe Beziehungen einzulassen und die damit einhergehende Angst, allein und unerkannt zu bleiben. Diese Isolierung kann auch sehr verhalten und leise auftreten, es können Symptome sein wie schüchterne Zurückgezogenheit, Empfindungen von Leere und Distanz dem anderen Geschlecht gegenüber. Hier hinein gehört auch die Unfähigkeit, über die eigenen Gefühle zu sprechen und dies auch beim anderen wahrzunehmen.

Sind wir uns aber unserer eigenen Person sicher, so hängt unsere Fähigkeit zu lieben nicht davon ab, ob wir zurück geliebt werden, denn wir wissen tief in uns, dass wir es überleben, zurückgewiesen zu werden. Wir haben unsere eigene Identität.

»*Wenn wir aber bei der Erfüllung unserer früheren Aufgaben versagt haben, werden wir keine Intimität erlangen. Wenn wir uns als Kind nie zugetraut haben, die Hände von der Lenkstange des Fahrrades zu nehmen, wie können wir uns dann zutrauen, die inneren Schläge des Erwachse-*

nenalters auszuhalten? … Wir werden isoliert und bürden uns eine neue Last auf, die wir bis ins hohe Alter mitschleppen müssen. Wir werden zu Einsiedlern. Im Altersheim sitzen wir abseits.«[30]

2.2.1.5 Lebensmitte

Erikson sieht als eine der Hauptaufgaben unseres Lebens die Elternschaft an, das Interesse daran, die nächste Generation zu gründen und in ihr weiterzuleben. Ich kann mich an einige alte Frauen aus dem pflegerischen Alltag erinnern, die mit der Geburt und ganz speziell mit früheren Fehlgeburten beschäftigt waren. Häufig dann, wenn sie ein verändertes Körpergefühl im Unterleib hatten, z. B. bei Verstopfung. In einer solchen Situation kann ein »altes Lebensthema« wieder aufbrechen.

In der Phase der Lebensmitte zeigt sich unser Älterwerden, die Falten werden tiefer, die Haare grauer. In unseren Lebenswegen tauchen Schicksale auf, wir erleben Verluste, Trennungen, Probleme aller Art. Alte Rollen werden überholt (Kindererziehung, Berufstätigkeit) und neue können übernommen werden. Hier gilt es zu akzeptieren, dass wir im Begriff sind, älter zu werden, das unser Leben endlich ist. Unsere Chance ist es, sich weiter zu bewegen, nicht an dem Althergebrachten »kleben« zu bleiben, neue Türen zu öffnen.

Sind wir allerdings von klein an auf Perfektion und Angst vor Kontrollverlust konditioniert, dann fällt es uns unglaublich schwer, unsere tiefen Gefühle und unseren Kummer jemandem mitzuteilen.

»Wie können wir die Wunden der Lebensmitte durchstehen? Ohne den Partner sind wir niemand; ohne Job sind wir nichts; ohne Brust sind wir geschlechtslos. Um zu überleben, leugnen wir das Ausmaß unserer Verluste. Wir können nicht das Risiko eingehen, neue Verhaltensweisen zu lernen, darum halten wir an den alten, ausgedienten Rollen fest. Ein Witwer lehnt jede neue Beziehung ab, niemand ist ihm gut genug. Ein Musikliebhaber weigert sich ein Hörgerät zu kaufen, es ist zu teuer. Ein Topmanager macht sich über einen Volontärjob lustig, seine Zeit ist teures Geld wert … Eine Hand wird zum Baby für eine Frau, die Mutter bleiben muss, ein Medikamentenwagen wird für den Bauern zum Traktor, mit dem er sein Feld pflügen möchte. Diese sehr alten Menschen müssen an ihren Berufen festhalten, sie haben sonst nichts zu tun. Sie sind darin eingesperrt, weil sie nur einen Schlüssel besitzen.«[31]

2.2.1.6 Hohes Alter

Der ältere Mensch steht im hohen Alter vor der Aufgabe, den eigenen Lebensweg abzurunden, darauf zurückzublicken. Es kommt ihm zu, aus der Fülle seiner Erfahrungen und Erinnerungen ein Gefühl individueller Ganzheit und Sinnhaftigkeit herauszubilden.

Ziele und Aufgaben dieser Phase sind:
- Vertrauen in das Leben (nach *Erikson* eine Art von »Glauben«)
- Ich-Integrität entwickeln
- Innere Abgeklärtheit erlangen
- Das individuelle Leben zum Abschluss bringen
- Der Grundangst des Alters ins Auge blicken
- Das Leben zu resümieren (»Ich kann akzeptieren, was ich bin, was ich war und nicht war«)

Laut *Erikson* macht sich Resignation und Verzweiflung breit, wenn eine solche positive Bilanz fehlt. Diese kann sich vielfältig zeigen: in Trauer, Bitterkeit, psychosomatischen Beschwerden, hypochondrischen Befürchtungen; einem resignierten Gefühl, die Zeit vertan zu haben und Wichtiges versäumt zu haben. Man möchte noch einmal ganz von vorn anfangen, um neuen Sinn zu spüren, Glaube, Ideale, Freundschaft und Liebe neu zu erleben.

Die Erkenntnisse und Gedanken *Eriksons* gehören zum einen zum Validationsverständnis nach *Feil*. Zum anderen können diese Erkenntnisse eine große Hilfe in der pflegerischen Arbeit sein. Mit diesem Wissen lässt sich Verhalten von Menschen mit Demenz besser verstehen, ihre Antriebe, Bedürfnisse, ihre Eigenarten, ihre Prägung und Werte.

2.3 Das psychobiografische Pflegemodell Böhms

Professor *Erwin Böhm* beschäftigt sich nunmehr seit 40 Jahren mit der Pflege verhaltensauffälliger Menschen. Um seine Ideale verwirklichen zu können, erstellte er als erster Pflegeforscher ein Pflegemodell für psychisch veränderte Betagte.
Erwin Böhm, geboren 1940, war Krankenpfleger, Unterrichtspfleger, schließlich Oberpflegers im Psychiatrischen Krankenhaus Wien und Pflegedienstleiter der Abteilung »Übergangspflege« beim Kuratorium für psychosoziale Dienste in Wien. Seit 1994 ist er Fortbildungsbeauftragter des Österreichischen Krankenanstaltenverbundes.

Drei Begriffe sind mit seiner Arbeit verknüpft:
- die biografisch orientierte Re-Aktivierende Pflege,
- die Übergangspflege und das
- Psychobiografische Pflegemodell mit der Pflegediagnose.

Böhm ist Autor einiger Fachbücher und wurde für seine Verdienste um die Krankenpflege mit mehreren Auszeichnungen geehrt. »*Wir alle sind zum Leben, zum Wiederaufleben und Lebendig-sein und nicht zum Aufheben in einer bestimmten Institution geschaffen.*«
Mit diesem Leitsatz hat Erwin Böhm in der Altenpflege viel Staub aufgewirbelt, denn damit stellt er die bisher übliche somatisch orientierte Sichtweisen in Frage. Er entwickelte ein spezifisches Pflegekonzept, das als Beziehungspflege, oder auch Seelenpflege therapeutisch, symptomlindernd, bzw. heilend wirksam ist. Mit seinen Gedanken gibt er seit vielen Jahren der Altenpflege eine neue Richtung, die vielen im Alltag gar nicht bewusst wird. Auch die Biografiearbeit ist ohne die Erkenntnisse und Äußerungen Böhms kaum denkbar. »*Zuerst muss die Seele bewegt werden*«, forderte er bereits vor vielen Jahren und revolutionierte mit seinem Lebenswerk die Pflege und Betreuung verwirrter alter Menschen.

Auf den Punkt gebracht orientiert sich das psychobiografische Pflegemodell an den gefühlsmäßigen (emotionalen) und triebhaften Bedürfnissen des Menschen, der an Demenz erkrankt ist. »*Grundprinzip ist, die thymopsychische Biografie als Ausgangspunkt der vorhandenen Probleme zu sehen (Thymopsyche = Gefühlsanteil der Seele) Innerhalb des Pflegemodells wird die Krankheit eher als seelisches Problem verstanden, das aus der jeweiligen Biografie des Menschen erwachsen ist.*«[32]

»*Er bezieht Biographie, Prägung, Herkunft, sowie Werte und Normen der zu Pflegenden in den Pflegeprozess ein. Bewohner und Patienten sollen über die Ansprache ihres Altzeitgedächtnisse wieder reaktiviert werden. Dass heißt, dass ihre Wertvorstellungen, Gewohnheiten und Bedürfnisse individuell erfasst und in den Pflegeprozess integriert werden.*

In der gerontopsychiatrischen Pflege ist es häufig so, dass alte verwirrte Menschen oftmals in der Vergangenheit leben; sie können die Realität nicht immer erkennen oder sie können sie sich nicht immer erklären.

Sie sind beispielsweise noch in ihrem alten, früher ausgeübten Beruf, oder sie leben noch in ihren damaligen Rollen weiter, verbunden mit den Erlebnissen aus der alten Zeit.

Sie sind weiterhin geprägt durch ihre Biografie.

Durch ihre eigene Biografie, durch ihren Lebenslauf, aber auch durch den Lebenslauf dieser Generation. Diese biografische Begebenheiten müssen ernstgenommen werden, müssen beachtet werden, sonst kann ein demenzkranker Menschen nicht richtig zu verstanden werden.

Weiterhin müssen auch Prägungen wie z. B. Autoritätsdenken, Schulbildung, Berufliche Vergangenheit, regionale Herkunft (z. B. Land, Stadt – Stadtteil) mit in die Pflege mit einbezogen werden.

Erst wenn wir dies alles von einem Menschen wissen, finden wie die richtigen, die geeigneten Maßnahmen, um ihn weitgehend so zu pflegen und betreuen, dass er sich wirklich wohlfühlt.

Dazu gehören u. a. Anregungen, einen alten Menschen über sein Altzeitgedächtnis zu aktivieren. Dieses kann z. B. ein Gesprächsthema sein: (Wie haben sie denn früher ihre Kinder satt machen können, obwohl so wenig zu essen da war? Was gab es denn bei Ihnen Sonntags zu essen? Und wie war das mit der Wäsche?) Hier kann es häufig helfen, neugierig zu fragen. Gleichzeitig können Beschäftigungen angeboten werden, die an das frühere kompetente Handeln erinnern.

Verwirrte Menschen, die über die Sprache nicht mehr zu erreichen sind, die reagieren eher auf Berührungen, Töne und Stimmungen. Viel positive Stimulation kann über das Berühren von Gegenständen, Tieren, Menschen erreicht werden, ebenso so wie Stimulation des Geruchssinnes.

Wer hat nicht bei dem Geruch von Weihnachtsbäckerei angenehme Erinnerungen? Ähnlich ist es mit Düften von Waschmitteln, Seife, Parfümen, Blumen u. ä.
Diese Liste ist unbegrenzt zu erweitern.«[33]

Ein Hauptziel von *Erwin Böhm* ist es, dass die alten Menschen am Leben teilhaben können (**Reaktivierendes Pflegekonzept**). Eine ausschließlich versorgende Pflege (Warm-Satt-Sauber) fördert dagegen den Rückzug und die Regression alter Menschen, indem sie sie zunehmend schwächer, abhängiger und hilfloser macht.
Regression ist ein auf Sigmund Freud zurückzuführender Terminus, er beschreibt die Rückkehr und das Zurückgreifen auf Gewohnheiten aus der Vergangenheit.

Die pflegerische Forderung besteht daher in der Aussage, dass zuerst die Seele des alten Menschen bewegt werden muss und nicht wie üblich, die Beine. Dies geschieht in der FEDL »Anregung/Aktivierung«, bei der genau herausgefunden und beobachtet wird, wie ein Mensch **anregbar** ist, wo seine persönliche Motivation, seine Beweggründe für etwas liegen.

Der alte Mensch muss für sich einen Sinn oder ein Motiv sehen können, um in der Folge seine Beine freiwillig zu bewegen. Er braucht ein »Wozu« und »Wohin«. Somit wird er morgens aufstehen, sich umkleiden, oder sich für den Tag stärken wollen. All das wird er aber nur dann machen, wenn er ein Lebensmotiv hat.

> Das Lebensmotiv eines alten Menschen ist in seiner Prägungsgeschichte aufgehoben und kann darum wieder geborgen werden. Wir re-aktivieren das, was schon einmal da war. Daraus folgt für die alltägliche Pflege: Die Pflegenden setzen die Impulse, die einen Menschen wieder zum Leben erwecken.

Dies hat unter anderem Auswirkungen auf die Zielformulierungen (siehe dort). Die gesetzten Impulse sollen den alten Menschen bewegen, ihn in seiner Ich-Wichtigkeit bestärken.

Weiterhin ist wichtig, dass die Beziehung in den Mittelpunkt der pflegerischen Arbeit gestellt wird, dadurch tritt ein wesentliches Merkmal in der Vordergrund, das von *Böhm* stark beabsichtigt worden ist; die Menschenwürde. *Böhm* sagt, dass die Haltung der Pflegekraft die Handlung bestimmt. Die eigene Persönlichkeit der Pflegenden ist somit das wichtigste Mittel der Pflegearbeit. Denn: Die Sichtweise der Pflegenden bestimmt die Pflegeform und die Haltung, den Ausdruck der Pflegenden.

Jeder Pflegende ist daher selbst gefragt und herausgefordert, nach eigenem Gewissen und eigenen Wertvorstellungen zu handeln. Durch das Verstehen der Lebensgeschichte des Betroffenen verändert der Pflegende seine Toleranzgrenze, seine Sichtweise zu bestimmten »Pflegeproblemen« und somit seine Pflege.

Im Sinne einer verstehenden Pflege führt der Weg über die Beziehungsfähigkeit des Pflegenden zur individuellen Biografie des Bewohners. Die Pflege nach *Böhm* kann in voller Gänze ausgeführt werden, es arbeiten immer mehr Einrichtungen nach seinem Verständnis, vorzugsweise in Österreich, aber auch in Deutschland.

Allerdings lassen sich viele seiner bedeutsamen Erkenntnis in andere Pflegekonzepte und in ein persönliches Pflegeverständnis integrieren. Sie führten u. a. zum Pflegemodell der FEDL. Das Pflegeverständnis nach Böhm hat keine umsorgende Pflege zur Folge, sondern eine Förderpflege, ohne zu überfordern. Böhm ist überzeugt davon, dass jeder Mensch den Willen hat, sich selbst zu fördern, um gesund zu werden bzw. zu bleiben. Dies wird dann möglich, wenn die Pflege durch negative oder positive Zuwendung gestaltet wird, wenn unter Berücksichtigung des Altzeitgedächtnisses und der gezielten Reaktivierungsphasen gepflegt wird.

Bei den Reaktivierungsphasen ist bei alten Menschen mit Demenz muss folgenden Frage nachgegangen werden:
- Wo und wie können wir den alten Menschen in ihrer momentanen Situation erreichen?
- Wie waren die lebenspraktischen Fähigkeiten?
- Wie und wo hat der Mensch gelebt?
- Wie ist die Sozialisation verlaufen?
- Welche epochalen Ereignisse haben sich im Leben ereignet?

Böhm unterscheidet in seinem Modell verschiedene Stufen der Erreichbarkeit oder Inter-aktionsstufen, in denen sich ein Mensch befinden kann. In der Pflege soll nun der Mensch mit Demenz solch einer Stufe zugeordnet werden.

Diese Einteilung in Stufen ist ähnlich wie bei *Feil* mit dem Ziel verbunden, besser zu wissen, was der Betroffene erlebt, wie es geht, wo er sich befindet, über welche Kompetenzen etc. er verfügt.

Absicht dieser Einteilung ist es auch:
- den Menschen auch psychisch zu erreichen
- ihn besser zu verstehen,
- Regression zu verhindern,
- entsprechende Fördermaßnahmen anbieten zu können,
- bei pathologischen Abbauprozessen wenigstens symptomlindernd pflegen zu können und, natürlich, reaktivierend eingreifen zu können.

In Einrichtungen, die nach dem Modell *Böhm* arbeiten, werden diese Stufen für jeden Klienten erhoben, um seine individuelle Situation zu erfassen.

Reaktivieren 1: Sozialisation, historische, regionale Geschichte und Zeitgeist
Reaktivieren 2: Mutterwitz je nach Region, ironischer Witz, Dialekt und Muttersprache
Reaktivieren 3: Emotionale Grundbedürfnisse, höhere Akkus der Seele
Reaktivieren 4: Prägung, Aphorismen, bestimmte Verhaltensmuster, Milieusprache, Sprüche der Region, Arbeiter, Bürger etc.; Was macht mich wichtig? Was erregt mich? Wie mache ich was nach meinem Stil?
Reaktivieren 5: Höhere oder niedere Triebe und Motive
Reaktivieren 6: Intuition, Aberglaube, Volksbrauchtum und Religion
Reaktivieren 7: Urkommunikation

Um Pflegesituationen richtig und genau zu erfassen, spricht Böhm auch von einer Pflege-diagnose, zu der Folgendes gehört. Erst wenn alles erhoben ist, ist eine gründliche Ein-schätzung der Situation möglich.

Eine Pflegediagnose nach Böhm ist abhängig von:
- der ärztlichen Diagnose;
- der Pflegeanamnese;
- dem Patienten/Klientenstatus (psychisch, physisch und sozial);
- dem differentialdiagnostischen Ausgang (gezielte Vorbereitung auf die Entlassung nach einer Adaptionszeit durch den Übergangspfleger. Die »Ich-Identität« wird zu Hause her- und die weitere Versorgung sichergestellt. Der Übergangspfleger führt ca.

25 Besuche zu Hause durch, um Coping- beziehungsweise Daseinsbewältigungsstrategien mit seinem Klienten zu suchen. Darüber hinaus führt der Übergangspfleger so genannte Entlastungsgespräche mit seinem Klienten und/oder mit den Angehörigen durch);
*   die Biografieerhebung, -arbeit.

Abschließend ist zu sagen, dass es niemals möglich ist, die Gesamtheit der Aussagen Böhms auf wenige Zeilen hinunterzubrechen. Dafür verweise ich gerne auf seine Bücher. Dennoch ist es mir wichtig, seine Gedanken bei Pflegenden immer wieder zu »reaktivieren«. Für mich sind Böhms Gedanken nicht mehr aus meinen tiefen Verständnis für die Altenpflege wegzudenken.

2.4 Validation nach Feil

Mit der Methode der Validation kam ich 1993 zum ersten Mal in Kontakt, anlässlich einer kleinen Informationsveranstaltung mit *Naomi Feil* in Berlin. Ich war von Anfang an fasziniert von der Tiefe der Begegnungen. 1996 entschloss ich mich, bei ihr und ihrer Tochter *Vicky de Klerk-Rubin* die Ausbildung zum Validationsworker® in Berlin zu absolvieren. Danach begleitet mich die Methode und das Verständnis der Validation bis heute, wobei ich allerdings einen gewissermaßen geteilten Standpunkt vertrete:
*   Die Validation lebt primär durch den, der sie anwendet.
*   Validation ist eine von vielen Methoden und Ansätzen, die wir in unserem imaginären »Pflegerucksack« auf unserem Rücken haben.

Das Verständnis der Validation hat mir bisher in vielen pflegerischen Situationen die Augen geöffnet und ein neues Handlungsfeld gezeigt. Im Folgenden zitiere ich Texte aus meinen Seminarunterlagen und aus den beiden Büchern, die *Naomi Feil* geschrieben hat, ergänzt um neue Gedanken.

2.4.1 Die Methode der Validation

Naomi Feil wurde 1932 in München geboren. Als sie vier Jahre alt war, floh ihre Familie aus Nazi-Deutschland und *Naomi Feil* wuchs im Montefiore-Altersheim in Cleveland, Ohio, auf, in dem ihre Eltern als Heimleiter arbeiteten. 1956 erwarb sie ihren Masters Degree an der Columbia University, New York School of Social Work (Thema: »Gruppenarbeit mit alten Menschen«). Anschließend leitete sie einige die Abteilung für Gruppenarbeit im Bird S. Coler-Spital, New York. 1963 kehrte sie an das Montefiore-Heim zurück. Als Gruppenarbeiterin und Assistenzprofessorin an der Schule für angewandte Sozialwissenschaften, Case Western Reserve University, Cleveland, Ohio, entwickelte *Naomi Feil* zwischen 1963 und 1980 die Validations-Methode.

Sie versucht mit dieser Methode, den Grund für die Desorientierung zu verstehen, einen Rückzug in die Vergangenheit des Klienten zu verhindern sowie ein dauerhaftes Abtauchen in das von ihr so benannte »Stadium des Vegetierens« zu vermeiden. Dabei bedient sie sich aus anderen Bereichen:

- Von *Carl Rogers* übernahm sie das Prinzip der einfühlsamen Grundhaltung in der Gesprächsführung, die Emphatie, auch zum Teil das Spiegeln;
- Aus dem NLP (Neurolinguistisches Programmieren) übernahm sie Ansätze der Ansprechbarkeit über die bevorzugten Sinneskanäle und die Absicht, einen Validationskontakt zu beenden, sodass der Klient ein angenehmes, ein schönes Empfinden hat.
- *Erik Erikson* lieferte eine Erklärung für das Verhalten vieler alter, desorientierter Menschen. Sie setzte dem Modell der Lebensstufen noch etwas hinzu: Sehr hohes Alter: Aufgabe: die Vergangenheit zu verarbeiten; Misslingen der Aufgabe: Vegetieren

2.4.2 Validationsverständnis nach Feil

- Validation akzeptiert Menschen so, wie sie sind.
- Validation bedeutet, die Gefühle anderer Menschen anzuerkennen, ihnen die Gewissheit zu geben, dass ihre Gefühle wahr sind.
- Validation unterstützt Pflegende/Betreuende beim Umgang mit einem sehr alten, desorientierten Menschen, der seinen Gefühlen freien Lauf lässt.
- Validation kann die auslösenden Ursachen der Gefühle erklären.
- Validation ist eine Kommunikationsform und Therapie.
- Validation kann helfen, mit sehr alten, verwirrten Personen in Verbindung zu treten und zu bleiben.
- Validation bietet einfache, praktische Techniken an, die helfen, die Würde der Verwirrten wiederherzustellen.
- Durch Validation bekommen verwirrte, sehr alte Menschen jemanden, der ihnen mit Einfühlung zuhört; jemanden, der sie nicht verurteilt, sondern ihre Sicht der Realität akzeptiert.

2.4.3 Ziele der Validation

Laut *Feil* gibt es folgende Ziele der Validation:
- Wiederherstellen des Selbstwertgefühls.
- Reduktion von Stress.
- Rechtfertigung des gelebten Lebens.
- Lösen der unausgetragenen Konflikte aus der Vergangenheit.
- Reduktion chemischer und physikalischer Zwangsmittel.
- Verbesserung der verbalen und nonverbalen Kommunikation.
- Verbesserung des körperlichen Wohlbefindens.

Es gibt in der Validation bestimmte Grundvoraussetzungen und Grundannahmen, die bezeichnend für das Verständnis sind.

2.4.4 Die zehn Grundsätze der Validation

1. Alle Menschen sind einzigartig und müssen als Individuen behandelt werden.
2. Alle Menschen sind wertvoll, ganz gleichgültig, in welchem Ausmaß sie verwirrt sind.
3. Es gibt einen Grund für das Verhalten von verwirrten, sehr alten Menschen.

4. Verhalten in sehr hohem Alter ist nicht nur eine Folge anatomischer Veränderungen des Gehirns, sondern das Ergebnis einer Kombination von körperlichen, sozialen und psychischen Veränderungen, die im Laufe eines Lebens stattgefunden haben.

5. Sehr alte Menschen kann man nicht dazu zwingen, ihr Verhalten zu ändern. Verhalten kann nur dann verändert werden, wenn die betreffende Person dies will.

6. Sehr alte Menschen muss man akzeptieren, ohne sie zu beurteilen.

7. Zu jedem Lebensabschnitt gehören bestimmte Aufgaben. Wenn man diese Aufgaben nicht im jeweiligen Lebensabschnitt schafft, kann das zu psychischen Problemen führen.

8. Wenn das Kurzzeitgedächtnis nachlässt, versuchen ältere Erwachsene, ihr Leben wieder in ein Gleichgewicht zu bringen, indem sie auf frühere Erinnerungen zurückgreifen.

9. Schmerzliche Gefühle, die ausgedrückt, anerkannt und von einer vertrauten Pflegeperson validiert werden, werden schwächer. Schmerzliche Gefühle, die man ignoriert und unterdrückt, werden immer stärker.

10. Einfühlung/Mitgefühl führt zu Vertrauen, verringert Angstzustände und stellt die Würde wieder her.

2.4.5 Arten der Validation nach Feil

Die Validation nach *Feil* teilt sich m. E. auf in verschiedene Unteraspekte, denn nicht jede Interaktion zwischen Klient und Pflegekraft ist eine Validation nach *Feil*. Sie ist häufig lediglich eine Form davon, wie z. B.:
- die validierende Grundhaltung,
- das validierende Gespräch und
- die klassische Validation nach Feil mit ihren Techniken.

Die validierende Grundhaltung zeigt die Haltung der Pflegekraft an. Sie akzeptiert grundsätzlich die Erlebenswelt des Klienten und diskutiert nicht auf der logischen Ebene mit ihnen.

Das validierende Gespräch ist geprägt durch eine Grundhaltung in der Gesprächsführung, die die Pflegekraft einnimmt. Hierzu gehören Elemente wie Empathie und Rapport, das bevorzugte sensorische System, verbale Techniken.

Empathie – Zu den Grundvoraussetzungen einer validierenden Interaktion oder Begegnung gehören unbedingt Empathie wie auch tiefe Akzeptanz und Respekt für das Gegenüber. D. h. konkret: sich in die Gefühlswelt des anderen einzufühlen, ohne dabei mitzuleiden. Dies ist deshalb erforderlich, um die Gefühle des Klienten zu verstehen und eine ähnliche Spannung oder Energie aufzubauen.

Wir kennen dieses sehr gut, wenn wir uns z. B. mit einem sehr nahestehenden Menschen unterhalten, der uns von seinem Kummer erzählt. Dann brechen wir auch nicht ein lautes Gelächter aus, sondern hören zu und nehmen häufig die Grundstimmung seiner »Geschichte« auf. Wir stellen uns stimmungsmäßig auf ihn ein, ohne dass wir selber Kummer haben.

Wichtig ist: Wir **fühlen** mit, aber wir **leiden** nicht mit.

Das Wort »**Rapport**« (frz. Beziehung) beschreibt eine angenehme, vertrauensvolle, verständnisvolle Atmosphäre; einen besonders guten Kontakt zwischen zwei Menschen aufgrund von Gemeinsamkeiten. Der Aufbau des Rapports ist ein bedeutender und notwendiger Grundstein für die Entwicklung einer guten Kommunikation und die Basis aller erfolgreich angewandten verbalen und nonverbalen validierenden Kommunikationstechniken. Der erfolgreiche Aufbau und die Qualität des Rapports hängen davon ab, wie gut Veränderungen in der sensorischen Aktivität der Klientin beobachtet und angemessen beantwortet werden. Diese Beobachtungen und die Reaktion darauf müssen entsprechend trainiert werden.[34]

Das **bevorzugte sensorische System** ist ein weiterer Baustein des validierenden Gesprächs. Um zu wissen, wie der Klient die Informationen und Reize aus der Umwelt verarbeitet, ist es sinnvoll, sein bevorzugtes sensorische System zu kennen. Diese Erkenntnis entstammt dem NLP (siehe auch in Kapitel 3).
Jeder Mensch erlebt die reale Welt aufgrund seiner subjektiven Erfahrungen anders als ein anderer. Wie der Mensch sieht, riecht, hört, fühlt und schmeckt – alles das nimmt er auf seine persönliche Art und Weise wahr. So existiert auch in jedem Kopf ein anderes Abbild der tatsächlichen Welt und der Erinnerungen

Die fünf Sinnessysteme Sehen, Hören, Fühlen, Riechen und Schmecken sind Filter, Kanäle, oder eben Systeme, durch die wir die Eindrücke der Umwelt erleben und sortieren. Sie werden auch **Repräsentationssystem** genannt. Darunter versteht man die Art und Weise, wie Informationen im Gehirn in einem oder mehreren der fünf Sinneskanäle verschlüsselt werden.

Die innere Repräsentation der äußeren Welt, der eigenen Lebensgeschichte, der eigenen Werte und Normen ist bei jedem Menschen unterschiedlich und prägt die individuelle innere Wahrnehmung. Jedes Erlebnis kann innerlich in Bildern, Gefühlen, Geräuschen, Tönen, Formen, Farben etc. repräsentiert werden. Wie diese Repräsentationen gestaltet sind, welche Sinneswahrnehmungen innerlich besonders stark oder schwach vertreten sind – dies ist von Person zu Person unterschiedlich. Hinweise dazu erhalten wir einmal über die Wörter, die ein Mensch bevorzugt verwendet. Erkennen wir daraus das System, ist es uns ein Leichtes, darauf mit den eigenen Worten und Themen zu reagieren.

Menschen, die bevorzugt visuell wahrnehmen, gebrauchen Wörter wie: sehen, visualisieren, zielen, Einblick, verschwommen, hell, Einsicht, Perspektive, scheinen, reflektieren, Anschauung, Aspekt, abzielen, klar, blau, beobachten, Blick, starren, zeigen, vorstellen, bezeichnen, klarmachen, durchblicken, vorhersehen, Ausblick, Horizont, Bild, ausschauen, farbig, illustrieren, Aussicht, überwachen, offenbaren, verschwommen, dunkel. Oder sprechen davon, dass etwas »gut aussieht«, dass sie »Licht in die Angelegenheit bringen« wollen, dass etwas »sonnenklar« ist, dass sie auf etwas »zurückschauen«.

Menschen, die bevorzugt auditiv sind, nutzen Wörter wie: abstimmen, ankündigen, hören, sprechen, lärmen, Akzent, Rhythmus, laut, Ton, Geräusch, monoton, erwähnen, nachfragen, stimmen, bemerken, Musik, verstärken, rufen, schreien, klatschen, behaupten, bekannt machen, erklären, fragen, Gerücht, hörbar, klingen, kommentieren, verkünden, murmeln, Rede, rufen, schweigen, leise, Stichwort. Oder aber sie treffen Aussagen wie; »Auf der gleichen Wellenlänge«, »das klingt gut« und »Wort für Wort«.

Menschen, die bevorzugt kinästhetisch sind, nutzen dagegen Wörter wie: warm, weich, zusammenkommen, vergleichen, glatt, rau, scharf, schneiden, schwer, schlüpfrig, abschneiden, aktiv, anstrengen, kontrollieren, dicht, fest, packend, handhaben, glauben, gehen, gefallen, umgehen mit, drücken, Angriff, schieben, Stress, greifbar, folgen, fühlbar, erfassen, empfinden und Ausdrücke wie »Das fühlt sich gut an« – »Das liegt auf der Hand«.

Eine Auswahl der Wörter der Menschen, die bevorzugt olfaktorisch, gustatorisch sind: schmecken, sauer, riechen, Geschmack, würzig, bitter, salzig, süß, duftend, frisch, verraucht, parfümiert, erfrischend, saftig, Würze, stechend, Geruch, verräuchert, riechen, fad, stinkig, scharf, aromatisch, appetitlich, geschmackvoll, köstlich, vollmundig, süßlich, ätzend, wittern, wohlschmeckend. Ausdrücke wie: »Das riecht gut«. »Den kann ich nicht riechen«. »Auf den Geschmack kommen«.[35]

Menschen, die in ihren Gesprächen auf derselben Ebene der Sinneswahrnehmung sind, verstehen sich gegenseitig gut. Andersherum: Menschen mit unterschiedlich bevorzugten sensorischen System, haben oftmals das Gefühl, aneinander vorbeizureden. Sie nehmen Dinge anders wahr und verwenden ein scheinbar ganz anderes Vokabular.

Dazu ein Beispiel:
Ein Mann und eine Frau im Gespräch. Sie möchte ihm etwas persönliches schildern, ist stark visuell und schaut ihn während des Gesprächs direkt an. Er ist stark auditiv, schaut weg, um gut zuhören zu können. Sie sagt dann irgendwann frustriert im Gespräch: »*Du hörst mir ja gar nicht zu, Du guckst mich ja gar nicht an.*« Er aber hat jedes Wort verstanden.

Im validierenden Gespräch bietet das Wissen um das bevorzugte sensorische System eine Fülle an Reaktionsmöglichkeiten zu reagieren für mich als Pflegekraft:
- Verwendet der Klient »visuelle« Wörter, dann tue ich das auch und stelle entsprechende Fragen: »Wie hat sie denn ausgeschaut?« – »War sie groß?« – »Was hat sie denn angehabt?«
- Verwendet der Klient »auditive« Wörter, dann lauten meine Fragen: »Was war das für ein Geräusch?« – »Wie hat es sich angehört?«
- Verwendet der Klient »kinästhetische« Wörter, lauten meine Fragen: »Wie fühlt es sich an?« – »Was haben Sie da gespürt?«

Im validierenden Gespräch kommt auch die Spiegeltechnik zum Tragen. Zum Gleichklang in der Sprache – also zum verbalen Gleichklang – kommt auch der Gleichklang in Körperhaltung, Mimik und Gestik, Atmung, im Tempo der Bewegungen und der Stimmqualität.[36] Spiegeln ist keineswegs ein schieres Nachäffen, sondern eine Form, einen Gleichklang herzustellen. Möglich ist dies – wie gesagt – mit der Sprache, der Tonalität, den Bewegungen, dem Rhythmus usw.

Eine weitere Grundlage im validierenden Gespräch sind **verbale Techniken** wie das Zusammenfassen und Wiederholen des Gesagten. Dabei geht es um das Zusammenfassen von Inhalten, die der Klient gesagt hat, und auch um das, was hinter seiner Aussage steht sowie um das Wiederholen bestimmter Schlüsselwörter.

Eine weitere verbale Technik ist Stellen von W-Fragen: Wer, Was, Wann, Wo, Wie, Womit. Fragen Sie aber niemals nach dem *Warum*, denn diese Frage provoziert beim Klienten eine Erklärung, und diese Erklärung kann er meist nicht geben. Die Gefahr, dass er sich fühlt, als würde er »vorgeführt«, ist sehr groß.

Es gibt noch weitere verbale Techniken, deren Auflistung jedoch die Zielsetzung dieses Buches sprengen würde.

Im validierenden Gespräch gibt es noch ein wesentliches Element, das ich noch erwähnen möchte. Es geht darum, Lösungsmöglichkeiten aus der Vergangenheit zu suchen, um Gegenwärtiges zu bewältigen. Damit ist gemeint, dass wir annehmen können, dass die Klienten in ihrer Vergangenheit schon vieles erlebt haben, dass sie für vielerlei Probleme Lösungen gefunden haben – sonst wären sie nicht so alt geworden. Unsere Aufgabe ist es, sie wieder an diese Ressourcen zu erinnern, sodass sie für das Heute evtl. Lösungen finden können.

2.4.6 Die vier Stadien der Desorientiertheit

Naomi Feil unterscheidet vier Stadien der Desorientierung. Diese Stadien sind als Orientierung zu verstehen, um die Situation und das Erleben der Klienten zu erklären. Sie geben natürlich, wenn sie regelmäßig erhoben und evaluiert werden, einen gewissen Verlauf vor.

2.3.6.1 Die vier Abschnitte der Aufarbeitungsphase des Lebens

Sehr alte Menschen, die die Notwendigkeit wichtiger Lebensaufgaben in früheren Abschnitten ihres Lebens bewusst nicht wahrgenommen oder verweigert haben, befinden sich nun in einer Periode ihres Lebens, in der sie das dringende Bedürfnis haben, eben diese unerledigten Aufgaben zu erfüllen, damit sie in Ruhe sterben können. Sie durchleben für gewöhnlich vier Stadien der Aufarbeitungsphase:
1. Mangelhafte/unglückliche Orientierung
2. Zeitverwirrtheit
3. Sich wiederholende Bewegungen
4. Vegetieren/Vor-sich-hin-Dämmern

Mit jedem Stadium nimmt der körperliche Verfall zu, und es kommt zu einem Rückzug ins Innere. Es ist oft sehr schwer, hochbetagte verwirrte Menschen einer dieser Kategorien zuzuordnen, da diese Menschen häufig zwischen den Stadien hin- und herwechseln. Jede Person ist einzigartig; es kann daher keine allgemein gültige Formel für ihre Zuordnung geben.

Stadium 1: Mangelhafte/unglückliche Orientierung:

Personen in diesem Stadium halten an den gesellschaftlich vorgeschriebenen Rollen fest, mit einer Ausnahme: Sie haben das Bedürfnis, alte Konflikte in verkleideter Form zu äußern, indem sie Personen der Gegenwart als »Symbole« für Personen der Vergangenheit verwenden.

Gefühle werden geleugnet, sehr wichtig sind Sprache, Verstand und rationales Denken. Mangelhaft/unglücklich orientierte Personen schätzen ein klares Urteil und Kontrolle. Berührungen und Blickkontakt weisen sie oft zurück. Sie kennen die Uhrzeit, denken Dinge zu Ende, stellen Dinge an ihren Platz und halten Ordnung. Wenn man sie bei einer Gedächtnislücke o. ä., bei einer Geschichte oder beim Verwechseln von Personen erwischt, sind sie beschämt. Sie fühlen sich oft alt und überflüssig, fassen dies als Strafe für früheres Verhalten auf. Sie fühlen sich verbittert, ungeliebt und allein. Jetzt, im hohen Alter, fühlen sie sich bestohlen, in der Kindheit fühlten sie sich von den Geschwistern, den Eltern ihrer Würde beraubt. Um sich zu rechtfertigen oder um ihre starken Emotionen zu leugnen, beschuldigen sie die anderen und projizieren ihre tief liegenden Ängste auf andere, um ihr inneres Gleichgewicht aufrechtzuerhalten. Sie müssen sich selbst verteidigen, sie brauchen ihre Verhüllungen, ihr »Schutzschild«, ihre Würde. Nur so können sie ihre Gefühle ausdrücken, ohne sich dem grellen Licht der Realität auszusetzen. Sie brauchen eine vertrauensvolle Beziehung zu einer fürsorglichen, respektvollen Autorität, die ihnen widerspricht, die sie versteht und nicht beurteilt.

Körperliche Merkmale:

Die Augen sind klar und fokussiert. Die Muskeln sind gespannt. Das Kinn ist nach vorn geschoben. Die Menschen sitzen oder stehen mit gefalteten Armen. Die Bewegungen ihres Körpers sind zielgerichtet. Ihre Stimmen sind schrill, jammernd oder rau. Ihr Kurzzeitgedächtnis ist größtenteils in Ordnung, obwohl es manchmal aussetzt. Sie können noch lesen und schreiben. Ihre kognitiven Fähigkeiten sind erhalten, sie erkennen z. B. auch die Uhrzeit. Sie leiden manchmal unter Inkontinenz.

Psychische Merkmale:

Sie haben in ihrer langen Krankengeschichte keinen Hinweis auf eine geistige Krankheit und führten für gewöhnlich ein relativ produktives Leben. Sie haben bestimmte Lebensaufgaben nicht lösen können, und sie haben den letzten Abschnitt des Lebens, die Aufarbeitungsphase, erreicht. Sie müssen bestimmte Gefühle, die sie während ihres Lebens unterdrückt hatten, herauslassen. Sie wollen und können der unangenehmen Gegenwart nicht die Stirn bieten und leugnen daher auch ihre Verluste. Sie vermeiden Intimität und wollen auch nicht berührt werden. Sie klammern sich an das Hier und Jetzt. Sie haben Angst, die Kontrolle über ihre Körperfunktionen zu verlieren. Sie haben Angst, die Kontrolle über ihre geistigen Funktionen zu verlieren. Sie fürchten sich vor Veränderungen und passen sich nur schwer einer neuen Umgebung an. Sie wollen ein gewohntes Verhalten nicht ändern und reagieren daher auch nicht auf Verhaltenstraining. Sie halten an vertrauten Methoden, mit etwas fertig zu werden, fest. Sie versuchen, weiterhin Kontrolle auszuüben und leugnen, dass sie sie verloren haben. Sie widersetzen sich Veränderungen. Konfrontationen erschrecken sie. Sie wollen nicht analysiert werden. Sie wollen keine Einsicht in ihr Inneres. Sie suchen die Zustimmung der Pflegenden. Sie empfinden Erleichterung durch Validation.

Stadium 2: Zeitverwirrtheit

Das zunehmende Schwinden des Seh-, Hör- und Bewegungsvermögens, des Tast-, Geschmackssinns sowie der kognitiven Fähigkeiten erleichtern den Rückzug. Zeitverwirrte Menschen können die Verluste nicht mehr leugnen, sich nicht mehr an die Realität klammern; sie versuchen nicht mehr, sich an eine chronologische Ordnung zu halten und ziehen sich zurück. Sie verlieren die Gegenwart aus den Augen und spüren ihrer Lebenszeit nach.

Gehirnschäden beeinträchtigen die Kontrollzentren; zeitverwirrte Menschen verlieren die Selbstkontrolle, das Kommunikationsvermögen, die Fähigkeit zu sozialem Verhalten; sie halten sich nicht mehr an Bekleidungsregeln oder soziale Konventionen. Es fehlt ihnen an Anregung durch andere, weil sie oft ignoriert werden oder isoliert sind. Zeitverwirrte Menschen kehren zu grundlegenden, universellen Gefühlen zurück: Liebe, Hass, Trauer, Angst vor Trennung, Streben nach Identität.

Körperliche Merkmale:

Die Muskeln sind gelockert, die Bewegungen langsam und graziös. Sie wandern oft ziellos umher. Ihre Augen sind klar, aber nicht auf irgendetwas gerichtet. Es hat den Anschein, als würden sie ins Leere schauen, obwohl es Zeichen des Erkennens gibt, wenn sie eine Pflegeperson direkt anschauen. Sie atmen langsam. Ihre Stimmen sind leise. Sie verwenden oft ihre Hände, um ihre Gefühle zu zeigen. Ihre Schultern sind oft vornübergebeugt, was dazu führt, dass sie schlurfend gehen. Sie sind für gewöhnlich inkontinent.

Psychische Merkmale:

Sie können das Personal und oft auch ihre Angehörigen nicht erkennen. Sie vergessen Namen und verwechseln Personen der Gegenwart mit Personen der Vergangenheit. Sie haben ein sehr schlechtes Kurzzeitgedächtnis, aber sie erinnern sich lebhaft an Dinge, die sehr weit zurückliegen.

Sie ziehen sich aus der Wirklichkeit zurück, um der Langeweile und dem ereignislosen Alltag zu entgehen. Sie durchleben bekannte Szenen aus der Vergangenheit, die sie mit allen Kräften zu lösen versuchen. Sie ersetzen Personen durch Dinge. Sie sind nicht in der Lage, Dinge einer Kategorie oder einer Klasse zuzuordnen. Sie können manchmal noch lesen, aber sie haben vergessen, wie man schreibt. Ihre Aufmerksamkeit lässt nach sehr kurzer Zeit nach. Sie erinnern sich an bekannte Lieder, aber sie können nicht mehr in der richtigen Tonlage singen. Sie können keine Spiele mehr spielen, die Regeln haben, z. B. Bingo. Sie sind nicht mehr fähig, ihre Gefühle zu kontrollieren. Sie sprechen sehr frei über ihr Bedürfnis nach Liebe und anderen Gefühlen. Sie sehen keinen Grund, den Wünschen der Pflegepersonen nachzukommen und missachten Regeln. Sie reagieren auf Augenkontakt, Berührung und Intimität/große Nähe. Sie besitzen immer noch eine Art intuitive Weisheit. Sie erkennen ehrlich gemeinte Sorge. Sie haben zu den Betreuern, die mit ihnen streiten oder ihnen nur scheinbar zustimmen, kein Vertrauen

Stadium 3: Sich wiederholende Bewegungen

Menschen, die im 2. Stadium ihre Gefühle nicht verarbeiten können, indem sie diese jemanden mitteilen, der sie validiert, ziehen sich häufig in Bewegungen und Klänge zurück, um unbewältigte Konflikte der Vergangenheit zu lösen.

Jeder Mensch ist geprägt von den Vorstellungen, die seine Eltern von schlechtem Benehmen hatte. In hohem Alter ist er weise genug, diese Gefühle auszudrücken, um seine Konflikte zu lösen. Scham, Schuldgefühle, sexuelle Wünsche oder Wut waren ein Leben lang unterdrückt, versteckt, streng unter Kontrolle. Jahrzehnte später, im hohen Alter, kommen sie ans Tageslicht. Lebenslang eingesperrte Gefühle brechen nun heraus, der Stöpsel ist weg. Im 3. Stadium wird die Sprache unverständlich; sie dient dem sinnlichen Vergnügen, das durch Zunge, Zähne und Lippen erzeugte Klänge bereiten. Manche Menschen transportieren sich mit Körperbewegungen in die Vergangenheit. Im hohen Alter »verrichten« sie die gleiche Arbeit, die sie ihr ganzes Leben lang getan haben, jetzt tun sie es, um die freudlose Gegenwart zu ertragen. Das Bewusstsein der schmerzlichen Realität bewirkt einen weiteren Rückzug in die Vergangenheit.

Körperliche Merkmale:

Die Menschen bewegen sich rhythmisch hin und her oder tanzen, singen, können aber keine Sätze bilden. Sie bilden summende, schnalzende oder stöhnende Geräusche. Die Muskeln sind entspannt. Die Menschen bewegen sich graziös, sind sich ihrer Bewegungen aber nicht bewusst. Die Augen sind häufig geschlossen oder der Blick ist nicht zielgerichtet. Sie weinen häufig. Ihre Finger und Hände trommeln, schlagen, knöpfen Jacken u. ä. unaufhörlich auf und zu. Sie gehen auf und ab, wiederholen einen Klang und/oder eine Bewegung immer wieder. Ihre Atmung ist gleichmäßig, rhythmisch und ruhig. Ihre Stimme ist tief und melodisch. Es gibt Augenblicke außergewöhnlicher Stärke, wenn sie das Bedürfnis nach Liebe äußern oder wütend sind. Sie sind mit beiden Händen gleich geschickt, wenn sie sich von Zwängen befreien. Sie können aber weder schreiben noch lesen. Sie können Kinderlieder vom Anfang bis zum Ende singen. Sie sind inkontinent.

Psychische Merkmale:

Mangels Praxis schwindet das Bedürfnis zu sprechen. Permanente Bewegungen halten die Person am Leben, schaffen Vergnügen, kontrollieren die Angst, mildern Langeweile und sichern Existenz; Denkvermögen und der Wunsch danach sind verschwunden. Sich wiederholende Klänge stimulieren, beruhigen und helfen, Gefühle zu verarbeiten. Wenn diese Menschen motiviert werden, können gefestigte soziale Rollen wiederhergestellt werden. Es kommt zu einem zunehmenden Verlust des Selbstbewusstseins und Körperbewusstseins im Raum. Werden die Menschen nicht motiviert, verschließen sie sich vor äußeren Stimuli. Sie haben aber durchaus Energie zum Tanzen und Singen, weniger dagegen zum Denken und Sprechen. Ihre Konzentrationsspanne ist kurz und sie können sich nicht auf mehr als ein Ding oder eine Person gleichzeitig konzentrieren. Sie antworten nicht, außer bei Stimulation durch Körpernähe, fürsorglicher Berührung, Stimme und Blickkontakt. Sie ziehen sich in Isolation und Eigenstimulanz zurück. Sie besitzen die Fähigkeit, ungelöste Konflikte durch Bewegungen zu klären und erinnern sich an frühere Erfahrungen. Es ist möglich, Sprache und rationales Denken in beschränktem Maße wiederherstellen. Eine Kommunikation mit anderen ist aber nur in einer liebevollen, validierenden und ehrlichen Beziehung möglich. Sie können nicht nach den Regeln spielen, sind ungeduldig, verlangen sofortige Befriedung ihrer Bedürfnisse

Stadium 4: Vegetieren

In diesem Stadium verschließt sich der alte Mensch völlig vor der Außenwelt und gibt das Streben, sein Leben zu verändern, auf. Der eigene Antrieb ist minimal; gerade ausreichend, um zu überleben. Sicherlich ist der Begriff »Vegetieren« aus heutiger Sicht nicht mehr ganz akzeptabel. Wir dürfen wir jedoch nicht vergessen, dass er schon vor einigen Jahrzehnten geprägt wurde.

Körperliche Merkmale:

Die Augen sind meist geschlossen, der Blick ist leer und ungerichtet. Die Muskeln sind schlaff, sodass diese Menschen im Sessel sitzen oder in embryonaler Haltung im Bett liegen. Sie haben kein oder wenig Körperbewusstsein und bewegen sich kaum merklich.

Psychische Merkmale:

Sie erkennen keinen nahen Angehörigen, zeigen kaum Gefühle und initiieren keinerlei Aktivitäten. Es gibt kein Mittel, um herauszufinden, ob sie etwas verarbeiten

2.4.7 Die Validationstechniken

In der klassischen Validation nach Feil kommen die folgenden Techniken zum Tragen, die vielleicht auf den ersten Blick seltsam anmuten. Sie werden aber dann lebendig, wenn sie innerhalb der Validationsausbildung erlernt, geübt und praktisch angewendet werden:

Ein roter Faden für den möglichen Verlauf einer Validation sieht nach meiner Erfahrung folgendermaßen aus:
1. Zentrieren, Luft holen, Klarheit bekommen, eigene Gefühle klären, neutral werden
2. Fragen, Wiederholen, Essenz ansprechen
3. Dabei das bevorzugte Sinnesorgan ansprechen/verwenden
4. Nach dem Extrem fragen, mit der Absicht: »Luft rauszulassen«, wenn Luft raus ist:
5. Nach dem Gegenteil fragen, z. B. über das Erinnern

2.4.7.1 Zentrieren

Um sich zu zentrieren, auf die Mitte zu besinnen, müssen Sie sich auf ihren Atem konzentrieren. Durch das Herein- und Herausströmen lassen gelingt es Ihnen, möglichst viel Ärger und Frustration heraus zu lassen. Indem Sie Ihrem Ärger und Ihrer Frustration freien Lauf lassen, öffnen Sie sich für die Gefühle der Menschen, mit denen Sie in Verbindung kommen wollen. Beginnen Sie jede Validationssitzung mit dieser Übung. Sie müssen Ihre eigenen Gefühle sozusagen »weglegen«, wenn Sie einer anderen Person einfühlend zuhören wollen.

2.4.7.2 Fragen stellen

Verwenden Sie eindeutige, nicht wertende Wörter, um Vertrauen herzustellen: Menschen, die gerade ihr Leben aufarbeiten, wollen ihre Gefühle nicht verstehen. Sie interessieren sich nicht dafür, warum sie sich so und nicht anders verhalten. Wenn man sie mit ihren Gefühlen konfrontiert, ziehen sie sich zurück.

Wenn Sie mit ihnen erfolgreich kommunizieren wollen, dürfen Sie sie nichts fragen, das sie unter Druck setzt, ihre Empfindungen einzugestehen. Deshalb also nicht nach dem »Warum« fragen, sondern Tatsachenfragen stellen: Wer, Was, Wo, Wann und Wie?

2.4.7.3 Wiederholen/Zusammenfassen

Für Menschen in der Aufarbeitungsphase ist es oft ein Trost, ihre Worte noch einmal von anderen zu hören. Wiederholen bedeutet, dass Sie den Sinn dessen, was der Klient gesagt hat, noch einmal wiedergeben und dabei möglichst dieselben Schlüsselwörter verwendet. Gehen Sie dabei auch auf den Klang der Stimme und die Sprachmelodie ein.

2.4.7.4 Extreme setzen

Diese Technik wird folgendermaßen angewendet: Fordern Sie die Person auf, bei einer Beschwerde an die schlimmste Möglichkeit zu denken. Wenn die Person jetzt an den schlimmsten Fall denkt, drückt sie ihre Gefühle intensiver aus und empfindet dadurch Erleichterung.

2.4.7.5 Sich das Gegenteil vorstellen

Sich das Gegenteil vorzustellen führt oft dazu, dass man sich an eine bereits bekannte Lösung des jeweiligen Problems erinnert. Vorausgesetzt, der sehr alte Mensch vertraut Ihnen.

2.4.7.6 Erinnern

Die Erforschung der Vergangenheit führt dazu, dass man bereits bekannte Methoden zur Lösung eines Problems wieder einsetzt. So kann auch ein verwirrter Mensch mit einem aktuellen Problem leichter umgehen. Es ist für jemanden, der schon sehr alt ist, ziemlich schwierig, einen neuen Weg zur Lösung eines Problems zu finden. Eine validierende Pflegeperson kann einem Klienten dabei helfen, eine alte, bewährte Methode zu entdecken, wie sich aktueller Stress bekämpfen lässt.
Hinweis: Technik 5 und 6 werden zusammen eingesetzt.

2.4.7.7 Ehrlichen, engen Augenkontakt halten

Sehr alte Menschen im Stadium der Zeitverwirrtheit und der Sich-wiederholenden-Bewegungen fühlen sich geliebt und sicher, wenn Sie ihnen durch engen Augenkontakt Anteilnahme vermitteln. Sogar ältere Leute, die nicht mehr so gut sehen, können den konzentrierten Blick einer validierenden Pflegerin fühlen, die ihnen direkt in die Augen sieht.

2.4.7.8 »Mehrdeutigkeit«

Setzen Sie bestimmte Fürwörter ein, die mehrere Lösungen zulassen. Zeitverwirrte Menschen verwenden oft Wörter, die für andere keinen Sinn ergeben. Sie verständigen sich auch oft ohne Worte, und zwar auf verschiedene Arten, was das Verstehen sehr schwierig macht. Wenn Sie aber Mehrdeutigkeit zulassen, können Sie oft mit zeitverwirrten Menschen kommunizieren, auch wenn Sie nicht verstehen, was sie sagen. Verwenden Sie Wörter wie »Er«, »Sie«, »Es«, »Etwas« oder »Jemand«.

2.4.7.9 Sanft und liebevoll sprechen

Ungeduldiges oder unfreundliches Sprechen führt bei Verwirrten oft dazu, dass sie zornig werden oder sich zurückziehen. Hohe, sanfte Klänge sind wiederum für alte Menschen schwer zu hören. Es ist daher wichtig, dass Sie mit einer klaren, sanften und liebevollen Stimme sprechen. Oft führt eine solche Stimme eben dazu, dass Erinnerungen an eine geliebte Person wieder wach werden und das hilft dabei, Stress abzubauen.

2.4.7.10 Beobachten, Bewegungen und Gefühle der Person spiegeln

Viele alte verwirrte Menschen (im 2. oder 3. Stadium) teilen ihre Gefühle oft ohne jede Hemmung mit. Um mit ihnen in Verbindung zu treten, ist es wichtig, ihre typischen körperlichen Merkmale zu kennen und auch die Art, wie sie sich bewegen. Um ihre Körperhaltung genau nachahmen zu können, müssen Sie folgende Einzelheiten genau betrachten:

Augen, Gesichtsmuskeln, Atmung, Veränderungen in der Hautfarbe, Kinn, Unterlippe, Hände, Bauch; wie sie im Stuhl sitzen, wo sie die Füße haben sowie den allgemeinen Zustand der Muskeln. Wenn die Person, die validiert wird, auf und ab geht, gehen auch Sie auf und ab. Wenn die jeweilige Person heftig atmet, atmen auch Sie heftig. Wenn es mit der richtigen Anteilnahme machen, kann das Spiegeln sehr viel dazu beitragen, Vertrauen aufzubauen. Es ermöglicht Ihnen erstens, die Gefühlswelt von zeitverwirrten Personen zu betreten, und zweitens, mit ihnen eine wortlose Beziehung und auch eine Beziehung, die ohne Worte auskommt, herzustellen.

2.4.7.11 Zusammenhang zwischen Verhalten und Bedürfnis

Setzen Sie das Verhalten des Menschen in Beziehung zu jenem menschlichen Grundbedürfnis, das nicht erfüllt wird. Die meisten Menschen haben das Bedürfnis, geliebt und umsorgt zu werden, tätig und nützlich zu sein und ihre tiefen Gefühle jemanden mitzuteilen, der mit Anteilnahme zuhört. Wenn sehr alte Menschen schlagen, auf- und abgehen, reiben oder klopfen, kann eine validierende Pflegeperson diese Arten von Verhalten einem der drei Grundbedürfnisse zuordnen:
- sich sicher/geschützt/geliebt zu fühlen; nützlich zu sein
- spontane Gefühle ausdrücken können und gehört zu werden. (Wiederaufnehmen von Bewegungen, die mit der Arbeit verbunden sind.)
- das Bedürfnis, eigene Gefühle auszudrücken.

2.4.7.12 Bevorzugte Sinnesorgan

Die meisten Menschen bevorzugen ein bestimmte Sinnesorgan. Wenn Sie das bevorzugte Sinnesorgan eines Menschen kennt, können Sie leichter Vertrauen aufbauen, weil Sie die Sprache dieser Person verstehen.

2.4.7.13 Berühren

Auch alte Menschen haben das Bedürfnis, die Gegenwart eines anderen Menschen zu spüren. Sie unterscheiden nicht mehr zwischen Personen, die sie ihr Leben lang gekannt haben und solchen, die sie noch nie zuvor gesehen haben. Um mit ihnen zu kommunizieren, müssen Sie in ihre Welt eintreten und sie so berühren, wie sie von einer geliebten Person berührt worden sind:

- Leichte, kreisförmige Bewegungen mit der Handfläche auf der oberen Wange stimulieren das »Von-einer-Mutter-umhegt-Seins«.
- Mit den Fingerspitzen leicht kreisen und dabei sanft auf den Hinterkopf drücken; stimuliert die Gefühle des »Vom-Vater-umhegt-Seins«.
- Entlang der Wange mit der Handfläche streichen, mit dem kleinen Finger unter dem Ohrläppchen, mit beiden Händen eine sanfte Streichbewegung den Kiefer entlang, stimuliert Gefühle des »Ehepartners/Geliebten«, eine sexuelle Beziehung.
- Kleine kreisförmige Bewegungen mit gekrümmten Fingern auf dem Nacken, mit beiden Händen, stimulieren Gefühle des »Vater- oder Muttersein«, das Berühren eines Kindes.
- Mit den beiden Händen die Schultern und den oberen Teil des Rückens reiben, stimuliert das Gefühl, »ein Bruder/Schwester oder guter Freund zu sein«.
- Die Waden leicht mit den Fingerspitzen berühren, stimulieren ein Versorgen von Tieren.

Bitte beachten Sie, dass manche Menschen nicht immer berührt werden möchten.

2.4.7.14 Musik einsetzen

Wenn die Wörter verschwinden, kehren gut bekannte, früh gelernte Melodien wieder zurück. Menschen im 3. Stadium sprechen oft ein paar Worte, nachdem sie ein bekanntes Lied gesungen haben. Musik gibt Menschen im 2. und 3. Stadium Energie.

Techniken für Stadium 1: mangelhafte/unglückliche Orientierung
Zentrieren. Verwenden Sie Fragen nach: »Wer, was, wo, wann, wie«. Formulieren Sie um und verwenden Sie dabei den bevorzugten Sinneskanal. Verwenden Sie Polaritäten, fragen Sie nach dem Extrem. Ermuntern Sie, sich das Gegenteil vorzustellen, sich zu erinnern.

Techniken für Stadium 2: Zeitverwirrtheit
Zentrieren. Fragen Sie nach: »Wer, was, wo, wann, wie«. Formulieren Sie um und verwenden Sie dabei den bevorzugten Sinneskanal. Verwenden Sie Polaritäten, fragen Sie nach dem Extrem. Halten Sie Blickkontakt und sprechen Sie sanft und liebevoll. Beobachten Sie. Spiegeln Sie. Reagieren Sie mit Gefühl auf die Emotionen des Betroffenen.

Verwenden Sie mehrdeutige Wörter: »Er, sie, es, etwas, jemand«. Suchen Sie einen Zusammenhang zwischen Verhalten und den Bedürfnissen. Verwenden Sie Musik

Techniken für Stadium 3 Sich wiederholende Bewegungen

Zentrieren. Fragen Sie: »Wer, was, wann, wo und wie«. Formulieren Sie um, wiederholen sie, verwenden Sie den bevorzugten Sinneskanal. Polarität: Fragen Sie nach dem Extrem. Berühren Sie und halten Sie Blickkontakt. Sprechen Sie mit ruhiger, klarer, fürsorglicher Stimme. Beobachten Sie die Emotionen. Passen Sie sich den Gefühlen der Betroffen an. Verwenden Sie Mehrdeutigkeit und unbestimmte Personalpronomen. Suchen Sie einen Zusammenhang zwischen Verhalten und Bedürfnissen. Setzen Sie Musik ein. Spiegeln Sie.

Techniken für Stadium 4: Vegetieren

Zentrieren. Berühren. Blickkontakt. Aufrichtige, fürsorgliche Stimme. Mehrdeutige Pronomen. Stellen Sie einen Bezug zwischen Verhalten und Bedürfnissen her. Verwenden Sie Musik.

Es ist immer sinnvoll, sich den Techniken schrittweise und einzeln zu nähern. Viele Pflegekräfte sagen zu Recht: »*Das mache ich doch schon jahrelang!*« Viele dieser Techniken sind uns in Fleisch und Blut übergegangen, wir führen sie bereits intuitiv aus.

So wie alles in der Welt einer beständigen Veränderung unterworfen ist, so wird sich auch die Validation, wie sie von *Naomi Feil* vorgesehen war, weiter verändern. Aus anderen Formen wird etwas hinein fließen und umgekehrt. Jede Pflegekraft verändert die Validation für sich selber. Jeder validierende Kontakt zum Klienten ist anders, weil natürlich jede Begegnung und jeder Mensch anders ist.

Es ist immer die Frage, die wir uns als professionelle Pflegekraft bei jeder neuen Information, bei jedem neuen Ansatz sowie bei Veränderungen stellen sollten: »*Gefällt es mir? Macht es für mich und meine Arbeit Sinn? Was passt davon zu mir? Was glaube ich und möchte ich übernehmen? Wie kann ich es erlernen und mit meinem bisherigen Können und wissen verknüpfen?*«

2.5 Die Dokumentation der Validation

Da Validation Arbeit und Pflege am und mit dem Klienten ist, sollten wir uns wie immer im Pflegeprozess die Mühe machen, die Validationsinteraktionen zu dokumentieren. Viele der für den validierenden Ansatz notwendigen Informationen können wir schon mit der Biografieerhebung und der Pflegeanamnese erheben. Natürlich ist hier auch die Funktion des Pflegeberichts zu erwähnen, in den natürlich Verläufe und Erkenntnisse eingeschrieben werden können.

Konkrete Informationen, die die Validation und deren Verlauf und Ergebnis direkt betreffen können wir auf evtl. auf selbst erstellten Formularen dokumentieren, die sich zum Beispiel an folgender Vorlage (siehe Abbildung 2) orientieren. Das Formular ist angelehnt an das Arbeitsblatt von Naomi Feil und kann unter www.b-messer.de im Internet heruntergeladen werden.[37]

Arbeitsplan für individuelle Validation

Datum: _____   Validations-Anwender

Name des Klienten: _____

Stadium d. Desorientierung: _____
(Mangelhaft orientiert, zeitverwirrt, sich wiederholende Bewegungen, Vegetieren)

Kontaktzeit: _____   Minuten/Tag: _____   Tage/Woche: _____

Verbale Validation: _____

Diskussionsthema: _____
_____
_____

Unbewältigte Lebensaufgabe: _____
_____
_____
_____
_____

Bevorzugtes Sinnesorgan: _____
_____
_____

Antrieb/Bedürfnisse:
_____
_____

Klient reagiert mit Ablehnung auf: _____
_____
_____

Klient reagiert positiv auf: _____
_____
_____

Abb. 2: Arbeitsplan für eine individuelle Validation.

Anzeichen von Stimmungen sind: _____

_____

_____

Welche Symbole verwendet der Klient:

_____

_____

Validationstechniken, die meist erfolgreich sind:

_____

Nonverbale Validation:
Aufgabenorientierte Bewegungen (Backen, Falten, Mixen etc.):

_____

_____

Sich wiederholende Bewegungen zur Anpassung und Spiegelung:

_____

_____

Lieder:

_____

_____

Passende Berührungen:

_____

_____

Validations-Techniken:

_____

_____

Setzen Sie den Klienten neben: _____

Ermutigen Sie ihn zu (singen, sprechen, bewegen, berühren etc.):

_____

_____

Abb. 2: Arbeitsplan für eine individuelle Validation, Fortsetzung.   ▶▶

Erforderliches Material (VA-Schürze, Sitzsack, Ball, Töpfe etc.):

_____

_____

Lebensgeschichte und grundlegendes Verhalten

Name des Bewohners: _____

Wichtige Bemerkungen: _____

Informationen über Person:
Alter, Geschlecht, Nationalität, Geburtsort, berufliche Laufbahn, Kinder etc.:
(siehe auch Biografieerhebungsbogen)

_____

_____

Informationen über die Gesundheit:
Med. Diagnose; Dauer v. Krankenhausaufenthalten, körperliche Verluste:

_____

_____

Medikation: _____

Familiärer Hintergrund:
Sozio-ökonomischer Hintergrund, enge familiäre Beziehungen, Namen:

_____

_____

In diesem Heim:
Freunde, Aktivitäten, Entwicklung, Verhältnis zum Personal, Verhalten in der Nacht im Vergleich zum Tag, Essverhalten:

_____

_____

Verhaltensmuster:
Gewöhnliche Reaktion auf Krisen, Verluste.
Typische Beziehungen, Körperliches Verhalten: Muskeln, Bewegung im Raum
Blickkontakt, Reaktion auf Berührungen.:

_____

_____

Abb. 2: Arbeitsplan für eine individuelle Validation, Fortsetzung.

Typisches emotionales Verhalten
Drückt Gefühle aus? Leugnet Gefühle? Welches sind die häufigsten Gefühle?
(Wut, Liebe, Angst, Trauer):

_____

_____

Stadium der Desorientierung:
Mangelhaft orientiert? Zeitverwirrt? Sich wiederholende Bewegungen?
Vegetieren? Psychotisches Verhalten? Bewegt sich zwischen zwei Stadien?

_____

_____

Anwendung von Validation
Individuell? In der Gruppe? Führen Sie Einzelheiten an. Welche Rolle?
Welche Sitzordnung?:

_____

_____

Datum der Erstellung: _____   V/A: _____

Abb. 2: Arbeitsplan für eine individuelle Validation, Fortsetzung.

2.6 Die personenzentrierte Pflege nach Tom Kitwood

In seinem Werk, das als deutschsprachige Ausgabe von *Christian Müller Hergl* bearbeitet wurde, stellt *Tom Kitwood* einen Ansatz in der Pflege von Menschen mit Demenz vor, der neu anmuten mag und in Großbritannien gar als revolutionär eingeschätzt wird.

Eine zentrale Aussage lautet: Im Kern geht es bei der Demenz um das Personensein des Menschen. Und dieses gilt nicht nur für den Klienten sondern auch für die Angehörigen und diejenigen, die pflegen und betreuen. Kitwood gibt Antwort auf die Frage: *»Was heißt es, eine Person zu sein?«*

Seine Hypothese lautet, dass eine konstruktive, positive Arbeit an und mit Menschen mit Demenz ihr Personsein – entsprechend dem Grad der Krankheitsentwicklung – erhalten und bewahren kann. Im Vordergrund stehen unter anderem die Bedürfnisse des Klienten, aber auch gesellschaftskritische Gedanken. Kitwood sieht das Thema Demenz als ein gesellschaftliches und sagt, wie auch *Müller-Hergl*, dass die Pflege von Menschen mit Demenz eine der anspruchvollsten Aufgaben ist, die es im Leben gibt und die eine Gesellschaft zu vergeben hat.[38]

2.6.1 Der Begriff »Personsein«

Mit dem Begriff des Personseins beschäftigt sich die Menschheit in Religion und Wissenschaft schon lange, in den unterschiedlichsten Kontexten wird der Begriff allerdings jeweils anders verwandt. Für die Pflege von Menschen mit Demenz ist die Auslegung des Begriffes aus der Sozialpsychologie von besonderem Interesse: Dort wird Personsein vor allem mit Begriffen wie Integrität, Stabilität des Selbstwertgefühls, Selbstachtung und Ausfüllen sozialer Rollen in einer Gruppe in Zusammenhang gebracht.

Kitwood kommt zu folgender Definition: *»Personsein ist ein Stand oder Status, der dem einzelnen Menschen im Kontext von Beziehung uns sozialem Sein von anderen verliehen wird. Er impliziert Anerkennung, Respekt und Vertrauen«.*[39]

Kitwood ist der Meinung, dass in den vergangenen Jahren ein Wechsel stattgefunden hat, hin zu einer Anerkennung des Personseins von Männern und Frauen mit Demenz. Er weist auf verschiedene Veröffentlichungen hin, in denen gesagt wird, dass Menschen mit Demenz den gleichen Wert haben, die gleichen Bedürfnisse und die gleichen Rechte haben, wie alle anderen auch.

In seiner eigenen Arbeit über Demenz hat *Kitwood* eine Sichtweise des Personseins zu entwickeln versucht, die zumindest vier Hauptkategorien erfüllt:
* Sie muss unsere moralischen Verpflichtungen erkennen lassen.
* Sie muss gültig sein im Sinne einer Psychologie, die sich auf Erfahrung, Handeln und Spiritualität konzentriert.
* Sie muss die Pflegepraxis erhellen.
* Sie muss in vollem Umfang im Einklang mit den gut fundierten Ergebnissen der Neurowissenschaft stehen.[40]

Die Konsequenzen für die Pflege sind vielfältig, allen voran steht die Öffnung für neue Gedanken und Wahrnehmung. Eine Erläuterung aus dem KDA-Handbuch *Leben mit Demenz* macht dieses deutlich:[41] *»Häufig wird über Menschen mit Demenz gesagt, dass »sie sich verlieren« oder dass sich »ihre Persönlichkeit verändert«. Natürlich gibt es physiologisch bedingt einen Verlust von Fähigkeiten. Wenn ein ehemals sehr beherrschter oder ruhiger Mensch aber plötzlich Wutausbrüche zeigt, so glaubt seine Umwelt oft, dass er nicht mehr er selbst ist, seine Persönlichkeit also verloren hat. Kitwood interpretiert solch ein Verhalten anders: Wutausbrüche können als psychische Abwehrreaktion gedeutet werden. Denn ein Mensch mit Demenz hat natürlich – vor allem in der Anfangsphase der Krankheit – selbst Angst vor dem Verlust seiner Fähigkeiten, weiß oft gar nicht, wie ihm geschieht. Auch könnte es sich bei diesem Menschen um jemanden handeln, der seine Gefühle immer zurückgehalten hat, und jetzt brechen sie aus. Diesbezüglich kann man nach Kitwood sogar von einer Kontinuität der Persönlichkeit sprechen: Die Merkmale einer Person treten nur deutlicher zum Vorschein. Es handelt sich also nicht um den Verlust ihrer Persönlichkeit.«*

Wichtig ist *Kitwood*, den Menschen nicht als Objekt, sondern als Subjekt zu sehen, ihn in seiner ganzen Individualität und mit seinen vorhandenen Ressourcen zu betrachten.

2.6.2 Die Bedürfnisse (Positive Personenarbeit 1)

Unüblich und umso wichtiger für die eigene Entwicklung der pflegerischen Persönlichkeit ist der Gedanke, dass alles, was ein Menschen mit Demenz tut oder sagt, einen – meist tiefer liegenden, manchmal verborgenen – Sinn hat.

Der nächste Schritt ist dann, dieses Verhalten zu verstehen, und nicht, wie leider vielfach immer noch üblich, zu sanktionieren, es zu unterbinden oder es einfach auszuhalten. Dem Umfeld des Klienten kommt die besondere Aufgabe zu, die Bedürfnisse zu erkennen, die evtl. mit diesem Verhalten ausgedrückt werden.

Das Erleben der Person lebt vom relativen Wohlbefinden. Dieses Wohlbefinden kann in vier Hauptkategorien eingeteilt werden:
1. Jeder Mensch muss vermittelt bekommen, das er etwas wert ist, für andere zählt. Wer vermittelt dies einem Menschen mit Demenz?
2. Das Ich entwickelt sich und wird erhalten durch eigenes Tun. Was kann und darf ein Mensch mit Demenz tun, in welche Aktivitäten wird er eingebunden?
3. Jeder Mensch braucht Hoffnung und Urvertrauen. Wer vermittelt einem Dementen das Gefühl, dass es gut ist, dass für alles gesorgt ist, dass Umwelt und Beziehungen sicher sind und ein gnädiger Gott auf den Menschen wartet?[42]

Im NLP (siehe Kapitel 3) heißt es: *»Hinter jedem noch so problematischen Verhalten steckt eine gute Absicht.«* Daraus folgt für den Pflegealltag und den Kontakt zu Menschen mit Demenz, dass sich die Bedürfnisse von Menschen mit und ohne Demenz nicht großartig voneinander unterscheiden. Sie variieren lediglich in Ausdruck und Ausdrucksstärke.

Mögliche grundlegende Bedürfnisse sind laut *Kitwood* und *Müller Hergl*:
- Die Liebe. Die Liebe wird als zentrales psychologisches Bedürfnis gesehen. Das heißt genau: Bedingungsloses, großzügiges, versöhnliches Annehmen des Anderen ohne Erwartung einer Gegenleistung.
- Das Verlangen nach Trost. Der Wunsch nach Trost, nach Zuwendung, nach behutsamer körperlicher Nähe bis hin zum »Halten« (das als Orientierung gebend empfunden werden kann).
- Das Verlangen nach primärer Bindung, das sich durch anklammerndes Verhalten, »Hinterherlaufen« und ständiges Rufen ausgedrückt werden kann.
- Das Verlangen in eine Einbindung in kleine Gruppen. Ein uns bekanntes familiäres Gefühl: mit anderen zu tun, gemeinsam zu entspannen, für andere innerhalb der Gruppe wichtig zu sein.
- Das Verlangen nach Arbeit. Unsere Bestätigung geschieht vielfach durch die Arbeit. Dazu gehört das Ausüben vertrauter Tätigkeiten, die an früherer Lebens- und Arbeitsgewohnheiten anknüpfen.
- Das Verlangen nach Identität. Das ist das Wissen, wer man ist. Dazu gehört die Kontinuität der Vergangenheit mit der ständigen Verbindung zum Jetzt.

2.6.3 Konsequenzen für den Pflegealltag (Positive Personenarbeit 2)

Auf der Grundlage dieser Bedürfnisse, die sich auch bei *Maslow* und *Scharb* finden, lassen sich folgende Forderungen an den Kontakt und den Umgang von Menschen mit Demenz ableiten (*Müller-Hergl* und *Kitwood* sprechen hier von positiver Personenarbeit 2):

1. **Erkennen und Anerkennen**: Der Faktor »Zeit« sollte bei der Kommunikation mit Menschen mit Demenz berücksichtigt und eingeplant werden. Worte sollten immer mit klaren, eindeutigen Gesten unterstrichen werden. Auch die innere Haltung spielt ein Rolle, denn der Klient spürt sehr wohl das »Gefühl zwischen den Zeilen«.

2. **Ver- und Aushandeln**: Ziel der Pflege und Begleitung sollte sein, den Betroffenen möglichst Kontrolle über seine Situation zu ermöglichen; ist dies nicht möglich, so sollte verhandelt werden, dass die Perspektive aller Beteiligten zum Ausdruck kommen. Dies ist speziell im Hinblick auf Vorlieben und Wünsche wichtig, die vielleicht nicht gleich in den Alltag integrierbar sind.

3. **Zusammenarbeit**: Der Alltag sollte geteilt werden, die einzelnen Tätigkeiten, Ereignisse und Pflegehandlungen sollten gemeinsam ausgeführt werden. Ziel dabei ist höchste Selbstständigkeit des Klienten. Wo Handlungen unterbrochen sind, sollte das alte Programm durch eine gute »Bewegungsanleitung« wieder eingeschaltet werden.

4. **Zwecklosigkeit und Spiel**: Da der Pflegealltag häufig mit zweckgebundenen Aufgaben angefüllt ist (Körperpflege, Toilettengänge, etc.) signalisiert ein absichtsloses Beieinandersitzen, dass eine persönliche Bindung da ist. Spielt man zusammen, sitzt man beieinander, so heißt dass: »Ich bin gern in Deiner Gegenwart.«

5. **Basale Stimulation/Timalation**: Mit Methoden und Pflegetechniken der Basalen Stimulation® können die Sinne angeregt werden. *Müller-Hergl*: »*Sie ehren den Menschen damit*« (»timao«, griechisch = ich ehre Dich)[43] Allerdings ist eine Reizüberflutung (Essen, Fernsehen, laute Gespräche) zu vermeiden.

6. **Feiern und sich freuen**: Anspannungen entsehen erst gar nicht, wenn eine Atmosphäre von Freude und Humor zu spüren ist. Das Lachen über sich gehört ebenso dazu wie das gemeinsame Feiern, bei dem ein gleichwertiges Miteinander erlebt wird.

7. **Entspannung**: Durch die hohen Ansprüche der aktivierenden Pflege und dem Aktionismus, in den viele Pflegkräfte verfallen, wird manchmal sogar zu viel aktiviert. Es geht aber laut *Kitwood* darum, auch Gefühle der »Leere« oder »schlechte Stimmungen« gemeinsam auszuhalten. Hier ist die Pflegekraft für den Menschen mit Demenz eine wichtige Stütze, wenn sie Rückzug und Inaktivität zulässt, unter Umständen auch körperliche Nähe gibt, um entspannen zu können.

8. **Validation**

9. **Holding**: Das Holding ist ein sicherer psychischer Raum, in dem wir uns gehalten wissen. Wesentliches Merkmal des Holding ist der Körperkontakt, das Halten und Bergen des anderen, so wie wir es bei unseren Kindern kennen.

10. **Faciliation**: kommt aus dem Englischen und bedeutet: »etwas erleichtern, ergänzen, unterstützen«. In diesem Zusammenhang ist damit gemeint, evtl. abgebrochene Handlungen des Klienten so zu ergänzen, dass bei ihm das Gefühl auftritt, zum Ziel gekommen zu sein, es selbst getan zu haben. Pflegende sollten aufmerksam die Gestik des Klienten beobachten – hierunter finden sich auch Gesten der Hilflosigkeit – und diese dann so fortzuführen, dass der Klient wieder weitermachen kann

11. **Interaktion durch Symbole**: Symbole und Rituale festigen unseren Alltag. So ist zum Beispiel das Ausleben der Religion, aber auch Malen, Musik, Singen etc. eine

Möglichkeit, seelisches Empfinden auszudrücken. Erinnerungen werden geweckt, intensive Kontakte zu anderem werden wahrgenommen und nicht zuletzt können Alltagsabläufe »angefüllt, vertieft und beherzt« werden.

2.6.4 Anforderungen an die Pflegekräfte

Um diesen Wünschen, Gedanken und professionellen Ansprüchen gerecht zu werden, empfiehlt es sich als Pflegekraft, folgendes »Rüstzeug« in die Begegnung mitzubringen:
- Innere Ruhe
- Empathie
- Flexibilität
- Stabilität
- Ungezwungenheit in der Kontaktaufnahme
- Belastbarkeit

Das sind sehr hohe Ansprüche, doch gibt es laut KDA eine Abkehr vom derzeit alltäglich empfundenen Stress in der Pflege von Menschen mit Demenz: »*Innere Ruhe, Stabilität und Belastbarkeit werden in dem Maße steigen, in dem sich die Rahmenbedingungen für Pflege und Hauswirtschaft in den Pflegeeinrichtungen oder in ambulanten Diensten verändern. Pflegemitarbeiter berichten, dass sie sich selber durch eine Veränderung der Strukturen im Umgang mit demenziell erkrankten Menschen in einer Art und Weise erlebt haben, die sie früher nicht für möglich gehalten hätten. Indem man sich mit der Herausforderung Demenz oder Depression kreativ auseinander setzt, entspannt man sich selbst und lernt Dinge hinzu, von denen man gar nicht wusste, dass man sie ins ich trägt. Das wirkt sich auch positiv auf das eigene Privatleben aus. Man kommt nicht mehr so erschöpft von der Arbeit, man hat mehr Kraft für den Partner, die Familie und für Freunde. Die Arbeit mit demenziell erkrankten Menschen, Menschen mit Depressionen und psychischen Veränderungen führt so auch zu persönlichen Entwicklungs- und Reifeprozessen.*«

2.6.5 Tür öffnende Handlungsempfehlungen des KDA

Aus den oben angeführten Überlegungen heraus empfiehlt das KDA folgende »Tür öffnende« Handlungsempfehlungen:
1. Akzeptiere den Menschen, so wie er ist.
2. Lass den Klienten seinen eigenen Willen behaupten und seine Gefühle ausdrücken.
3. Biete dem Klienten Nähe und Wertschätzung
4. Gib ihm die Möglichkeit, Selbstachtung zu erleben.
5. Fördere seinen sozialen Kontakte
6. Biete dem Klienten die Möglichkeit, vertrauten Beschäftigungen nachzugehen und sein Leben so normal wie möglich zu gestalten.
7. Stimuliere seine Sinne und lass ihn genießen und entspannen.
8. Arbeite mit Humor.
9. Schaffe eine sichere und fördernde Umgebung.[44]

2.6.6 Konsequenzen für die Dokumentation

Aus den bislang skizzierten Inhalten ergeben sich folgende Konsequenzen für die Pflegedokumentation und Pflegeplanung:

- Einschätzung des möglichen Ausdrucks von Bedürfnissen (Pflegeanamnese und Pflegeplanung). Hier eher Verhalten beschreiben als vorschnell deuten.
- Reaktion des Klienten auf das Verhalten und die Maßnahmen der Pflegekraft, speziell bei den Handlungen und Haltungen der positiven Personenarbeit: Erkennen und Anerkennen; Ver- und Aushandeln; Zusammenarbeit; Zwecklosigkeit und Spiel; Basale Stimulation®; Feiern und sich Freuen; Entspannung; Validation; Holding; Faciliation; Symbolische Interaktion.
- Beschreibung dessen, was dem Klienten gut tut und was nicht.
- Wie zeigt sich der eigene Wille des Klienten? Ist dieser gedeutet?
- Wie sucht und gibt der Klient Nähe, wie reagiert er auf Nähe?
- Was sind vertraute Beschäftigungen, wo können soziale Kontakte gefördert werden?
- Wie und wobei reagiert der Klient auf Humor?
- Wie reagiert er auf Holding?
- Wie reagiert er auf Basale Stimulation®?

2.7 Mäeutik und Erlebnisorientierte Pflege

1997 tauchten die Begriffe »Mäeutik« und »Erlebnisorientierte Pflege« erstmals auf und wurden sogleich positiv aufgenommen. *Cor von der Kooij*, eine Krankenschwester und Historikerin aus den Niederlanden, entwickelte diese Konzepte der Pflege, indem sie verschiedene Gedanken und Ansätze der Pflege und Begleitung von Menschen mit Demenz verknüpfte.

Das mäeutische Konzept ist keine neue Methode. Es geht vielmehr darum, Pflegekräfte im Kombinieren und Anwenden bestehender Herangehensweisen zu unterstützen. Die verschiedenen Methoden und Herangehensweisen (Realitätsorientierungstraining, Validation, Sinnesaktivierung, Reminiszenz) werden im mäeutischen Konzept integriert. Sowohl das Erleben des Klienten als auch das der Pflegekräfte steht im Mittelpunkt.In der Erlebnisorientierten Pflege nach dem mäeutischen Konzept ist der Kontakt und die Begegnung zwischen Pflegekraft und Bewohner Ausgangspunkt und Ziel.

Der Begriff »Mäeutik« findet sich im Griechischen bei Sokrates und bedeutet dort so viel wie »Geburtshilfe leisten, erlösen, befreien«[45] In der Pflege bedeutet Mäeutik ein pädagogisches Verfahren, mit dem ein Lernprozess in Gang gesetzt wird. In diesem Fall der Lernprozess, dass sich die Pflegekräfte ihrer eigenen Möglichkeiten bewusst werden. Dabei geht *von der Kooij* davon aus, dass die Pflegenden prinzipiell wissen, was sie für ihre Pflege brauchen und wie ihr Handlungsspielraum aussieht, allerdings ist ihnen das oft nicht bewusst.

Von der Kooij spricht von »Intuition«, die wir durch unsere berufliche und private Lebenserfahrung erlangt haben und die wir durch den Prozess der Mäeutik bewusst erleben. Unsere Intuition, unser gefühlsmäßiges Pflegewissen wird dabei mit Worten, Begriffen und theoretischen Ansätzen untermauert und theoretisch fundiert.

Von der Kooij geht von zwei Erlebenswelten aus:
- die der Bewohner und
- die der Pflegenden

Beide haben in der Erlebnisorientierten Pflege einen wichtigen Platz. Nehmen wir das Beispiel der Kontaktaufnahme zum Menschen mit Demenz: Hier spielen die Gefühle des Klienten und die der Pflegekraft eine Rolle, denn sie stehen in einer Wechselwirkung. Absicht der Mäeutik ist es, diese gefühlsmäßige Wechselwirkung zu erreichen, indem sich die Erlebenswelt des Klienten mit der der Pflegekraft verbindet.

Um dieses Vorgehen wissenschaftlich zu begründen, bediente sich *von der Kooij* der Theorie über *Stress, Coping und Adaption* von *Rose Marie Dröes*. *Von der Kooij* erklärt: »*Die Theorie macht Aussagen darüber, wie Lebenskrisen infolge chronischer Krankheiten – zum Beispiel Demenz – verarbeitet werden:*
- *Stress: Spannung, die entsteht, wenn das emotionale Gleichgewicht gestört wird.*
- *Coping: der Versuch, den Stress zu meistern*
- *Adaption: Anpassung bzw. gelungenes Coping*

Gesunde Pflegende kennen chronische Krankheiten und die damit verbundenen Verluste und Behinderungen meist nicht aus eigener Erfahrung, haben aber Veränderungen und Lebenskrisen erlebt.

Ob diese Veränderungen nun willkommen waren oder nicht, ob sie positiv oder negativ einzustufen sind – sie erfordern jeweils eine Anpassung und führen beinahe unumgänglich zu Störungen des emotionalen Gleichgewichts, die sehr schnell Stress verursachen. Man bemüht sich darum, in ein neues Gleichgewicht zu finden. Das gilt auch für denjenigen, der in einer stationären Pflegeinrichtung aufgenommen wird. …

Auf der Theorie von Stress, Coping und Adaption aufbauend entwickelte Rose Marie Dröes ein Modell der psychosozialen Hilfestellung für Demenzkranke. Sie betont, dass die Tatsache, an einer Demenzerkrankung zu leiden, an sich wenig über die Art und Weise aussagt, wie Menschen sich benehmen werden. Großen Einfluss auf das Verhalten hat jedoch das Verhalten der Pflegenden, Angehörigen und Bewohner sowie materielle Umstände und finanzielle Möglichkeiten.«[46]

2.7.1 Ich-Erleben und Benehmen/Verhalten in der Demenz

Von der Kooij geht, ähnlich wie der niederländische Psychologe *Rien Verdult*, davon aus, dass die Demenz in Phasen erlebt wird und dass Menschen mit Demenz diese ganz unterschiedlich wahrnehmen. Ähnlich wie bei *Feil* gibt es in der Mäeutik auch ein Schema, mit dem das Ich-Erleben der Klienten eingeteilt wird. *Von der Kooij* orientierte sich dabei an *Verduld*, der die drei Phasen folgendermaßen benannte:

bedroht,
verirrt und
versunken.

Diese Einteilung ist nicht geschaffen worden, um dem Menschen nun den Stempel eines ganz bestimmten Kriteriums oder einer Stufe aufzudrücken, sondern um sich das Erleben besser vorstellen zu können. So können die Merkmale eines bestimmten Stadiums – ähnlich wie bei der Bradenskala – verglichen und eher eingeschätzt werden. *Von der Kooij* spricht dabei von einer *»pragmatischen Zustandbeschreibung des Demenzkranken für die Pflegenden«* [47]

Van der Kooij hat die oben genannten drei Phasen erst übernommen und dann weiterentwickelt, sie erweiterte um eine Phase:
Das Schema *»Ich-Erleben und Benehmen (das niederländische Wort für ›Benehmen‹ bedeutet auch ›Verhalten‹) in der Demenz«*

1. Bedrohtes Ich   (Der Klient befindet sich im Hier und Jetzt)
2. Verirrtes Ich   (Der Klient wechselt zwischen dem Hier und Jetzt und der inneren Welt)
3. Verborgenes Ich   (Der Klient befindet sich in zeitloser innerer Welt)
4. Versunkenes Ich   (Der Klient befindet sich in innerer Welt)

Werfen wir einen weiteren Blick auf das Gefühlsleben der Klienten. Sie verlieren durch die Demenz einen Teil ihrer kognitiven Fähigkeiten, sie regulieren ihre Gefühle nicht mehr so stark. Die Gefühle liegen häufig offen da. Gefühle der Liebe, der Hoffnung, der Angst, das Gefühl der Unsicherheit, das Gefühl der Scham, der Trauer, Hoffnung etc. Die Klienten erleben diese Gefühle im Alltag; zugleich sind sie damit beschäftigt, ihre Bedürfnisse zu befriedigen. Eines davon ist das Bedürfnis, sich zu behaupten, sich als Person zu fühlen. Dabei hilft dem Klienten das Festhalten an Gewohnheiten, Ritualen, Absprachen und festgelegten Vorgehensweisen.

Cora von der Kooij sagt, ähnlich wie *Feil*, dass es sich hierbei zum Teil um ausweichende Strategien handelt, die wir alle kennen.

Zwei Beispiele:
- Eine Bewohnerin versteckt schmutzige Wäsche und beschuldigt anschließend andere, diese Wäsche gestohlen oder verschmutzt zu haben.
- Ich habe bei einem überstürzten Aufbruch zur Arbeit mein Portemonnaie vergessen, beschuldige anschließend ein Familienmitglied, diese verlegt zu haben.

Nochmal *von der Kooij*: Das Benehmen des Demenzkranken ist eine Wiedergabe der Art und Weise, wie sein Umfeld auf ihn reagiert und mit ihm umgeht. Wenn er spürt, dass Freunde, Familienmitglieder und Pflegende ihn abweisen, ausschließen und selber verunsichert sind, reagiert er böse oder zeigt ein Benehmen, das in Trauer oder Angst seinen Ursprung findet. Zeigt man Verständnis für seine Unsicherheit, fühlt er sich geborgen.[48]

2.7.2 Vorgehensweise in der Mäeutik

In der Mäeutik geht es darum, den Kontaktmoment zum Klienten und die dann entstehende Wechselwirkung der Gefühle zwischen ihm und der Pflegekraft wirken und spüren zu lassen.

Konkret sieht das so aus:

1. Langsame Annäherung.
2. Pflegekraft stimmt sich auf den Klienten (seine Gefühle) ein.
3. Pflegekraft stellt eine gefühlsmäßige Verbindung her. Dazu wird sie sich ihrer eigenen Gefühle bewusst, die bei ihr in dieser Situation hervorgerufen werden. Dabei fragt sie sich, auf welche Gefühle das Verhalten des Klienten zurückzuführen ist.
4. Pflegekraft folgt dem Klienten in seine Welt, validiert ihn oder setzt Grenzen, je nach Intuition und Situation
5. Einsatz anderer Möglichkeiten wie Validation, Reminiszenz, Realitätsorientierung, Basale Stimulation®, Sinnesaktivierung usw.

Fazit:

Die Pflegenden verlassen sich auf ihr eigenes Gefühl!!

Das Mäeutische Konzept hat seine Wurzeln in der Validation nach *Feil*. Es teilt mit der Validation viele Grundsätze, weicht aber auch in vielem von der Validation ab. Im Gegensatz zur Validation geht *von der Kooij* davon aus, dass:

- Menschen mit Demenz Gefühle nicht immer äußern;
- manche Gefühlsausbrüche auf die gerontopsychiatrischen Krankheitsbilder zurückzuführen sind;
- ein einschränkender Betreuungsansatz in manchen Situationen angebracht ist;
- nicht alle Menschen mit Demenz Erlebnisse aus ihrer Vergangenheit verarbeiten, die sie bisher verdrängt haben.

Für *von der Kooij* gibt es auch eine unvollendete Vergangenheit, denn niemand kann alles verarbeiten, was im wiederfahren ist.[49]

2.7.3 Konsequenzen für die Dokumentation

Die Dokumentation der Pflege nach dem mäeutischen Konzept ist Bestandteil der Basisschulung zur Mäeutik. Dort wird erlernt mit den einzelnen Bestandteilen der Dokumentation umzugehen, so z. B. der Nutzen und die Handhabung des 14-seitigen Beobachtungsbogens.

Das Prinzip der Dokumentation sieht wie folgt aus:

1. Informationssammlung anhand speziellem Beobachtungsbogen und einer Biografieerhebung
2. Erarbeitung einer Charakteristik (z. B.: Verhalten, Erscheinungsbild etc.)
3. Fallbesprechung (um auch die positiven Aspekte des Klienten wahrzunehmen und festzuhalten)
4. Entwicklung einer Umgangsempfehlung, die auch in der Pflegeplanung stattfinden kann.

Zu betonen ist, dass in den Niederlanden eine andere Form der Pflegedokumentation üblich ist. Jetzt gilt es in den Einrichtungen, die nach dem Mäeutik-Konzept arbeiten, konzeptionelle Inhalte zu transformieren.

2.8 Basale Stimulation®

Basale Stimulation in der Pflege ist ein Konzept, das ursprünglich von dem Sonderpädagogen und heilpädagogischem Psychologen Prof. Dr. *Andreas Fröhlich* entwickelt wurde. Gemeinsam mit der Krankenschwester und Diplompädagogin *Christel Bienstein* wurde dieses Konzept in den 1980er Jahren in die Erwachsenenpflege übertragen und hat sich mittlerweile in vielen Bereichen der Pflege etabliert.

Zentrale Aufgabe der Basalen Stimulation® ist es, das Leben für Menschen mit Behinderungen, Einschränkungen, mit hohem Alter etc. lebbar und spürbar zu machen; ihre Fähigkeiten zu fördern und ihnen bekannte, elementare Wahrnehmungserfahrungen zu ermöglichen.

Fröhlich entwickelte in den 1970er Jahren ein neues Konzept zur Förderung schwerst mehrfach behinderter Kinder, da die damalige Versorgung dieser Kinder sehr unbefriedigend war. Er war der Überzeugung, dass auch schwerstbehinderte Kinder erlebnis- und wahrnehmungsfähig sind, dass auch sie über psychosoziale Kompetenzen verfügen – auch wenn Außenstehende dies kaum registrieren können. Gleichzeitig verspüren diese Kinder ein elementares Bedürfnis nach Wahrnehmung, Bewegung und Kommunikation, können dieses Bedürfnis aber nur schwer selbstständig erfüllen. Die Konsequenzen dieser sensorischen Deprivation können für die Betroffenen zusätzliche Wahrnehmungsstörungen und eine psychosoziale Isolation mit allen Formen des Hospitalismus bedeuten.

Wenn diese Kinder aber tatsächlich etwas wahrnehmen können, so sind sie auch kommunikationsfähig, nur muss die gemeinsame Form der Kommunikation Elemente enthalten, die die Kinder bereits wahrgenommen und kennen gelernt haben, sonst würden sie damit überfordert. Mit einem entwicklungsorientierten Ansatz hat *Fröhlich* also den Kindern voraussetzungslose Wahrnehmungserfahrungen angeboten, die an sehr frühe, zumeist vorgeburtliche Erfahrungen anknüpfen: ein Spüren der Körpergrenzen, ein Sich-in-Bewegung-erleben, eine Lageveränderung im Raum oder auch das Entdecken des Inneren durch Vibrationen (somatische, vestibuläre, vibratorische Erfahrungen). *Fröhlich* entdeckte, dass die Kinder darauf reagierten. Er konnte so eine elementare Kommunikation entwickeln, die Kinder in ihrem Erleben begleitet und ihre Fähigkeiten fördert.

2.8.1 Basale Stimulation® in der Pflege

Bienstein und *Fröhlich* übertrugen die oben genannten Gedanken gemeinsam in die Erwachsenenpflege und stellten fest, dass das Konzept der Basalen Stimulation® bei schwerst beeinträchtigten Erwachsenen genauso Anwendung finden kann (die professionelle Pflege wurde dabei durch *Fröhlichs* pädagogischen Ansatz sehr bereichert). Sie entdeckten, dass apallische und komatöse Menschen ebenso das elementare Bedürfnis nach Wahrnehmung, Bewegung und Kommunikation verspüren, dabei in ihrem Erleben aber stark beeinträchtigt sind und sich ohne gezielte Anregung weitere Schädigungen einstellen können.

Buchholz und *Schürenberg* transferierten das Konzept in die Lebensbegleitung alter Menschen und versahen es mit einer Vielzahl von praktischen Nutzen und Vorschlägen. Die Palette der Maßnahmen der Basalen Stimulation® ist groß, sie fördert in jedem Falle die

Lebensqualität der Menschen mit Demenz. Selbstverständlich haben diese Maßnahmen ihren Platz in der Pflegeplanung.

Auch hier – wie bei allen anderen Konzepten und Methoden – gilt es, sensibel und fundiert vorzugehen, blinden Aktionismus zu vermeiden und sich Schritt für Schritt an das neue Thema heranbewegen.

2.8.2 Maßnahmen der Basalen Stimulation®

Die Palette der Maßnahmen ist groß, sie werden je nach Kenntnisstand der Pflegekraft und Bedarf beim Klienten eingesetzt.

Eine Auswahl an Möglichkeiten und Maßnahmen:
- Die beruhigende und belebende Ganzkörperwaschung
- Basalstimulierende Waschungen bei Hemiplegie
- Entfaltende Waschung/Massage
- Diametrale Waschung
- Alltägliche Vibration
- Atem stimulierende Einreibung[50]
- Stimulierung des Sehens, Hörens, Fühlens, Riechens, Schmeckens

2.8.3 Konsequenzen für die Dokumentation

Selbstverständlich haben die Maßnahmen der Basalen Stimulation® ihren Platz in der Pflegeplanung, sie werden mit Art, Menge, Ablauf, Mitteln, Materialien und Zusätzen beschrieben, mit Zeitpunkt und durchführender Kraft. Wichtig kann es sein, den bevorzugten Sinneskanal zu erfahren, um diesen und die anderen gezielt zu stimulieren. Ebenso wichtig ist es, bei der Biografie auf die Lebensgewohnheiten des Klienten zu schauen, wie er gelebt und sich gepflegt hat. Auch hierzu gibt es viele Hinweise.

Mit den folgenden Fragen (angelehnt an Bienstein) – und ähnlichen – können viele Informationen über den Klienten in Erfahrung gebracht werden:

Welche Person/en sollte/n unbedingt bei Ihnen sein, wenn Sie schwer krank sind?
Welche Person sollte dann auf keinen Fall in Ihrer Nähe sein?
Was sind Sie für ein Typ; eher ruhig, lebendig, unternehmungslustig, melancholisch …?
Haben Sie Tageszeiten, an denen Sie Ruhezeiten unbedingt einhalten möchten?
Was für einen Tagesrhythmus haben Sie?
Welche Dinge machen Sie besonders gern?
Was möchten Sie überhaupt nicht tun?
Sind Sie Rechts- oder Linkshänder?
Sind Sie ein Bewegungsmensch; beobachten Sie die Dinge lieber oder hören Sie lieber zu?
Welche Berührung haben Sie sehr gern, welche verleiht Ihnen Sicherheit/Geborgenheit?
Welche Berührung mögen Sie nicht?
Was trinken Sie gerne?
Was trinken Sie überhaupt nicht gern? (Wichtig bei Menschen aus anderen Kulturen)
Was essen Sie gern? (Auch dann, wenn Sie krank sind?)

Was essen Sie überhaupt nicht gern?

Welche Geräusche, Musik hören Sie gern? (Welche Musik lässt Sie sich wohlfühlen, z. B. beim Baden; gibt es Lieblingsmusik, die sie hören möchten, wenn Sie sich nicht wohl fühlen und sich nicht mehr äußern können?)
Was hören Sie überhaupt nicht gern?
Berühren Sie bestimmte Materialien gern?
Was fassen Sie nicht gern an?
Was riechen Sie gern?
Was riechen Sie überhaupt nicht gern?
Welche Farbe sehen Sie gern, welche Farbe regt Sie an, schenkt Ihnen Geborgenheit?
Wovon fühlen Sie sich abgestoßen?

Anmerkungen

[16] Empfehlung der Pflegesatzkommission gemäß § 86 SGB XI im lande Niedersachsen für stationäre Pflegeeinrichtungen zum Abschluss von Leistungs- und Qualitätsvereinbarungen gemäß § 80 a SGB XI vom 13.12.2002.

[17] *Bartholomeyczik, S.; Halek, M.* (Hrsg.): Assessmentinstrumente in der Pflege. Schlütersche Verlagsgesellschaft, Hannover 2004.

[18] *Scharb:* Spezielle validierende Pflege. Springer Verlag, Wien, New York 1999.

[19] *Messer:* Tägliche Pflegeplanung in der stationären Altenpflege. Schlütersche, Hannover 2001.

[20] *Scharb:* Spezielle validierende Pflege. Springer Verlag, Wien, New York 1999.

[21] *Messer:* Tägliche Pflegeplanung in der stationären Altenpflege. Schlütersche, Hannover 2001.

[22] *Kors; Seunke:* Gerontopsychiatrische Pflege. Ullstein Mosby, Berlin, Wiesbaden 1997.

[23] *Conzen, Peter; Erik H. Erikson;* Kohlhammer Verlag, Stuttgart, Berlin, Köln 1996.

[24] *Scharb:* Spezielle validierende Pflege. Springer Verlag, Wien, New York 1999.

[25] *Erikson:* Identität und Lebenszyklus. Suhrkamp Taschenbuch Wissenschaft. Frankfurt 1973.

[26] *Conzen, Peter; Erik H. Erikson,* Kohlhammer Verlag, Stuttgart, Berlin, Köln 1996.

[27] *Conzen, Peter; Erik H. Erikson,* Kohlhammer Verlag, Stuttgart, Berlin, Köln 1996.

[28] *Feil, Naomi;* Validation. Verlag Altern & Kultur, Wien, 1990.

[29] *Conzen, Peter; Erik H. Erikson,* Kohlhammer Verlag, Stuttgart, Berlin, Köln 1996.

[30] *Fei, Naomi;* Validation. Verlag Altern & Kultur, Wien 1990.

[31] *Feil:* Validation. Verlag Altern & Kultur, Wien 1990.

[32] KDA Qualitätshandbuch Leben mit Demenz.

[33] *Messer:* »Keine unüberwindbare Hürde«. In: Heim und Pflege 8/2001.

[34] *Scharb:* Spezielle validierende Pflege. Springer Verlag, Wien New York 1999.

[35] *Sawitzki:* NLP für den Alltag; GABAL Verlag, Offenbach 1995.

[36] *Scharb:* Spezielle validierende Pflege. Springer Verlag, Wien, New York 1999.

[37] *Feil:* Validation. Altern und Kultur. Wien, 1982.

[38] *Bienstein; Zegelin:* Handbuch Pflege. Verlag selbstbestimmtes Leben. Düsseldorf 1999.

[39] *Kitwood:* Demenz. Verlag Hans Huber, Bern 1997.

[40] Ebd.

[41] Kuratorium Deutsche Altershilfe: Qualitätshandbuch Leben mit Demenz, Köln 2001.

[42] *Schindler:* Die Pflege demenziell Erkrankter neu erleben. Vincentz Verlag, Hannover 2003.

[43] *Bienstein; Zegelin:* Handbuch Pflege. Verlag selbstbestimmtes Leben, Düsseldorf 1999.

[44] KDA Qualitätshandbuch Leben mit Demenz.

[45] *Schindler:* Die Pflege demenziell Erkrankter neu erleben. Vincentz Verlag, Hannover 2003.

[46] *Schindler:* Die Pflege demenziell Erkrankter neu erleben. Vincentz Verlag, Hannover 2003.

[47] Ebd.

[48] *Schindler:* Die Pflege demenziell Erkrankter neu erleben. Vincentz Verlag, Hannover 2003.

[49] *Schindler* ebd.

[50] *Buchholz; Schürenberg:* Lebensbegleitung alter Menschen. Verlag Hans Huber, Bern 2003.

3 Mehr Verständnis durch NLP

Wie kann die Kommunikation mit demenziell erkrankten Menschen mittels des Neurolinguistischen Programmieren (NLP) verbessert werden? Die folgenden Grundannahmen aus dem NLP bringen einen stark fähigkeits- und ressourcenorientierten Ansatz in die Pflege von Menschen mit Demenz:

- Hinter jedem noch so problematischen Verhalten steckt eine gute Absicht
- Jeder Mensch ist einzigartig und hat sein eigenes Modell der Welt.

Diese beiden Annahmen lassen das Verhalten von Menschen mit Demenz in einem positiven Licht erscheinen. Ziel der folgenden Erläuterungen, die einige Aspekte aus dem NLP aufgreifen, ist es, Chancen und Möglichkeiten der eigenen Person und Haltung im Kontakt zu Menschen mit Demenz wahrzunehmen und umzusetzen

Zunächst aber einige Erklärungen zum komplexen Begriff des »Neurolinguistischen Programmierens«:

Neuro steht für die Prozesse, die in unserem Körper und seinem Austausch mit der Umwelt bzgl. des Denkens und der Wahrnehmung über die Sinne stattfinden.

Linguistisch steht dafür, dass unser Denken über die Sprache den Körper verlässt. Unsere Sprache drückt unsere gedanklichen Muster und Vorgänge aus. Das Wortteil »Linguistik« steht gleichfalls für unsere kommunikativen Prozesse.

Programmieren steht für die unterschiedlichen Prozesse oder Möglichkeiten und Wege, wie wir unsere Gedanken, Erfahrungen und Handlungen wählen und organisieren. Programmieren wird auch vom Begriff »Verhalten« abgeleitet: Wie programmiert uns unser Verhalten, nach welchem inneren Programm verhalten wir uns, agieren in der Welt und im Kontakt mit anderen?

Die Amerikaner *Richard Bandler* (Sprachwissenschaftler) und *John Grinder* (Psychologe) wollten von herausragenden Therapeuten die Muster erkennen, die diese so erfolgreich machten. Sie entwickelten daraus ein Modell, dass Menschen die Möglichkeit und das Wissen dafür gibt, effektiv, direkt und intensiv zu kommunizieren. Außerdem stellten sie fest, dass die herausragenden Therapeuten einen Rahmen steckten, in dem Raum für persönliche Veränderungen und Steigerung der Lebensfreude Platz hat.

Hinter jedem noch so problematischen Verhalten steckt eine gute Absicht
Was heißt das konkret und wie können wir von dieser Aussage in der Pflege profitieren? Im Kern sagt der Satz, dass jeder Mensch aus einer guten Absicht heraus handelt. Nur haben wir als Pflegende nicht immer verstanden, wie die gute Absicht zu erkennen ist.

Ein Beispiel:
Eine alte Dame hängt ihre bereits verwendeten, mit Urin durchnässten Inkontinenzeinlagen zum Trocknen auf die Heizung; sie zeigt keine Einsicht in Erklärungen der Pfle-

gekräfte; trotz Wegnahme der Inkontinenzeinlagen durch Pflegekräfte führt sie das Verhalten mehrmals täglich durch.

Was könnte aber ihre gute Absicht sein?

Sie nutzt ihre alte Kompetenz, »ihre Wäsche und Hausarbeit« zu erledigen, wie sie es viele Jahre in ihrem Leben getan hat. Sie ist mit der Bearbeitung oder Beseitigung einer »Ungeschicklichkeit« oder »Unpässlichkeit« beschäftigt und sucht selber eine Lösung.

Dies ist nur eines von vielen Beispielen, das deutlich macht, dass eine Sache immer zwei Seiten hat. Diese Erkenntnis kann uns Pflegenden helfen, Ressourcen und Fähigkeiten dort zu sehen, wo wir sie niemals vermutet hätten. Dies schafft natürlich eine erleichternde Sichtweise. Wir können also viele Situationen im Sinne des Klienten betrachten. Handlungen, die problemorientiert und ausweglos wirkten, erhalten dann oft einen positiven Sinn.

Doch zurück zu den Wurzeln und der Entwicklung des NLP: Bandler und Grinder stießen auf eine grundlegende Erkenntnis, die auch für die Pflege wesentlich ist: Alle Therapeuten, deren Arbeit sie untersuchten, hatten immer und ausschließlich einen guten und intensiven Kontakt zu Ihren Klienten hatten.

Da die Pflege immer auch Beziehungspflege ist, können wir diesen Ansatz, dessen sich auch die Validation nach Feil bedient, für die tägliche Pflegearbeit nutzbar machen. Er betrifft den Rapport, d. h. die gute, wechselseitige Beziehung zueinander. Rapport ermöglicht uns, eine Brücke zu einer anderen Person (und deren Weltbild oder Lebenswelt) zu schlagen, wir nehmen quasi teil am (Er-)leben der anderen Person. Dies ist besonders dort notwendig, wo die andere Person, also der Klient, häufig auf unsere Art und Weise der Beziehungsgestaltung angewiesen ist und wo auch die verbale Sprache in den Hintergrund tritt. Rapport oder Empathie sind absolut notwendig, um eine Atmosphäre von Vertrauen, Zuversicht und Beteiligung aufzubauen, innerhalb der Menschen so agieren können, wie sie möchten, nämlich frei und natürlich.

Woher wissen wir, ob Menschen im Rapport miteinander sind?

Die Kommunikation scheint zu fließen, Körpersprache, Atmung und Tonart sind aufeinander abgestimmt. Häufig haben beide Partner die gleiche Körperhaltung; Gestik, Augenkontakt und Atmung sind aufeinander abgestimmt. Ein Rapport bleibt dann oft oberflächlich, wenn er ausschließlich durch Spiegelung »hergestellt« wird. Ausschlaggebend für die Qualität des Rapport ist die »innere Haltung«. Tiefergehend heißt dass, dass die Pflegekraft den Menschen mit Demenz würdigt, speziell das, was er glaubt und erlebt. Ebenfalls gehört ein Einfühlen in seine Situation, seine Werte, seine Fähigkeiten sowie seine Identität dazu. Tiefe, grundlegende Herzlichkeit sollte zu spüren sein. Nur so kann ein Rapport »echt« sein.

Der Rapport zwischen Pflegekraft und Klient sollte immer von der Pflegekraft ausgehen. Sie stellt sich auf den Klienten ein, schafft eine Atmosphäre von tiefer Zustimmung und Beziehung. Es ist von außen sofort zu erkennen, ob Menschen im Rapport miteinander sind, oder ob dieser gebrochen ist. Eine Voraussetzung ist allerdings auch die persönliche

Klarheit der Pflegekraft. Ist sie selber in Übertragungen und Konflikten verstrickt, nimmt der Klient dies natürlich auch wahr.

Bezogen auf die Pflege stecken in den oben genannten Erkenntnissen nutzbare Ansatzpunkte für das Selbstmanagement einer Pflegekraft und auch für die Fähigkeit, dass eigene Handeln stets zu reflektieren. Sie muss wissen, dass sie diejenige ist, die etwas in ihrem Verhalten ändern sollte, wenn sie nicht den gewünschten Erfolg wahrnimmt.

Ein weiterer Aspekt des NLP ist die Beachtung der Repräsentationssysteme. Im NLP gibt es folgende Erklärung für die unterschiedlichen Vorstellungen von wahrgenommener Wirklichkeit: Jeder Mensch erlebt die reale Welt aufgrund seiner subjektiven Erfahrungen anders als ein anderer. Wie er also sieht, riecht, hört, fühlt und schmeckt nimmt er auf seine persönliche Art und Weise wahr. So existiert auch in jedem Kopf ein anderes Abbild der tatsächlichen Welt, im NLP »Landkarte« genannt. Die fünf Sinnessysteme Sehen, Hören, Fühlen, Riechen und Schmecken bilden eine der wichtigsten Grundlagen des NLP-Modells.

Unter Repräsentationssystem versteht man die Art und Weise, wie man Informationen im Gehirn in einem oder mehreren der fünf Sinneskanäle verschlüsselt. Die innere Repräsentation der äußeren Welt, aber auch der eigenen Lebensgeschichte, seiner Werte und Normen ist bei jedem Individuum unterschiedlich und prägt seine innere Landkarte. Jedes Erlebnis kann innerlich in Bildern, Gefühlen, Geräuschen, Tönen, Formen, Farben etc. repräsentiert werden. Wie diese Repräsentationen gestaltet sind, welche Sinneswahrnehmungen besonders stark oder schwach vertreten sind, ist individuell unterschiedlich.

Beispiel:
Eine Kollegin berichtet mir von einem ganz besonderen Sonnenuntergang. Sie denkt dabei – auf Nachfrage – an ihren neuen Lebenspartner, den sie an diesem Abend kennen gelernt hat. Ich nehme ihre Schilderung ganz anders wahr und denke an eine ganz spezielle Situation in einem kleinen Hafen, wo ich abends saß und den Fischern zu sah. Zwei ganz unterschiedliche Assoziationen.

Wenn wir an das denken, was wir sehen, hören und fühlen, schaffen wir diese Ansichten, Klänge und Gefühle mit unseren eigenen Möglichkeiten, basierend auf unseren eigenen Lebenshintergründen, unseren eigenen Landkarten. Dies ist bei einem Menschen mit Demenz, der häufig Situationen aus dem Langzeitgedächtnis »nacherlebt«, ebenso. Er sieht die Personen oder Dinge, hört oder fühlt sie, schmeckt oder riecht sie. Alle Menschen nutzen ihre Sinne – äußerlich –, um die Welt wahrzunehmen und – innerlich –, um die Erfahrungen wieder zu repräsentieren. Alle Menschen benutzen ständig die drei Repäsentationssysteme (visuelle, auditiv und kinästetisch), obwohl sie uns nicht alle im gleichem Maße bewusst sind. In der Regel bevorzugen wir eines der Repräsentationssyteme, vorzugsweise in Stresssituationen.

Ein Beispiel:

Ein alter Mensch, der eine Situation aus der Vergangenheit nacherlebt, wird eine Szene oder den Kontakt mit einer Person entweder

- vor seinen Augen haben, sich ein Bild davon machen,
- im Dialog mit einer Person sein, Geräusche und Klänge hören,
- die Situation, den Kontakt, den anderen Menschen fühlen, einen ganz spezifischen Geruch in der Nase haben oder einen Geschmack.

Ein anderes Beispiel macht dieses noch deutlicher: Denken Sie einmal an ihren ersten Schultag …

Was kam zuerst? Ein Bild, ein Geräusch oder ein Gefühl?

Je nach Erinnerung sind sie ein visueller, auditiver oder kinästhetischer Mensch bzw. jemand, der diese unterschiedlichen Repräsentationssysteme bevorzugt nutzt. Vor kurzem sagte eine alte, desorientierte Person zu mir, als wir einige Minuten auf dem Flur ihres Wohnbereiches auf und ab gingen: »*Das sättigt so.*« Sie hatte offensichtlich genug vom Umhergehen und mir war klar, dass sie bevorzugt kinästhetisch wahrnimmt. Warum sie genug hatte, war zunächst zweitrangig.

In der Pflege von Menschen mit Demenz ist diese Kenntnis der Repräsentationssysteme äußerst nützlich: Sie können den alten Menschen in seinem bevorzugten Repräsentationssytem ansprechen und ihn damit anregen, sich innere Bilder zu machen.
Sie geben dem anderen Menschen »Futter« oder »Stoff« für seine inneren Vorstellungen, Erlebnisse oder eben Bilder. Dies geschieht automatisch, da Menschen angefüllt sind mit Ereignissen und Erinnerungen; sie brauchen nur angestupst zu werden und schon kommen die »Bilder ins Laufen«.

Ein Beispiel:

Eine alte Frau spricht davon, dass sie zu ihrer Mutter (die aber schon verstorben ist) möchte. Wissen wir ihren bevorzugten Sinneskanal, so können wir Fragen nach dem derzeitigen Erleben stellen:

Bei visuellen Menschen: Wie sieht Ihre Mutter denn aus? Was hat sie für Kleidung an? Wie sind ihre Haare? Was gibt es noch zu sehen? Ist es hell, ist es dunkel. Welche Farbe haben ihre Augen? Etc.
Bei auditiven Menschen: Wie spricht die Mutter? Was sagt sie? Ist es laut, ist es leise? Etc.
Bei kinästetischen Menschen: Wie fühlt sich die Mutter an? Wie warm ist ihre Haut. Wonach riecht sie? Etc.

Mit einer solchen Frage rege ich das innere Erleben der Person an, sie braucht dazu nicht verbal zu antworten. Ich kann davon ausgehen, dass sie gewisse Situationen oder Erinnerungen durchlebt, nacherlebt. Ich kann davon ausgehen, dass sie – in diesem Beispiel – in ihrer Wahrnehmung bei der Mutter ist, sie fühlt, riecht, spürt, sie vor sich sieht oder ihre Stimme. Die Klientin »tagträumt« sozusagen das, was sie spüren möchte.

Erlebt habe ich dieses ganz konkret mit einer alten Dame, die seit Monaten ihr Leben im Bett verbracht hat. Sie sprach nicht mehr aktiv, öffnete aber bei guter Tagesform und intensiver Pflege ihre Augen. Als ich erfuhr, dass sie früher Krankenschwester an der Charité in Berlin gewesen war, eröffnete sich mir eine Menge an Möglichkeiten, sie anzuregen. Ich wandte mich ihr zu und sprach in ruhigen, klaren Sätzen von Berlin: »*Der Blick auf das große Gebäude der Charité, die vielen Stockwerke, ganz in der Nähe das Brandenburger Tor, das Geräusch der S-Bahn, die Arbeit als Krankenschwester, die Begegnungen mit anderen Menschen …*«

Für mich als Pflegekraft ist entscheidend, ob ich mir eine ähnliche Situation vorstellen kann. Ist dies der Fall – und das ist es bei den Themen »Mutter, Kinder, nach Hause …« nahezu immer –, so nehme ich das, was ich davon weiß, spreche es aus oder formuliere es in einer Frage.

Zusammengefasst kann gesagt werden, dass bestimmte Bereiche aus dem NLP großen Nutzen für die Pflege bringen können:
- Menschen, die evtl. aus ihrer Desorientiertheit heraus »unlogisch handeln« tun dies mit guter Absicht; dem sollten wir auf die »Spur« kommen.
- Rapport heißt, wirklich intensive Beziehung zum anderen ist die Basis für gute Pflege.
- Unsere fünf Sinne bestimmen unsere Wahrnehmung; diese kann angeregt werden, um das Entstehen von inneren Bildern beim Klienten zu unterstützen.

4 Biografie

Biografie ist eines der Schlagwörter unserer Zeit geworden, denn die Beschäftigung mit der Lebensgeschichte der Klienten dient dem Kennen lernen und Verstehen des Klienten und ist unverzichtbarer Bestandteil der Lebensbegleitung und Pflege älterer Menschen

Biografiearbeit in der Pflege ist nicht nur eine Wissenssammlung über das Leben eines Klienten, sondern eine grundlegende Haltung ihm gegenüber. Die Grundhaltung ist geprägt von Offenheit, Wertschätzung und Neugier dem Klienten gegenüber. Biografisch zu arbeiten bedeutet, gegenüber der Fülle von Erinnerungen, Erlebnissen, Prägungen und Lebenserfahrungen eines Klienten aufmerksam zu sein und.

4.1 Möglichkeiten der Biografiearbeit

Die Arbeit an der Biografie, am Lebensweg ist Basis und Wurzel vieler Pflegekonzepte (Validation, Böhms Pflegemodell, Mäeutik, 10-Minuten-Aktivierung etc.). Biografiearbeit praktisch werden zu lassen heißt, viele Möglichkeiten auszuschöpfen:
- Angehörigenarbeit
- Erinnerungsgruppen
- Aktivierende Angebote
- Lebensalben schreiben
- Lebensgeschichten schreiben
- Einbeziehung in den Pflegealltag (frühere Gewohnheiten einbeziehen: Zeit zur Unterstützung beim Waschen, Schlafengehen, Aufstehen, Essen und Trinken, Kleiden etc.)
- Integration in Alltagstätigkeiten
- Umgebungsgestaltung
- Besuche von Ausstellungen, Museen
- Anlegen von Familien- oder Sozialstammbäumen
- Basale Stimulation
- Gruppenaktivitäten aller Art
- Validationsgruppen
- Beschäftigung und Themen für Menschen, die dauerhaft im Bett liegen
- u. a.

4.2 Die Wirkung von Biografiearbeit

Sinn und Zweck der Biografiearbeit werden auf drei Ebenen gesehen:[51]

Effekte des biografischen Arbeitens:
Emotional:
- Erinnerungen an schöne, aktive Zeiten: Wiederleben positiver Gefühle
- Aufarbeitung konflikthafter Erlebnisse

- Stärkung des Selbstwertgefühls und der Identität
- Angst, Unruhe und Rastlosigkeit können reduziert werden

Kognitiv:
- Stärkung der Konzentrations- und Kommunikationsfertigkeit
- Aktivieren von Reservekapazitäten
- Themen werden vielfältiger, auch Details werden erinnert

Sozial:
- Sich eingebunden fühlen in eine Gruppe
- Andere Bewohner (Klienten) besser kennen, Nähe herstellen
- Pflegende nehmen die Bewohner eher in ihrer Ganzheit wahr, nicht nur als »Bündel von Defiziten«
- Spaß und Kreativität werden gefördert
- Der eigene Horizont erweitert sich durch die Beschäftigung mit der Geschichte anderer Menschen
- Pflegende können auf der Basis der Biografie symbolhafte Äußerungen besser verstehen und einordnen
- Es können individuell angepasste Beschäftigungsangebote gemacht werden
- Es werden leichter Betziehungen aufgebaut, Wertschätzung entwickelt sich

4.3 Verschriftlichung der Biografiearbeit

Ein Schritt dazu ist die Verschriftlichung der Biografie in Form eines Biografiebogens. Die erhobenen Daten, Informationen, Erfahrungen und Erinnerungen können dann die professionelle Pflege und den Umgang miteinander beeinflussen.

»Nur wer sich erinnern kann, weiß, wer er ist. In unserer Lebensgeschichte und in den Geschichten unseres Lebens finden wir die Wurzeln für Selbstvertrauen und Individualität. Lässt das Gedächtnis alter Menschen so nach, dass sie ihren Alltag nur noch mit fremder Hilfe bewältigen können, brauchen sie auch Unterstützung bei ihrem Bemühen, sich ihrer Identität zu vergewissern.«[52]

Brunen und *Herold* nahmen diesen Gedanken auf und stellten ihn mit den Erkenntnissen *Böhms* in einen direkten Zusammenhang: *»Das Verhalten alter Menschen, ihre Bedürfnisse und Wünsche können oft nur aus der Lebensgeschichte verstanden bzw. erschlossen werden. Nach* Erwin Böhm *ist bei ihnen die individuelle Anamnese einschließlich entwicklungsgeschichtlicher Brüche und Krisen zu erheben, aber auch die historische, d. h. die soziale Situation in dem Milieu (Schicht/Stand), in dem sie Kindheit, Jugend und Arbeitsleben verbrachten.«*[53]

Es geht also darum, das Wissen um die Biografie des Klienten in den Pflegealltag hineinzunehmen und es dort nutzbar zu machen. Das Sammeln biografisch relevanter Informationen lässt dann Verständnis zu, wenn Lebensgewohnheiten des Klienten nicht aus sich heraus verständlich sind.

Beispiel:

Eine 86-jährige Klientin lebt in einer Drei-Zimmer-Wohnung in Berlin, in der noch die Original-Einrichtung vorhanden ist, die sie mit ihrem Mann zum Zeitpunkt der Eheschließung (ca. 1920) kaufte. Es gibt zwei Kinder, der Mann lebt nicht mehr. Die Klientin hat nach den Kriegsjahren den Fischstand in der Markthalle ihres Viertels selbstständig weitergeführt. Das hieß: Aufstehen um 4 Uhr früh, bei Wind und Wetter mit dem Karren zum Großmarkt am Alexanderplatz, Stand bestücken, Kinder zur Schule bringen, Fische verkaufen, zwischendurch kochen etc. Heizmaterial war knapp und teuer. Warmes Wasser galt als Luxus.

So ist es kein Wunder, dass die Klientin in einer – für die Pflegekraft – sehr kalten Wohnung lebt. Sie ist es gewohnt, in Kälte und Feuchtigkeit zu wohnen. Zudem ist sie ein sparsamer Mensch, der die Verwendung jedes Kohlenbriketts sorgsam überlegt. Für Pflegekräfte ist es wichtig, sich in die Gewohnheiten und Werte der Klientin hineinzuversetzen, um sie nicht abzuwerten oder misszuverstehen.

Beim Stichwort »Biografie« äußern sich viele Pflegekräfte sehr kritisch. Sie betrachten das Sammeln von Informationen als »Ausfragen«, beschweren sich über die Zeit, die diese Arbeit kostet oder finden es schlicht »zu intim«. Das ist eine mögliche Sicht der Dinge.

Die andere ist die, dass die biografische Grundhaltung eine ganzheitliche Pflege von alten Menschen überhaupt erst ermöglicht. Sie bereichert uns Jüngere, indem wir etwas aus der Vergangenheit erfahren. Wir können durch unsere Haltung, durch Gesprächsthemen und Anregungen versuchen, der Person einen Teil ihrer Individualität zu erhalten oder wiederzugeben.

Gerade in der Pflege von Menschen mit Demenz ist die Biografie oft unentwirrbar eng mit dem Klienten verwoben. Er lebt inmitten seiner Erinnerungen, Prägungen und Gewohnheiten, er erhält seine Werte aufrecht.

Die gelebte Biografie steht in sehr engem Zusammenhang mit den existenziellen Erfahrungen: »*Einige der alten Frauen, die uns in der Pflege begegnen, sind Frauen, die im Zweiten Weltkrieg in den ehemals deutsch besetzten Ländern gelebt haben und später vertrieben, umgesiedelt wurden oder ausgewandert sind und Frauen jeglicher Herkunft, die aus den unterschiedlichen Gründen in Konzentrationslager verschleppt wurden. Bei all diesen Frauen ist zu bedenken, dass sie sexualisierte männliche Gewalt erlebt haben können.*«[54]

In der täglichen Pflege kann bei solchen Klientinnen durchaus die Erinnerung an Vergangenes ausgelöst werden. Umso wichtiger ist es, achtsam mit dem Verhalten dieser Klientinnen umzugehen und dies auch in Pflegediagnostik und -planung zu berücksichtigen. Dies gilt selbstverständlich auch für Klienten. Die älteren Männer waren fast alle noch als Soldaten im Krieg und dort oft lebensgefährlichen Situationen ausgesetzt.

4.4 Erhebung der Biografie

Die Erhebung der biografisch relevanten Informationen muss und kann nicht nur abgefragt werden. Vieles lässt sich nur aus dem genauen Beobachten des Klienten ablesen. Es sollte dann nachgetragen werden, sodass dieses Wissen auch für andere Kolleginnen zur Verfügung steht. Im Grunde geht es darum, ein wenig »Sherlock Holmes« zu spielen. Sherlock Holmes, der berühmte Held des Autors Arthur Conan Doyle, dürfte einer der fähigsten Menschenbeobachter aller Zeiten gewesen sein. Er nutzte sein Beobachtungsvermögen für unglaubliche, interessante und wertvolle Schlussfolgerungen. So wird in einem der Bücher geschildert, wie leicht Sherlock Holmes allein dem Anblick eines Menschen darauf schließen konnte, was er in seinem Leben bislang getan hatte. So wusste Sherlock sehr genau, dass ein Fremder »*irgendwann körperliche Arbeit geleistet hat, dass er Schnupftabak benutzt, dass er ein Freimaurer ist, dass er in China gewesen ist und dass er in der letzten Zeit ziemlich viel geschrieben hat …*« Das Erstaunen der Anwesenden war Holmes natürlich gewiss. Woher wusste der Detektiv all dies? Die einfache Antwort: »*... Ihre Hände …!*«[55]

Besuche in Wohnungen alter Menschen sind Besuche in wahren Fundgruben von Erinnerungen. Jedes Zimmer ist voll mit Erinnerungen, jedes altes Kleidungsstück, Küchengerät, Buch oder Foto könnte – wenn es spräche – ganze Geschichten erzählen.
Es liegt an uns, was alles wir wahrnehmen und beobachten.

Berücksichtigt werden sollten dabei folgende Gedanken: Möchte ich selber zu meinem Leben befragt werden und wenn ja, wie? Gibt es außer dem Klienten Angehörige, die Fragen beantworten können, die etwas wissen? Wie verschaffe ich mir einen Überblick über die Zeitgeschichte und die damaligen Themen?

Tipps:
- Halten Sie nicht nur negative, sondern auch angenehme Erinnerungen und Ereignisse fest.
- Geben Sie dem Klienten niemals das Gefühl, dass er ausgefragt wird.
- Wahren Sie die Verschwiegenheit gegenüber Dritten.
- Beobachten Sie.
- Nehmen Sie wahr, was Sie sehen.
- Seien Sie respektvoll und achtsam gegenüber dem Gehörten und den Erinnerungen des Klienten.

4.4.1 Generelle Hinweise zur Biografie-Erhebung

Verantwortungsbereich: Verantwortliche Pflegefachkraft, Pflegedienstleitung, Fachpflege-Bezugspersonen, Pflegefachkräfte, Pflegekräfte.

Zeitpunkt: Das Ausfüllen des Biografiebogens und die Erhebung der Daten geschieht sensibel und achtsam. Der Bogen ist deshalb auch nicht sofort in den ersten Tagen des Pflegebeginns fertig. Stecken Sie sich einen realistischen Zeitrahmen.

4.4.2 Formular zu Biografie-Erhebung

Es gibt von vielen Dokumentationsherstellern verschiedene Formulare, es ist gut diese regelmäßig zu sichten und eines daraus zu wählen, das zum Pflegeverständnis der Einrichtung passt, das praktikabel und sinnvoll erscheint. Mittlerweile greifen einige Einrichtungen zu der Möglichkeit, sich Formulare selber zu erstellen. Abbildung 3 zeigt ein Beispiel, das unter www.b-messer.de im Internet heruntergeladen werden kann.

Kurzerhebung der Biografie

Name: _____

Geburtsort: _____ Region: _____

Eltern – Beruf des Vaters: _____

Beruf/Aufgabenfeld der Mutter: _____

Kindheit:

Stellung in der Geschwisterreihe: _____

Gab es Geschwister mit zu versorgen?: _____

Besondere Persönlichkeitseigenschaften/Eigenarten:

_____

_____

Begabungen:
praktisch/hauswirtschaftlich/handwerklich/theoretisch/sozial/pädagogisch/politisch:

_____

_____

Vorlieben als Kind: _____

_____

Essen/Naschen/Trinken: _____

_____

Gerüche/Düfte (Erinnerungen daran!): _____

_____

Akustisch/Musik/Gesang: _____

_____

Abb. 3: Formular zur Biografie-Erhebung.

▶▶

Visuell: _____

_____

Tastsinn: z. B. Streicheln von Tieren, bes. Vorlieben, z. B. Handwerk, »matschen« etc.:

_____

Pflichten:
Zu Hause: _____

_____

Schule: _____

_____

Lehrzeit: _____

_____

Sonstiges: _____

_____

Freiheiten:
Was war erlaubt: _____

_____

Was war verboten: _____

_____

Erziehung:
allgemein: _____

_____

religiös: _____

_____

Hobbys/Engagement: _____

_____

Leben die Geschwister noch/gibt es Kontakte: _____

_____

Wann sind die Eltern gestorben: _____

Angenehme Erinnerungen: _____

_____

Abb. 3: Formular zur Biografie-Erhebung, Fortsetzung. ▶▶

Unangenehme Erinnerungen: _____

_____

Jugend:

Berufswahl: _____

Freie Entscheidung?: _____

Freiheiten: _____

_____

Pflichten/Aufgaben: _____

_____

Idole/Schwärmereien: _____

_____

Kirchliches/politisches/sportliches/soziales Engagement

_____

Schulabschluss: _____

Gab es Freude am Beruf: _____

_____

Erste Liebe: _____

_____

Erwachsenenalter:

Tätigkeit/Aufgabe/Beruf: _____

_____

Heirat/Lebensgemeinschaft: _____

_____

Kinder: _____

_____

Fehlgeburten: _____

Gestorbene Kinder: _____

Beziehung zu anderen: _____

_____

Abb. 3: Formular zur Biografie-Erhebung, Fortsetzung.

Gesundheitliche Einschränkungen: _____

_____

Freizeit: _____

_____

Abneigungen: _____

_____

Glauben/Politik/Sport/Soziales: _____

_____

Alter:

Wegfall/Aufgabe folgender Rollen und Aufgaben: _____

_____

Neue Aufgaben: _____

_____

Neue Rollen: _____

_____

Lebensbilanz: _____

_____

Besonderheiten im Alter/in der jetzigen Lebenssituation:

_____

_____

Was war Ihre glücklichste Zeit:

_____

_____

Was war besonders schlimm:

_____

_____

Was gibt es noch?:

_____

_____

Unterschrift der aufnehmenden Person: _____   Datum: _____

Abb. 3: Formular zur Biografie-Erhebung, Fortsetzung.

In den folgenden Spalten können Bestandteile aus der Lebensgeschichte eingetragen werden. Gerade die immer wieder auftauchenden »Geschichten, Erlebnisse« stehen im Vordergrund, sie sind immer noch lebendig!

1. Kindheit	2. Jugend/junges Erwachsenenalter	3. Erwachsenenalter	4. Alter/derzeitige Lebenssituation

4.4.3 »Was seht Ihr, Schwester?« – Ein Gedankenanstoß

Das folgende Gedicht ist ein guter Gedankenanstoß zur Bedeutsamkeit der Biografie:

Was seht Ihr, Schwester?
Schwester, was seht Ihr, was seht Ihr?
Was seht Ihr, wenn Ihr mich anseht?
Eine verbitterte, verwirrte alte Frau, nicht sehr weise, unsicher in ihrem Verhalten, ihren Bewegungen, mit leeren, weitblickenden Augen.
Eine Frau, die beim Essen sabbert.
Eine Frau, die keine Antwort gibt, wenn Du mit lauter Stimme sagst:
Ich möchte, dass Sie es versuchen!
Sie scheint Dinge um sie herum nicht zu bemerken.
Sie scheint immer etwas zu vermissen, verloren zu haben,
einen Strumpf, einen Schuh oder irgend etwas anderes.
Sie lässt Dich tun, was Du willst, ob sie will oder nicht.
Mit Baden und Füttern wird der Tag ausgefüllt.

Ist es das, was Du denkst, was Du siehst?
Dann öffne Deine Augen, Schwester1
Du siehst mich gar nicht!

Oft will erzählen, wer ich bin, auch wenn ich hier so still sitze, gewöhnt an Deine Befehle, Deinen Willen über mich ergehen zu lasse, alles schlucke.
Ich will erzählen, wer ich bin, auch wenn ich hier so still sitze,
gewöhnt an Deine Befehle, Deinen Willen über mich ergehen lasse,
alles schlucke.

Ich bin ein kleines Kind, eines von zehn Kindern, mit Vater und Mutter, Brüdern und Schwestern, die einander lieb haben.

Ein junges Mädchen von 16 Jahren mit Flügeln an den Füßen, träumend, dass es bald einen Liebhaber finden wird oder treffen.

Eine Braut schon mit 20 Jahren – mein Herz macht einen Sprung, wenn ich an den Treueschwur denke, den ich versprach zu halten.

Mit 25 Jahren habe ich eigene Kinder, die mich brauchen, die ich beschützen muss.
– Glückliches Zuhause! –

Eine Frau von 30 Jahren, meine Kinder werden nun schnell groß. Sie gehen dauernde Bindungen ein.

Mit 40 Jahren, meine Söhne sind nun erwachsen und wollen eigene Wege gehen.
Aber mein Mann ist noch bei mir und nimmt mir die große Traurigkeit.

Mit 50 Jahren, wieder spielen Kinder um mich herum; wir lieben sie, und sie lieben uns.
Schwere Tage kommen über mich. Mein Mann stirbt.
Ich sehe in die Zukunft. Es schaudert mich vor Angst und Schrecken. Meine Kinder sind mit ihrem eigenen Leben und der Erziehung ihrer eigenen Kinder beschäftigt.
Ich denke an die Jahre und die Liebe, die ich erlebt habe.

Nun bin ich eine alte Frau. Die Natur ist grausam. Sie scheint sich über das Alter lustig zu machen. Der Körper ist verschrumpelt, Anmut und Kraft sind dahin. Da, wo früher ein Herz war, ist jetzt ein Stein. Aber im Innern dieser alten Hülle wohnt immer noch das junge Mädchen. Und jetzt und immer wieder schwillt mein mitgenommenes Herz.
Ich denke an die Freude, ich denke an den Schmerz, und ich liebe das Leben, immer, immer wieder.
Ich denke an die wenigen Jahre, die zu schnell vergangen sind.
Ich nehme die nackte Tatsache hin – nichts kann immer dauern!

Schwester, öffne die Augen! Öffne sie und sieh!
Schau nicht auf irgendeine unsichere alte Frau.
Schau ganz genau – schau mich an!

(Text einer 99-jährigen Frau aus Schottland)

Anmerkungen

[51] *Müller:* Konzept zur Betreuung demenzkranker Menschen, Kuratorium Deutsche Altershilfe, Köln 1999.
[52] *Osborn; Schweitzer.; Trilling:* Erinnern. Lambertus Verlag, Freiburg 1997.
[53] *Brunen; Herold:* Ambulante Pflege. Schlütersche Verlagsgesellschaft, Hannover 2001.
[54] *Böhmer:* Erfahrungen sexualisierter Gewalt in der Lebensgeschichte alter Frauen. Mabuse Verlag, Frankfurt 2000.
[55] *Barker, Watson;* Ohren auf, mvg-Paperbacks, Landsberg 2001.

5 Grundlagen des Pflegeprozesses

In diesem Kapitel möchte ich einen kurzen Überblick über das Thema Pflegeprozess mit all seinen Begriffen geben. Hinzu kommen Besonderheiten der Dokumentation für die Pflege von Menschen mit Demenz. Wer sich intensiver informieren möchte, sei an dieser Stelle an die beiden Grundlagenbücher von mir verwiesen.

Wir haben es beim Pflegeprozess mit Begriffen wie »Pflege, Pflegeprozess, Pflegedokumentation, Pflegeplanung« zu tun, die ich nun zunächst definiere, damit wir von den gleichen Begriffen ausgehen.

5.1 Das Wort Pflege

Über den Begriff und die Bedeutung des Begriffes »Pflege« könnten ganze Bücher geschrieben werden, deshalb möchte ich mich auf einige wenige Definitionen beschränken, um anschließend die Bedeutung für den Alltag in der Pflege von Menschen mit Demenz darzustellen.

»Pflege ist Lebenshilfe und eine für die Gesellschaft notwendige Dienstleistung. Sie befasst sich mit gesunden und kranken Menschen aller Altersgruppen. Pflege leistet Hilfe zur Erhaltung, Anpassung oder Wiederherstellung der physischen, psychischen und sozialen Funktionen des Lebens.«[56]

»Die einzigartige Aufgabe der Krankenpflege ist es, dem Einzelnen, krank oder gesund, bei der Durchführung jener Tätigkeiten zu helfen, die zur Gesundheit oder Rekonvaleszenz (oder zum friedlichen Tod) beitragen, die er ohne Hilfe selbst durchführen würde, wenn er die dazu notwendige Kraft, den Willen oder das Wissen hätte. Dies ist auf eine Weise zu tun, die dem Patienten die schnellstmögliche Wiedererlangung seiner Unabhängigkeit erlaubt.«[57]

»Die direkte Pflege befasst sich mit allen menschlichen Bedürfnissen und mit Lebensbereichen, welche mit Gesundheit, Krisensituationen, Krankheit, Behinderung und Sterben zu tun haben, und nicht nur mit erkrankten Organismen. Sie hilft Individuen und Gruppen, mit Krankheit, Krisen und Behinderung und mit deren Therapie und Pflege umzugehen und sie zu bewältigen. Pflege bemüht sich, Gesundheit zu fördern, zu erhalten und wiederherzustellen. Sie versucht, Krankheit und Behinderung vorzubeugen und zu deren Heilung beizutragen.«[58]

Meinem Buch liegt folgende Definition zugrunde: Pflege ist eine Dienstleistung, die gezielt Aufgaben in der Interaktion zu Menschen mit Pflegebedarf, also mit kurzfristig bis dauerhaften Selbstpflegedefiziten, ausübt; mit der Absicht, dass die betroffenen Menschen über größtmögliche Selbstständigkeit in ihrer Person und unmittelbarer Umwelt, Lebensqualität und Zufriedenheit verfügen können. Pflegende nutzen dazu alle Sinne und Ebenen ihrer eigenen Person, um ein möglichst weitreichendes Spektrum an Möglichkeiten zu schaffen. Pflege hat als oberstes Ziel, den Menschen solch eine Anregung und Unterstützung zu geben, dass er in der Lage ist, etwas für sich zu tun, wieder selbst in seinem Sinne für sich zu sorgen. Pflege ist kaum greifbar, sie ist nicht nur Handwerk, sondern auch Beziehung und Arbeit mit Kräften und Fähigkeiten auf allen Seiten. Pflege kann Liebe sein,

Professionalität, Sorge, Beratung, Gespräch, Berührung und Kooperation. Pflege ist neutral und grenzüberschreitend. Pflege ist Bewusstsein und Arbeit. Pflege ist Veränderung, kann Veränderung bewirken. Man könnte fast sagen: Es gibt keine Pflege, sondern Pflegende (auf allen Ebenen der Profession).

In allen Definitionen wird deutlich, dass Pflege mehr ist als ein Ansatz, eine Maßnahme oder Versorgung bei einer Krankheit. Pflege ist eine, sehr viele Aspekte des menschlichen Seins berührende Tätigkeit, in deren Mittelpunkt die Menschen stehen: Der Klient und die Pflegekraft.

Pflege findet immer im sozialen Kontext des zu Pflegenden statt. Bezugspersonen des Klienten sind meist mit einbezogen, ebenso die soziale Situation.

Bedürfnisse, Fähigkeiten, Gefühle, Einschränkungen, regionale Einwirkungen, biografisches **Geprägt-Sein,** die Auswirkung und das Erleben der **existentiellen Erfahrungen** fließen auf beiden Seiten in die Pflege mit ein. Dies findet auf beiden Seiten statt. Pflege orientiert sich nicht nur ausschließlich an Krankheit, sondern auch an Gesundheit, Leben, Alltag. Das Verständnis, dass eine Pflegekraft von der Pflege hat, wird auch gebildet von ihren Werten und Gedanken sowie Prägungen zum Menschenbild, zur Umwelt, zur Medizin, zur Soziologie, Psychologie und der eigenen Erfahrung (beruflich und privat).

5.2 Der Pflegeprozess

War es ein Leichtes, einen Überblick über den Begriff der »Pflege« zu geben, so ist ein umfassender Überblick zur Bedeutung des Begriffs »Pflegeprozess« kaum möglich. Zu umfangreich sind die theoretischen und praxisorientierten Erklärungen und Deutungen.

Doch beginnen wir mit einer recht einfachen Grundlage. Das Fremdwörterlexikon definiert den Begriff »Prozess« als »*Verlauf, Ablauf, Hergang, Entwicklung*«.[59] Daraus folgt, dass der Pflegeprozess etwas Bewegliches beinhaltet. Er ist in ständigem Fluss und aus diesem Grund ist der Begriff auch in seiner Definition nicht leicht zu »packen«.

Das hat zu einem damit zu tun, dass in der Definition des Begriffs das eigene Pflegeverständnis zum Ausdruck kommt, zum anderen ist es so, dass der Pflegeprozess so unterschiedlich gestaltet und unterrichtet wird. Dafür gibt es wieder viele Gründe, drei davon sind:
1. die unterschiedlichen Tätigkeitsfelder und Disziplinen der Pflegelandschaft,
2. das Faktum, dass in den Pflegeschulen zwar nach bestem Wissen und Gewissen unterrichtet wird, aber das heißt noch lange nicht, dass der Pflegeprozess dann so verstanden worden ist, wie er im Unterricht dargestellt worden ist und
3. die zunehmende Akademisierung der Pflege.

Einige Definitionen:
»Der Pflegeprozess stellt einen analysierenden, problemlösenden Vorgang in der Pflege dar, der sich an den spezifischen Bedürfnissen und Problemen des Patienten orientiert. Der Pflegeprozess besteht aus mehreren Abschnitten, die logisch aufeinander folgen, von einander abhängig sind und in Wechselbeziehung stehen.«[60]

»*Die systematische patientenorientierte Pflegeplanung wird heute als Krankenpflegeprozess bezeichnet. Dieser Begriff beinhaltet sowohl den Vorgang der Problemlösung in der Pflege als auch den Beziehungsablauf, der zwischen Schwester und Patient in Gang kommt und durch welchen die Problemlösung erst verwirklicht werden kann.*« »*Der Krankenpflegeprozess hat zum Ziel, auf systematische Art und Weise dem Bedürfnis des Patienten nach pflegerischer Betreuung zu entsprechen. Der Krankenpflegeprozess besteht aus einer Reihe von logischen, voneinander abhängigen Überlegungs-, Entscheidungs- und Handlungsschritten, die auf eine Problemlösung, also auf ein Ziel hin, ausgerichtet sind und im Sinne eines Regelkreises einen Rückkopplungseffekt (Feed-back) in Form von Beurteilung und Neuanpassung enthalten.*«[61]

Dies ist nur eine kleine Auswahl an Definitionen, allerdings enthalten Sie einen wichtigen Kern, der sie mit der Pflege von Menschen mit Demenz – wie sie in der Altenpflege und in der ambulanten Pflege geschieht – unvereinbar macht. Es gibt in den Einrichtungen der stationären, teilstationären und ambulanten Altenpflege Menschen, die dort **leben**. Sie sind Bewohner, Gäste, Klienten – aber auf keinen Fall Patienten, die primär wegen eines Krankheitsproblem behandelt werden. Sie werden in ihrer Gänze gepflegt und dies über einen längeren Zeitraum.

5.2.1 Exkurs: Der Pflegeprozess

Abbildung 4 wird in fast jeder Krankenpflegeausbildung verwendet. Sie wird häufig als »Regelkreis« bezeichnet.

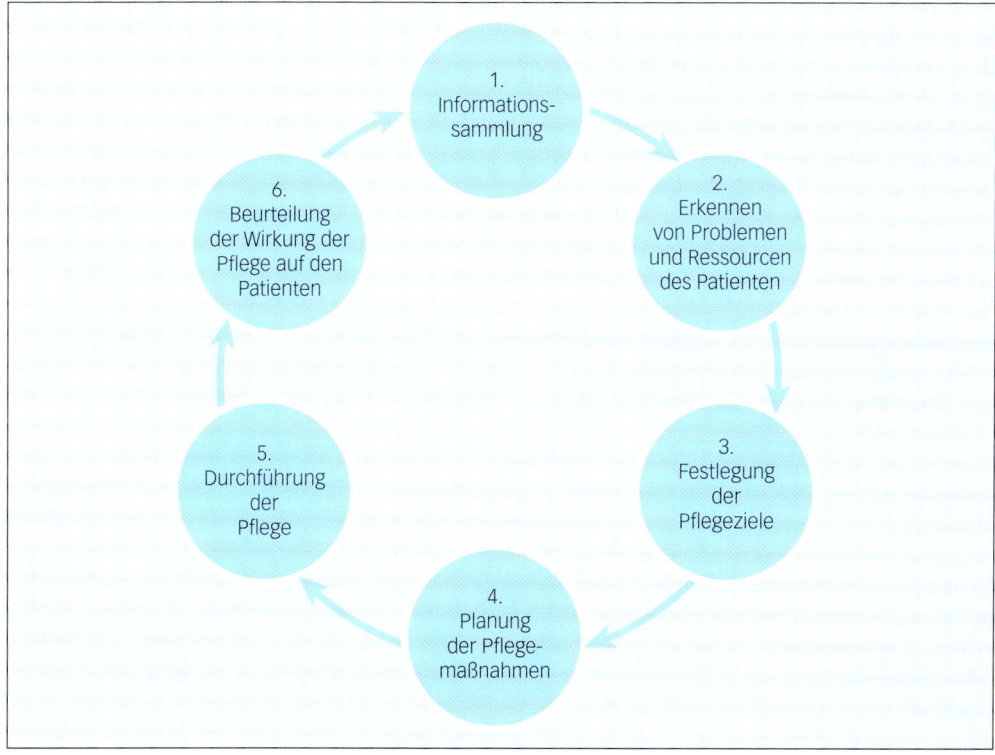

Abb. 4: Pflegeprozess nach Fiechter und Meier.

Er bietet gerade für Berufsanfänger eine klare Struktur und Abfolge für das tägliche Handeln und Tun im Umgang mit dem Patienten. Der so dargestellte Pflegeprozess kann gleichfalls eine Richtlinie für die Pflegeplanung geben.

Durch diese Darstellung und Definition des Pflegeprozesses hat die Pflege in Deutschland eine Möglichkeit erfahren, einen Schritt über die funktional-technische Pflege hinauszugehen. Eines der Ziele des Pflegeprozesses ist die ganzheitliche Betrachtung des Menschen. Der Klient wird durch dieses systematische Vorgehen in den Mittelpunkt der Pflege gerückt, zumindest soweit es die institutionellen Vorgaben zulassen.

Nach meiner Einschätzung entwickelt sich bei dieser Herangehensweise in der Pflege aber eine stark problemorientierte Sichtweise. Es wird zwar versucht, Ressourcen des Klienten einzubeziehen, doch fällt dies in der Praxis vielen Pflegekräften schwer.
Für viele, die innerhalb des Pflegeprozesses die pflegerische Einschätzung einer IST-Situation beim Klienten vornehmen, ist es leichter, die Defizite oder Probleme wahrzunehmen und sie zu benennen. Darauf gehe ich an anderer Stelle ein.

Zur Situation des Pflegeprozesses haben *Schöninger und Zegelin-Abt* eine gute Erklärung gegeben:

»*Die Methode des Pflegeprozesses ist in den 60er Jahren im Rahmen der damals vorherrschenden Denktradition der amerikanischen Pflegewissenschaftler als problemlösende Methode zur Gestaltung einer geordneten und systematisierten Art der Krankenpflege eingeführt worden (*Yura *und* Walsh *1978).*

Der dieser Denktradition zugrundeliegende logische Empirismus [lt. Duden die ›philosophische Lehre, die als einzige Erkenntnisquelle die Sinneserfahrung, die Beobachtung, das Experiment gelten lässt‹, d. Verf.] *betrachtet den Menschen als objektivierbaren Gegenstand, der als die Summe einzelner körperlicher, geistiger und psychischer Teilbereiche verstanden wird.*

Diesem Verständnis nach können einzelne Komponenten als definier- und messbare Eigenschaften in aufeinanderfolgender Schritten beschrieben und behandelt werden.

Der Pflegeprozess mit seinem fragmentierenden Ablauf und seiner hohen Standarisierung ließ sich sehr gut mit diesem Pflegeverständnis verbinden, denn er schreibt ein zweckrationales Handeln vor. Ein Handeln, das durch objektivierte Wahrnehmung, Festlegung von Zielen, systematischer Planung mit anschließender Umsetzung in vorgeschriebener Schrittfolgebestimmt wird.

*Die abschließende Kontrolle überprüft, **ob ›alles nach Plan gelaufen‹** ist.*

*Das damit mechanisierte Vorgehen **erfordert ein logisch-deduktives Denken**, das fast zwangsläufig zu einer **sachlich-objektiven Beziehung zum ›Arbeitsgegenstand‹ Mensch** führt. Diese systembedingte Auswirkung des Pflegeprozesses ist als Paradoxon zu bezeichnen, wurde er doch mit der Hoffnung geschaffen, die Beziehung zum hilfebedürftigen Menschen individuell und umfassend gestalten zu können.*«[62]

Laut *Schöninger* und *Zegelin-Abt* stellen die einzelnen Kreise innerhalb der Darstellung des Pflegeprozesses mit seinen sechs Schritten eine Isoliertheit untereinander dar, die allenfalls durch Verbindungsschritte miteinander verbunden sind. Sie sehen die Schritte auch als völlig lösgelöst von der eigentlichen Pflege und Beziehung zum Patienten.

Liliane Juchli, die sich in ihrem Denken, Handeln und Tun der ganzheitlichen Pflege gewidmet hat, spricht dagegen etwas aus, was bei der Darstellung des Pflegeprozesses einbezogen werden sollte: »*Aber Theorien, so einleuchtend sie sein mögen, bewirken in uns, in unserem Alltag noch gar nichts. Ich als Mensch bin es, der etwas verändern kann: Es ist meine Art zu leben, die etwas bewirken kann, die Art und Weise, in der ich da bin, mich bewege, in der ich arbeite, pflege, in der ich, um mit Florence Nightingale zu sprechen, Pflege als Kunst ausübe. Dies alles bedeutet, dass ich es bin, der diesen kreativen Prozess lebendig machen kann ...*«[63]

Hier kommt sehr stark die Kompetenz der Pflegekraft zum Ausdruck. Auch im Alltag handeln hochkompetente und erfahrene Pflegekräfte in den unterschiedlichsten Situationen richtig, sie benutzen ihre Intuition, Erfahrung, Wissen, ihre Beobachtung und ihren gesunden Menschenverstand um schnell und gut auch im Sinne des Klienten zu handeln.[64]

5.2.2 Der Pflegeprozesses in einem fähigkeitsorientierten Ansatz

Da ich nach wie vor sehr hohen Wert auf einen fähigkeitsorientierten Ansatz lege und den Klienten immer wieder im Mittelpunkt der Pflege und Begleitung sehe, stellt sich für mich der Pflegeprozess so dar, wie er in Abbildung 5 gezeigt wird.

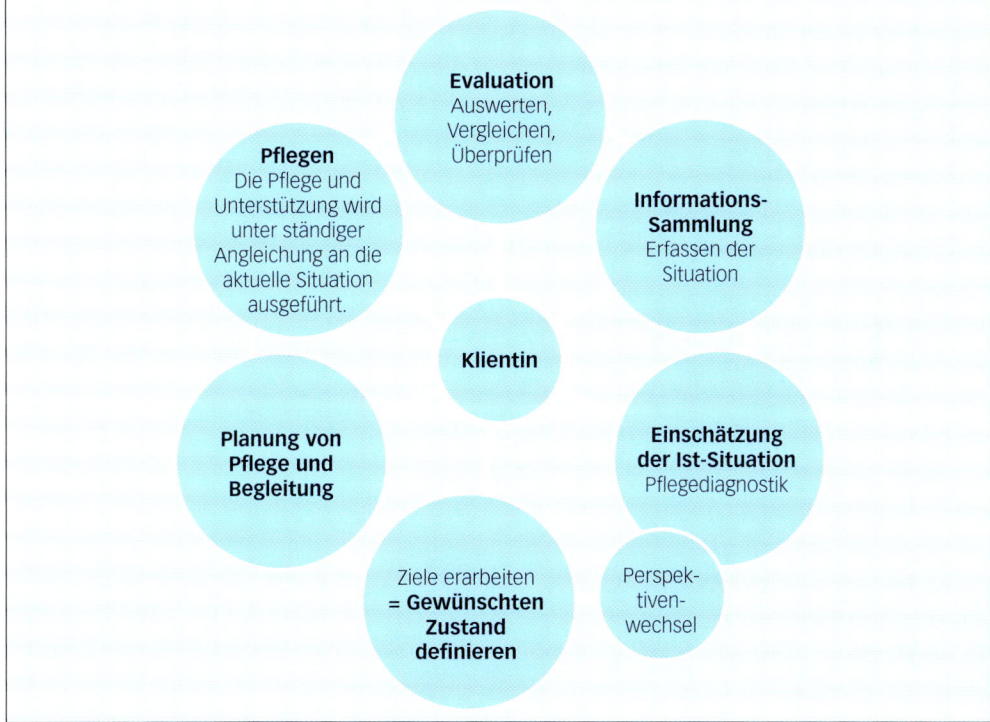

Abb 5: Vorschlag für die Darstellung des Pflegeprozesses.

Abbildung 5 zeigt, dass ich mich absichtlich von den klassischen Begriffen wie »Probleme« und »Ressourcen« entfernt habe.

Pflege ist ein ständiger Prozess. Lassen Sie mich einen Gedanken hinzunehmen, der den Auftrag und das Vorgehen innerhalb der Pflege betrachtet: Beide – Klient und Pflegekraft – tasten sich, wenn das Vertrauen auf beiden Seiten geschaffen ist, mit ihren gemeinsamen Fähigkeiten Schritt für Schritt vor zu sinnvollem Alltag und sinnvollen Lösungen, jeder trägt das seine bei. Pflege ist ein Prozess des Führens und Folgens, in dem beide den Weg und das Ziel bestimmen und aufeinander eingehen. Beide sind gleichberechtigt und die Pflegekraft bemüht sich, eine Stimmung und Situation zu schaffen, in der für den Klienten alles möglich ist, was möglich sein kann.

Da der Pflegeprozess in Bewegung ist und beide (Klient und Pflegekraft) miteinander in einem Strom schwimmen, gilt es, die Schritte im Pflegeprozess immer in einem fähigkeitsorientierten ständigen Austausch zu sehen und zu gestalten.

5.3 Die Pflegedokumentation

Der Begriff Pflegedokumentation enthält zwei Wörter, wovon die »Pflege« bereits oben definiert wurde. »Dokumentation« meint zunächst *Zusammenstellung, Ordnung und Nutzbarmachung von Dokumenten und (…) Materialien aller Art.*[65]

> Daraus folgt: Die Pflegedokumentation enthält alle pflegerelevanten Daten eines Patienten, damit die Pflegeplanung, der Pflegeprozess und der Leistungsumfang systematisch für alle an der Pflege Beteiligten sichtbar ist. Sie ist somit ein zentraler Datenträger.

Es gibt die Pflegedokumentation in den verschiedensten Ausführungen. Der Wettbewerb der verschiedenen Anbieter lässt immer wieder neue Dokumentationsmappen und Formulare auf den Markt kommen. Nicht unerheblich ist das Ausmaß an EDV-unterstützter Pflegedokumentation. Maßgeblich für den effektiven und entspannten sowie sinnvollen Umgang mit der Pflegedokumentation ist die Zusammenstellung der Formulare untereinander.

Hier möchte ich zwei Formulare der Dokumentation erwähnen, die einen besonderen Stellenwert in der Pflegeplanung für Menschen mit Demenz haben.

5.3.1 Die Pflegeanamnese

Die Pflegeanamnese ist das Kernstück der Pflegeplanung und ein bedeutendes Einschätzungsinstrument innerhalb des dokumentierten Pflegeprozesses. Denn an diesem Punkt besteht die Möglichkeit, den Menschen mit Pflegebedarf in seiner Ganzheit einzuschätzen. Gleich einer Checkliste findet eine Betrachtung statt.

Der Klient hat zugleich die Möglichkeit, seine Sicht der Situation einzubringen. In der Pflegeanamnese können Gewohnheiten gesammelt werden, ihre wichtigste Aufgabe ist es aber, die Pflegediagnostik voranzutreiben. Weil hier die Fähigkeiten des Klienten beobachtet, erfragt und beurteilt werden, findet Klärung bzgl. des individuellen Pflegebedarfs und der Formulierung einer Pflegediagnose statt.

5.3.1.1 Definition

Anamnese ist zum einen die »*Vorgeschichte einer Krankheit nach Angaben des Kranken*«.[66] In dieser Definition wird der Vorgang »Anamnese« auf die Vorgeschichte eingeschränkt, also auf die Vergangenheit gerichtet. Der Kranke selbst gibt hier Auskunft. Eine andere Definition (vgl. *Arets* et al.) zieht den Aspekt der pflegerischen Situation hinzu: »*Die Pflegeanamnese umfasst ein systematisches und zielgerichtetes Gespräch, in dem die Pflegende in aktiver Zusammenarbeit mit dem Patienten alle für die individuelle Pflege wichtigen Fakten sammelt.*« Hier wird noch keine Aussage dazu gemacht, dass es sich um ein dokumentiertes Gespräch handelt, obwohl dies im Alltag häufig der Fall ist.

Arets betont, dass es sich bei der Pflegeanamnese um ein Instrument handelt, das eine individuelle Pflege ermöglicht: »*Die Pflegeanamnese ist ein umfassender Akt, innerhalb dessen beobachtet, erfragt, gedeutet, eingeschätzt und Informationen gesammelt werden. Sie besteht aus einer gekonnten Gesprächsführung, einer beginnenden Beziehung zur Klientin und ihren Bezugspersonen, der Erhebung von Gewohnheiten, Fähigkeiten und Bedürfnissen, Einschränkungen, Erwartungen und Wünschen sowie einer Betrachtung der Gesamtsituation. Dabei werden Aspekte aus der Vergangenheit sowie die derzeitige Situation eingeschätzt. Sie wird dokumentiert innerhalb eines eigens dafür angelegten Formulars, innerhalb dessen sich das Pflegeverständnis der durchführenden Pflegekraft wiederspiegelt.*«

5.3.1.2 Mitwirkung des Klienten und seiner Bezugspersonen.

Die Erstellung der Pflegeanamnese ist ohne die Mitwirkung des Klienten nicht möglich. Er ist Dreh- und Angelpunkt des Tun und der Einschätzung. Allerdings hängt es von Alter, Einschränkung, Krankheit und allgemeiner Ist-Situation ab, »inwieweit verbale Kommunikation und damit Einschätzung möglich ist«. Es gibt Situationen, in denen der Klient nicht mehr hundertprozentig orientiert ist. Ist dies oder eine andere Einschränkung der Fall, wird von der Pflegefachkraft empathisches Beobachten, Deuten und Fragen verlangt. Dies umso mehr, je weniger der Klient sprechen kann.

Auch wenn der Klient Äußerungen tätigt, die nicht der Wahrnehmung der Pflegefachkraft entsprechen, ist sensible Deutung und Beobachtung gefragt.

Dazu ein Beispiel: Eine 88-jährige Klientin wird im Zuge des Erstgesprächs in ihrer Wohnung aufgesucht. Dort werden die ersten Daten und Informationen gesammelt. Der Pflegefachkraft fällt gleich auf, dass die Klientin ein Flüssigkeitsdefizit aufweist. Sie nimmt Merkmale dazu wahr (Mundtrockenheit beim Sprechen, trockene Haut und Zunge, keinerlei Gläser oder andere Hinweise auf Trinkgefäße u. ä.). Die Klientin beantwortet die Frage nach den Trinkgewohnheiten mit dem Satz: »*Ich trinke genug*«. Hier zeigt sich ein Widerspruch auf, der häufig anzutreffen ist.

Es gilt also, bei der Erstellung der Pflegeanamnese genau zu deuten, was hinter den genannten Aussagen steckt. Dies geschieht selbstverständlich sachlich und wertneutral. Das Gleiche gilt für die Aussagen von pflegenden Bezugspersonen

5.3.1.3 Beobachtungsprozess

Vielfach herrscht die Meinung vor, dass eine Pflegeanamnese nicht erhoben werden kann, wenn sich der Klient nicht mehr äußert. Dies kann keinesfalls akzeptiert werden, denn gerade dann, wenn keine Informationen gegeben werden können, müssen sie doch gesammelt werden, um den Menschen in seiner Fülle und Gänze zu verstehen. Hier bietet sich der Hinweis auf die Fähigkeit zur Beobachtung an, die eine der Grundvorrausetzungen für den pflegerischen Beruf ist.

Beobachtet werden können:
- Gesichtsausdruck
- Mimik
- Gestik
- Körperhaltung
- Körperlage
- Haut/Hautfärbung
- Gang
- Gemütsstimmung
- Körpergröße
- Ernährungszustand
- Sprachliche Äußerungen und Gesprächsverhalten
- Umgebung

Betrachten wir beispielsweise das Gesicht genauer, so lassen sich Gesichtsausdrücke differenzieren:
- Ängstlich
- Verwirrt
- Abwesend
- Erschrocken
- Verzweifelt
- Erwartungsvoll
- Hoffend
- Traurig
- Gelöst
- Verschlossen
- Schmerzverzerrt
- Ausgetrocknet
- Müde
- Verlebt
- Abgekämpft
- Heiter
- Teilnahmslos
- Leuchtend

- Vertrauensvoll
- Ernst
- Seriös
- Verkrampft
- Aggressiv
- U. a.[67]

Es liegt an der Pflegefachkraft, die Genauigkeit ihrer Beobachtung zu nutzen.

Tipp:
Die Pflegeanamnese ist eine unabdingbare Basis für das weitere Vorgehen innerhalb des Pflegeprozesses. Sie ist nie wirklich fertig! Die zu Beginn des Pflegeprozesses erhobenen Daten und Informationen können sehr wohl und sinnvoll durch ständige Beobachtung aktualisiert werden. Die Pflegeanamnese macht die Situation auch für Außenstehende transparent.

Die Pflegeanamnese ist eines der aufschlussreichsten Formulare und Informationslieferanten für eine genaue Pflegeplanung, denn

»*Die Pflegedokumentation muss so beschaffen sein, dass eine fremde Pflegefachkraft, die nicht aus der Einrichtung kommt (z. B. eine Pflegefachkraft des Medizinischen Dienstes), sich ein zutreffendes Bild über die Situation eines Menschen machen kann und danach pflegen könnte – ohne das ein Schaden für den Betroffenen entsteht …*«[68]

Es ist wichtig, dass Pflegeanamnese und Pflegeplanung eng miteinander korrespondieren, dies bringt Erleichterung in der Einschätzung des Pflegebedarfs und der Pflegediagnosen. Hierzu finden Sie Erläuterungen im Kapitel 5.3.2.

5.3.1.3 Formular der Pflegeanamnese

Abbildung 6 zeigt ein Beispiel einer Pflegeanamnese nach den FEDL.

Sie wirkt auf den ersten und auch vielleicht zweiten Blick sehr umfangreich. Hat man sich allerdings einmal in die Systematik eingelesen, ist sie eine gute Basis für die anschließende Pflegeplanung, zumal in ihr viel Formulierungen stecken, die innerhalb der Pflegeplanung verwendet werden können.

Pflegeanamnese vom: _____ Name: _____ Blatt Nr.: _____

Fähigkeiten und Existentielle Erfahrungen (FEDL) nach Barbara Messer
Schwerpunkt: Pflege von Menschen mit Demenz

1.) Fähigkeit zu kommunizieren:

Die Fähigkeit, zu kommunizieren, verbal und nonverbal, sich mündlich und schriftlich mitzuteilen; Mimik, Gestik, Wahrnehmungsvermögen in Bezug auf Hören, Sehen, Gesichtsfeld, Hilfsmittel und deren Umgang damit. Die Fähigkeit, das Bedürfnis nach Kommunikation auszudrücken.

Sehen:
- ☐ reagiert mit den Augen auf Fragen
- ☐ verfolgt Bewegungen mit den Augen
- ☐ nutzt Brille o. ä.: _____
- ☐ hält Augen auch bei Kontakt verschlossen
- ☐ stellt bei Kontakt Augenkontakt her
- ☐ blinzelt bei Verstehen
- ☐ Liest Schrift
- ☐ hält Augen verschlossen
- ☐ glasiger Blick
- ☐ Weiteres: _____

Hören:
- ☐ reagiert auf Geräusche mit Kopfdrehen/-neigen
- ☐ gibt an zu hören
- ☐ gibt an, Stimmen oder Geräusche zu hören
- ☐ nutzt Hörgerät
- ☐ nutzt Hörhilfen _____
- ☐ versteckt Hörgerät
- ☐ verfolgt Geräusche/Gespräche
- ☐ Weiteres: _____

Sprechen:
- ☐ spricht von sich aus ☐ spricht nach Anregung ☐ äußert sich verständlich
- ☐ drückt Bedürfnis nach verbaler Kommunikation aus
- ☐ wiederholt gerne folgende Laute: _____
- ☐ Weiteres: _____

Sprache ist:
- ☐ verständlich   ☐ offen   ☐ leise   ☐ laut
- ☐ verwaschen   ☐ undeutlich:
- ☐ verwendet folgende Schlüsselwörter: _____
- ☐ Sonstiges: _____

Verständigung:
- ☐ agiert mit Mimik und Gestik
- ☐ teilt sich durch _____ mit
- ☐ Sonstiges: _____
- ☐ teilt sich durch Schrift mit
- ☐ berührt bei Kontaktaufnahme andere Menschen

Kommunikationsverhalten: _____

Körpersprache/Gestik: _____

Körpersprache/Mimik: _____

Muttersprache: _____

Kommunikation	Unein-geschränkt	Ein-geschränkt	Zeitweise	Bemerkungen/Einschätzung/Beschreibung	Pflegeplan:
Hören					
Sprechen					
Sehen					
Sich mitteilen					
Motivation/Bedürfnis					

Abb. 6: Pflegeanamnese FEDL. ▶▶

Bevorzugte Wahrnehmung über: ☐ Sehen   ☐ Hören   ☐ Fühlen

☐ Schmecken   ☐ Riechen

Verwendet häufig Wörter aus dem   ☐ Visuellen Bereich   ☐ auditiven Bereich

☐ taktilen/emotionalen Bereich

☐ gustatorischen Bereich   ☐ olfaktorischen Bereich

Kommunikationsbedürfnis wird folgendermaßen ausgedrückt: _____

Pflegediagnosen: _____

Bemerkungen: _____

_____

_____

Ressourcen: _____

Gewohnheiten: _____

_____

_____

Problematisch ist: _____

_____

_____

☐ Kommunikation Uneingeschränkt möglich	☐ Kommunikation teilweise eingeschränkt, braucht Hilfsmittel; Seh-, Hör-; Sprechhilfen	☐ Kommunikation mit Zeit-/ teilweiser personeller Hilfe möglich, Kommunikationsunterstützende Hilfsmittel reichen nicht aus.	☐ Kommunikation nicht oder nur mit intensivem personellen Aufwand möglich

2.) Fähigkeit, sich zu orientieren:

Die Fähigkeit, orientiert zu sein, zur Person, Situation, Zeit und Raum; sowie die Fähigkeit, das Gedächtnis zu nutzen und die Fähigkeit, sich zu konzentrieren, Hilfsmittel zu nutzen.

Organisation	Unein- geschränkt	Ein- geschränkt	Zeitweise	Bemerkungen/ Einschätzung/Beschreibung	Pflegeplan:
Zeitlich					
Örtlich					
Zur Person					
Situativ					
Gedächtnis					
Konzentration					

Abb. 6: Pflegeanamnese FEDL, Fortsetzung.   ▶▶

Orientierung	Ja	Nein
Ist bei guter Tagesform zeitlich orientiert		
Kennt Zeitbegriffe und kann sie anwenden – Heute, Morgen, Früher, Später		
Liest Uhrzeit ab		
Verbindet bestimmte Zeigereinstellungen mit bestimmten Ereignissen		
Kennt sein/ihr eigenes Geburtsdatum		
Ist bei guter Tagesform örtlich orientiert		
Nutzt markante Merkmale in der Umgebung zur Orientierung		
Ist bei guter Tagesform situativ orientiert		
Holt Einkünfte ein, wenn er/sie nicht weiter weiß		
Reagiert auf Ansprache zur eigenen Person mit		
Reagiert auf Vornamen besser als auf Nachnamen (oder Geburtsname / Kosewort)		
Erkennt sich auf alten Photos wieder		
Erkennt sich auf aktuellen Photos wieder		
Benennt eigene Gegenstände und Utensilien als eigenen Besitz		
Erkennt Angehörige, reagiert mit Ansprache o. ä.		
Verhält sich situationsgerecht		
Unterbricht Handlungen nach kurzer Zeit		
Nutzt verbale Anleitung, um unterbrochene Handlungen weiterzuführen		
Nutzt nonverbale Anleitung, um unterbrochene Handlungen weiterzuführen		
Antwortet auf Fragen zu jüngsten Ereignissen		

Orientierungsbedürfnis wird folgendermaßen ausgedrückt: _____

Orientierungshilfen, folgende werden genutzt: _____

Pflegediagnosen: _____

Bemerkungen: _____

_____

_____

Ressourcen: _____

Gewohnheiten: _____

_____

_____

Problematisch ist: _____

_____

| ☐ Orientierung Uneingeschränkt möglich | ☐ Orientierung teilweise eingeschränkt, braucht Hilfsmittel. | ☐ Orientierung mit Zeit-/teilweiser personeller Hilfe möglich, Orientierungsunterstützende Hilfsmittel reichen nicht aus. | ☐ Orientierung nicht oder nur mit intensivem personellen Aufwand möglich |

Abb. 6: Pflegeanamnese FEDL, Fortsetzung. ▶▶

3.) Fähigkeit, sich zu bewegen:

Die Fähigkeit, sich zu bewegen, eine gewünschte oder notwendige Veränderung der Körperhaltung einzunehmen, die Fähigkeiten mit Hilfsmitteln umzugehen- sie zu nutzen sowie evtl. Gefahren durch unzureichende Bewegung. Die Fähigkeit, das Bedürfnis nach Bewegung auszudrücken, auszuleben.

	Selbst-ständig	Nutzt Anleitung	Nutzt Hilfe	Bemerkungen/ Einschätzung/Beschreibung	Pflegeplan:
Lagern im Bett					
Aufstehen/Hinlegen					
Freies Sitzen					
Stehen					
Gehen					
Transfer					
Gebrauch von Gehhilfen					
Umgang mit Rollstuhl					

Mikro-bewegungen:
☐ Kopf   ☐ Hals/Nacken   ☐ Rücken   ☐ Brustkorb/Bauch
☐ Arme/Hände   ☐ Schulter   ☐ Unterleib/Gesäß   ☐ Beine/Knie
☐ Füße   ☐ Weitere Eigenbewegungen _____
☐ Spastik, wo: _____   ☐ Thrombosen, wo: _____
☐ Kontraktur, wo: _____   ☐ Dekubitus, wo: _____
☐ Akinese   ☐ Tremor   ☐ Paresen   ☐ Plegien
☐ Hemiplegie   ☐ Haltungsschaden _____
☐ Einschießende Bewegungen

Bewegungs-verhalten:
☐ Bewegungsdrang: _____   ☐ Bewegungsarmut _____
☐ verlässt Wohnung/Wohnbereich, möchte z. B. »nach Hause«
☐ geht rastlos auf und ab   ☐ sitzt kaum still   ☐ Apraxie
☐ führt sich wiederholende Bewegungen aus:
☐ Sonstiges: _____

Gangart: ☐ langsam   ☐ schlurfend   ☐ trippelnd   ☐ schwankend
☐ Sonstiges: _____

Körperhaltung: ☐ aufrecht   ☐ gebeugt   ☐ Sonstiges: _____

Sturzgefahr: ☐ ist schon oft gestürzt   ☐ erkennt Stolpergefahren
☐ trägt festes Schuhwerk   ☐ trägt gefährliches Schuhwerk   ☐ schwankt
☐ Sturzgefahr besteht besonders durch: _____
☐ Sonstiges: _____

Bewegungsbedürfnis wird folgendermaßen ausgedrückt: _____

Pflegediagnosen: _____

Bemerkungen:. _____

Ressourcen: _____

Gewohnheiten: _____

Problematisch ist: _____

☐ Bewegung ist ohne Einschränkung möglich	☐ Bewegung ist erschwert, unsicher oder verlangsamt, kann jedoch mit Hilfsmitteln selbstständig erfolgen	☐ Für Bewegung ist (ggf. neben Hilfsmitteln) personelle Hilfe zeit-/teilweise nötig.	☐ Zur Bewegung ist ständige personelle Hilfe erforderlich

Abb. 6: Pflegeanamnese FEDL, Fortsetzung.

▶▶

4.) Fähigkeit, vitale Funktionen aufrechtzuerhalten:

Die Fähigkeit, ausreichend zu atmen und die eigenen vitalen Funktionen aufrecht zu halten, Atemverhalten: Husten, Verschleimung, Infekte, Atemstörungen; Kreislauf, Durchblutung, RR, Puls, Temperaturregelung, Fieber, Transpiration, Schwitzen, Frieren

Atmung:
- ☐ normal ☐ eingeschränkt ☐ Auswurf ☐ Zyanose
- ☐ Asthma ☐ Atemnot bei Anstrengung ☐ atmet schwer
- ☐ atmet schnell aus und ein ☐ atmet oberflächlich ☐ hyperventiliert schnell
- ☐ Sonstiges: _____

Atemfrequenz: ☐ Bradypnoe ☐ Tachypnoe ☐ Apnoe

Husten: ☐ akuter Husten ☐ chronischer Husten ☐ Asthma

Atemnot: ☐ bei größeren ☐ bei mäßigen ☐ bei geringen körperlichen Anstrengungen
☐ Atemnot auch in Ruhe/Ruhedyspnoe

Atemgeruch:
- ☐ Azeton ☐ Ammoniak ☐ Geruch nach frischer Leber
- ☐ Eitergeruch ☐ Fäulnisgeruch ☐ Urinöser Geruch

Atemgeräusche:
- ☐ geräuschlos ☐ hechelnd ☐ röchelnd
- ☐ schnappend ☐ rasselnd ☐ pfeifend
- ☐ Sonstiges: _____
- ☐ Gewohnheiten wie z. B. Rauchen: _____
- ☐ Absauggerät: _____ ☐ Inhalator
- ☐ Sauerstoffgabe ☐ Vibrax ☐ Aromatherapie mit: _____

RR: _____ Tendenz: _____ **Puls:** _____ **BZ:** _____ mg %.

Größe: _____ Gewicht: _____

Wärme/Kälteempfinden: ☐ friert schnell ☐ schwitzt stark

☐ Temp.: _____ ☐ fühlt sich wohl mit: _____

Wärmeregulation: ☐ uneingeschränkt ☐ eingeschränkt durch: _____

Stoffwechsel: ☐ uneingeschränkt ☐ eingeschränkt durch: _____

RR: _____ Tendenz: _____ **Puls:** _____ **BZ:** _____ mg %.

Größe: _____ Gewicht: _____

Wärme/Kälteempfinden: ☐ friert schnell ☐ schwitzt stark

☐ Temp.: _____ ☐ fühlt sich wohl mit: _____

Pflegediagnosen: _____

Bemerkungen: _____

_____

Ressourcen: _____

Gewohnheiten: _____

Problematisch ist: _____

☐ Keine Hilfsmittel und keine personelle Hilfe erforderlich	☐ Aufrechterhaltung erfordert mehr Zeit, auch bei selbstständiger Hilfsmittelbenutzung	☐ Aufrechterhaltung bereitet Beschwerden, daher personelle Hilfe erforderlich.	☐ Ständige Abhängigkeit von personeller Hilfe/ maschineller Hilfe

Abb. 6: Pflegeanamnese FEDL, Fortsetzung.

►►

5.) Fähigkeit, sich zu Pflegen und zu Kleiden:

Die Fähigkeit, indiv. Körperpflege sowie An- und Auskleiden, incl. Kleiderauswahl auszuführen. Hautzustand, Hautpflege, Kosmetika, Einschränkung b. d. Durchführung, Mund-, Nasen-, Augen-, Nagel-, Haar-, Intimpflege. Die Fähigkeit, das Bedürfnis nach Sauberkeit, Gepflegt-Sein und Erscheinungsbild auszudrücken, die Fähigkeit, dieses auszuleben.

	Selbst- ständig	Unter Anleitung	Nutzt Hilfe	Bemerkungen/ Einschätzung/Beschreibung	Pflegeplan:
Bad/Dusche					
Waschen Waschbecken					
Intimpflege n. Ausscheidung					
Waschen Bett					
Mund-/Zahn-, Prothesenpflege					
Hautpflege Rasieren: ☐ nass ☐ trocken					
Haarpflege					
Kosmetik					
… sich zu kleiden					
… Kleidung auszuwählen					

☐ äußert Wünsche zur Körperpflege ☐ drückt aus, sich selbst weitgehend zu waschen
☐ wäscht Teilbereiche selbst: _____
☐ wäscht sich unter Anleitung Gesicht/Oberkörper vorne, etc.:
☐ akzeptiert Übernahme der Körperpflege d. Pflegekräfte _____
☐ fordert Hilfe an ☐ wehrt Hilfe von Pflegekräften ab ☐ verwendet Waschutensilien sinngemäß
☐ verwendet Waschutensilien nicht sinngemäß ☐ Waschzwang ☐ wehrt Körperpflege ab
☐ klammert sich bei der Körperpflege fest (Haltegriffe, Pflegekräfte) ☐ unterbricht Waschvorgang immer wieder
☐ wäscht dieselbe Körperstelle mehrfach hintereinander ☐ wechselt verschmutzte Kleidung
☐ wechselt ungern verschmutzte Kleidung ☐ trägt situationsgerecht nicht passende Kleidung
☐ lässt Schuhe offen Kleidungsauswahl: ☐ harmonisch ☐ nicht harmonisch
☐ zieht tw. Kleidungsstücke an ☐ knöpft Kleidung ☐ zieht sich selbst aus
☐ akzeptiert Übernahme des Kleidens d. Pflegekräfte _____
☐ unterbricht An- o. Ausziehvorgang immer wieder ☐ trägt gern traditionelle Kleidung
☐ wehrt sich gegen Kleidungswechsel

Hautbeschaffenheit: ☐ normal trocken ☐ extrem trocken ☐ feucht ☐ schuppig
☐ Ekzeme ☐ elastisch ☐ glatt
☐ Allergische Reaktionen ☐ Hämatome ☐ Ödeme
☐ Ulcera ☐ Sonstiges: _____

Hautfarbe: ☐ gerötet ☐ blass ☐ gelb-braun ☐ blau-grau
☐ bläulich -rot ☐ elastisch ☐ glatt ☐ zyanotisch

Hilfe durch Angehörige: _____ **Vorlieben/trägt gern:** _____

Pflegediagnosen: _____

Bemerkungen:. _____

Ressourcen: _____

Gewohnheiten: _____

Problematisch ist: _____

☐ Selbstständige und situations-gerechte Entscheidung/Ausführung v. Körperpflege und An-, bzw. Auskleiden	☐ Benötigt mehr Zeit und/oder ist mit Hilfsmitteln fähig zur Körperpflege und zum An- oder Auskleiden	☐ Benötigt zeit-/teilweise Hilfe, kann Erforderlichkeit nicht erkennen	☐ Kann nicht selbstständig Körperpflege oder An- und Auskleiden durchführen, ständige personelle Hilfe

Abb. 6: Pflegeanamnese FEDL, Fortsetzung. ▶▶

6.) Fähigkeit, zu Essen und zu Trinken:

Die Fähigkeit, essen u. trinken zu können; d. h. eine bedarfs- Auswahl der Menge und der Zusammensetzung der Nahrung, der Vorbereitung der Nahrungsaufnahme (z. B. Körperhygiene, angemessene Körperhaltung), die Nachbereitung der Nahrungsaufnahme (Mundhygiene) vornehmen. Die Fähigkeit, das Bedürfnis nach zu Essen und Trinken auszudrücken, auszuleben

	Selbst-ständig	Nutzt Anleitung	Unselbst-ständig	Bemerkungen/ Einschätzung/Beschreibung	Pflegeplan:
Essen					
Trinken					

☐ äußert Wunsch zu essen ☐ schluckt sicher ☐ sitzt bei Mahlzeiten gerne bei Tisch ☐ isst gerne

☐ nimmt dünnflüssige Kost zu sich ☐ nimmt Nahrung u. A. ein ☐ nutzt Hilfsmittel

☐ nimmt Nahrung mit Unterstützung ein ☐ isst tagesformabhängig alleine ☐ isst mit den Fingern

☐ sieht Notwendigkeit zu essen ein ☐ sammelt Nahrungsreste in den Wangentaschen

☐ nimmt sich Nahrung von anderen Tellern ☐ signalisiert Sättigungsgefühl

☐ sammelt Nahrungsmittel in: _____

☐ äußert Hunger ☐ übersteigerte Nahrungsaufnahme ☐ isst sehr langsam

☐ schiebt Nahrung lange im Mund hin und her ☐ trifft keine Auswahl ☐ äußert bei Mahlzeiten, vergiftet zu werden

☐ Sonstiges:_____

☐ äußert Wunsch zu trinken ☐ schluckt sicher ☐ trinkt gerne ☐ trinkt schluckweise

☐ Trinkt u. A. ☐ trinkt mit Unterstützung ☐ trinkt tagesformabhängig alleine

☐ sieht Notwendigkeit zu trinken ein ☐ nutzt Hilfsmittel

☐ wehrt sich gegen Trinkangebote ☐ spuckt angereichte Flüssigkeit wieder aus

☐ trinkt nicht geeignete Flüssigkeiten

☐ Sonstiges:_____

Kostform: ☐ Vollkost ☐ Diätkost: _____

☐ Diabeteskost ☐ Schonkost ☐ hochkalorische Kost ☐ vegetarisch

☐ Sonstiges: _____

Darreichungsform: ☐ normal ☐ gabelweich ☐ Fleisch passiert

☐ alles passiert ☐ bissfest

Vorlieben: _____ **Abneigungen:** _____

Ernährungszustand: ☐ gut ☐ kachektisch ☐ adipös ☐ exsikkiert

Appetit: ☐ gut ☐ befriedigend ☐ mäßig ☐ schlecht

Trinkmenge: derzeit tgl. Ø _____ ml

Ernährungsgewohnheiten: _____ **Eiweißportionen:** _____

Störungen: ☐ Schluckstörungen ☐ Kaustörungen ☐ Nahrung wird nicht erkannt

☐ Konzentrationsstörungen ☐ Sonstiges: _____

Pflegediagnosen: _____

Bemerkungen:. _____

Ressourcen: _____

Gewohnheiten: _____

Problematisch ist: _____

☐ Essen u. Trinken bedarfsgerecht und selbstständig	☐ braucht mehr Zeit, selbstständig mit Hilfsmitteln	☐ zeit-/teilweise personelle Hilfe erforderlich, auch bei der mundgerechten Zubereitung/Nahrungsaufnahme	☐ Ständige Aufforderung, Erinnern, Anleiten, Führen der Hand, Eingeben notwendig

Abb. 6: Pflegeanamnese FEDL, Fortsetzung. ▶▶

7.) Fähigkeit, Auszuscheiden:

Die Fähigkeit, kontinent zu sein, auszuscheiden; Kontinenz, Inkontinenz. Die Fähigkeit, dass Bedürfnis, auszuscheiden, auszudrücken oder auszuleben.

☐ zeigt Harndrang an durch: _____

☐ zeigt Stuhldrang an durch: _____

☐ bemüht sich, einen Toilettengang alleine durchzuführen

☐ verwendet INKO-Material selbst   ☐ fordert Hilfe an   ☐ nimmt Hilfe an

☐ findet die Toilette selbst   ☐ Nutzt Urinflasche o. ä.

☐ akzeptiert beginnende Inkontinenz   ☐ führt Intimpflege selbst durch

☐ führt Intimpflege unter Anleitung aus   ☐ ist kontinent bei Toilettentraining

☐ schätzt eigene Stuhlganghäufigkeit realistisch ein   ☐ nutzt andere Utensilien als Toilette, z. B: in Wohnräumen

☐ »bearbeitet« verschmutzte Inkontinenzeinlagen   ☐ zerpflückt Inkontinenzeinlagen

☐ wehrt sich gegen Hilfe bei der Ausscheidung von Pflegekräften

☐ Sonstiges: _____

Stuhlgang: ☐ normal   ☐ neigt zu Durchfall   ☐ neigt zu Verstopfung

      ☐ Anus praeter   ☐ verschmiert Stuhlgang

      ☐ nimmt Stuhlgang in den Mund   ☐ fordert mehr als täglich Abführmittel

Stuhlinkontinenz: ☐ nein   ☐ gelegentlich   ☐ immer

      ☐ Sonstiges: _____

Harninkontinenz: ☐ nein   ☐ gelegentlich   ☐ immer   ☐ schwer

      ☐ Toilettengänge erfolgreich   ☐ dementiert Harninkontinenz

      ☐ Sonstiges: _____

Blasenkatheter: Typ: _____ Größe: _____ seit: _____

      ☐ Suprapubisch

Hilfsmittel: ☐ Toilettenstuhl   ☐ Steckbecken   ☐ Urinflasche

      ☐ Kondomurinal

      ☐ Sonstiges _____

Inkontinenzmaterial: Tagsüber _____

      Nachts _____

      Wünsche und Vorlieben: _____

Pflegediagnosen: _____

Bemerkungen:. _____

Ressourcen: _____

Gewohnheiten: _____

Problematisch ist: _____

☐ Entscheidung und Realisierung der Aus-scheidung erfolgt sicher u. selbstständig	☐ Selbständige Unterstützung von Miktion u. Defäkation mit Hilfsmitteln wie z.B. Urinflasche, Steckbecken, Toilettenstuhl, etc.	☐ Braucht zeit-/teilweise personelle Hilfe bei der Ausscheidung und Intim-hygiene; Anleitung zum Kontinenz-training, Aufforderung zum Toilettengang.	☐ Ständige personelle Hilfe bei Miktion/Defäkation erforderlich

Abb. 6: Pflegeanamnese FEDL, Fortsetzung.   ▶▶

8.) Fähigkeit, zu ruhen, zu schlafen und wach zu sein:

Die Fähigkeit zu schlafen und wach zu sein; Individuelle Schlafgewohnheiten, Schlaf-, Wachrhythmus, Schlafqualität, -dauer, -zeiten, Unterstützung z. B. der Medikamente, Schlafritual. Die Fähigkeit, das eigene Schlafbedürfnis auszudrücken, auszuleben.

Schlaf:
- ☐ schläft fest und tief
- ☐ schläft nach Schlafunterbrechungen wieder ein
- ☐ gestaltet Einschlafzeit nach eigenen Wünschen
- ☐ holt bei Bedarf Hilfe
- ☐ irrt nachts herum
- ☐ legt sich in fremde Betten
- ☐ nachts vermehrt Unruhe
- ☐ reagiert bei Unruhe nachts positiv auf Validation: _____
- ☐ klagt über Müdigkeit
- ☐ räumt Gegenstände, Möbel etc. in der Nacht
- ☐ findet Ruhe in der Gegenwart von anderen/Pflegekräften
- ☐ vermehrt Hunger in der Nacht
- ☐ äußert, nicht alleine sein zu wollen
- ☐ profitiert von Nachtcafe
- ☐ Einschlafstörung
- ☐ Durchschlafstörung
- ☐ kombinierte Ein- und Durchschlafstörung
- ☐ Tiefschlafstörung
- ☐ Tag-/Nachtumkehr
- ☐ benennt Schlafstörungen
- ☐ Morgenmensch
- ☐ Abendmensch
- ☐ Nickerchen zwischendurch
- ☐ fühlt sich morgens ausgeschlafen
- ☐ Mittagsschlaf _____
- ☐ nimmt Unterstützung an
- ☐ Sonstiges: _____

Schlafrhythmus: _____

- ☐ geht mit Störungen um

Rituale: _____

Pflegediagnosen: _____

Bemerkungen: _____
_____

Ressourcen: _____

Gewohnheiten: _____
_____

Problematisch ist: _____
_____

☐ Altersentsprechender Tag-/Nachtrhythmus vorhanden, bewältigt gelegentliche Schlafstörungen	☐ D. häufige Anwendung von Einschlaf- u. Durchschlafhilfen ist Schlaf über- wiegend gewährleistet, z. B. spez. schlaffördernde Rituale, med. Unterstützung	☐ Tags und/oder nachts Unruhe, ständige Schläfrigkeit, zeit-/teilweise personelle Hilfe zur Aufrechterhaltung des Tag-Nacht-Rhythmus erforderlich	☐ Tag- Nacht-Rhythmus ist stark beeinträchtigt (z.B. nächtliche schwere Unruhe, ständige Somnolenz)

Abb. 6: Pflegeanamnese FEDL, Fortsetzung.

▶▶

9.) Fähigkeit, sich zu aktivieren, anzuregen:

Die Fähigkeit, Einsicht und das Interesse, sich zu aktivieren. Die Möglichkeiten, sich zu aktivieren und fördern, sich anzuregen, Anregung zu erfahren und wahrzunehmen.

Wahrnehmung: ☐ reagiert auf verbale Ansprache   ☐ reagiert auf taktile Reize

☐ reagiert auf Töne, Geräusche, Musik   ☐ reagiert auf Licht   ☐ reagiert auf Gerüche

☐ reagiert auf Stimmungen im Raum   ☐ reagiert auf Geschmack

☐ reagiert auf _____

☐ Stimuliert sich selber mit: _____

Nimmt bevorzugt folgende Reize wahr: _____

☐ reagiert mit »Verschlossenheit«/Rückzug auf: _____

☐ macht einen wachen Eindruck bei: _____

☐ Sonstiges: _____

Grundmotivation, zur Aktivierung/Anregung: _____

Möglichkeit, körperlichen Bereich zu aktivieren/anzuregen: _____

Möglichkeit, psychosozialen Bereich zu aktivieren/anzuregen: _____

Basale Stimulation/Reaktion: _____

Rituale: _____

Pflegediagnosen: _____

Bemerkungen:. _____

_____

_____

_____

Ressourcen: _____

Gewohnheiten: _____

_____

Problematisch ist: _____

☐ Kann Notwendigkeit sich zu aktivieren situationsgerecht einschätzen und so für die eigene Förderung sorgen. Nutzt Anregungen aus der Umgebung positiv.	☐ Notwendigkeit von Aktivierung und Förderung wird nicht immer gesehen, Anregungen aus der Umgebung werden nicht immer genutzt oder wahrgenommen.	☐ Ausreichende Aktivierung, das Abwenden von Schäden durch unzureichende Aktivierung ist zeit-/teilweise durch personelle Hilfe gewährleistet. Anregung aus der Umgebung ist stark eingeschränkt, nur mit personeller Unterstützung möglich.	☐ Dauernde Hilfe notwendig um Schäden von unzureichender Aktivierung zu vermeiden. Wahrnehmung von Anregungen aus der Umgebung stark eingeschränkt, nur mit personeller Unterstützung möglich.

Abb. 6: Pflegeanamnese FEDL, Fortsetzung.

10.) Fähigkeit, sich sinnvoll zu beschäftigen:

Die Fähigkeit, sich innerhalb des Tages individuell sinnvoll zu beschäftigen, eigenen Vorlieben und Interessen nachzugehen, Umgang mit Hilfsmitteln, Hobbys, Interessen, Aktivitäten alleine/mit Anderen, Wünsche, Möglichkeiten, Außenaktivitäten. Die Fähigkeit, das Bedürfnis nach Beschäftigung und Aktion auszudrücken, auszuleben.

☐ beschäftigt sich selber   ☐ äußert den Wunsch nach Beschäftigung

☐ beschäftigt sich mit: _____

☐ ist Anregungen gegenüber aufgeschlossen   ☐ nutzt Hilfsmittel   ☐ gestaltet Tagesablauf selbst

☐ Konzentration ca. ____ Minuten bei beliebter Tätigkeit   ☐ starke Ruhelosigkeit bei Veranstaltungen

☐ bevorzugt Beschäftigung: ☐ alleine   ☐ zu zweit   ☐ in kleinen Gruppen   ☐ in großen Gruppen

☐ sitzt bei Gruppenaktivitäten passiv dabei   ☐ lehnt häufig Beschäftigungsangebote ab

☐ Versteckt/verlegt oder sammelt Gegenstände (auch aus fremden Zimmern)

☐ Sonstiges: _____

Hobbys/frühere Interessen: _____

☐ Haushaltstätigkeiten: _____

Frühere berufliche Tätigkeiten: _____

☐ Sonstiges: _____

Jetzige Möglichkeiten, sich sinnvoll zu beschäftigen:

☐ Handarbeiten   ☐ Kochen/Mahlzeiten zubereiten   ☐ Backen   ☐ Fernsehen

☐ Radio   ☐ Zeitung   ☐ Computer/Internet

☐ Möglichkeiten bei Bettlägerigkeit zur sinnvollen Beschäftigung.

_____

Rituale: _____

Pflegediagnosen: _____

Bemerkungen: _____

_____

Ressourcen: _____

Gewohnheiten: _____

_____

Problematisch ist: _____

_____

☐ Selbstständige Zeit-/Tages- und Alltagsgestaltung	☐ Hilfsmittel und/oder Anreize notwendig	☐ Braucht zeit-/teilweise personelle Hilfe zur Zeit-/Tages- und Alltagsgestaltung	☐ Sinnvolle Beschäftigung, Tages- und Zeitgestaltung nur mit ständiger personeller Hilfe möglich

Abb. 6: Pflegeanamnese FEDL, Fortsetzung.   ▶▶

11.) Fähigkeit, zufrieden sein zu können und Emotionalität:

Die Fähigkeit, zufrieden zu sein, Ausdruck von Gefühlen, Behagen, Unbehagen; die Möglichkeiten, ein zufriedenes Gefühl zu empfinden oder Missbehagen ausdrücken zu können. Krisen, Einschränkungen und Defizite, Wünsche, Probleme, Vorlieben, Ausdruck von Sexualität etc.

☐ äußert auf Nachfragen Zufriedenheit   ☐ drückt Gefühle adäquat aus   ☐ wirkt in sich ruhend, zufrieden

☐ äußert verbal Unzufriedenheit: _____

☐ drückt Unzufriedenheit folgendermaßen aus: _____

☐ fühlt sich wohl mit: _____

☐ reagiert auf Wünsche an ihn/sie mit Ungeduld   ☐ drückt Schamgefühl adäquat aus

☐ schneller Stimmungswechsel

☐ Sonstiges: _____

Wünsche und Bedürfnisse werden geäußert: ☐ selbstständig   ☐ auf Nachfragen   ☐ nicht geäußert

☐ zeigen sich durch: _____

☐ Rückzug: _____

☐ Sehnsucht nach: _____

☐ Klient verteidigt sich folgendermaßen bei Nichtbeachtung seiner/ihrer Wunschäußerung.

_____

☐ Wünsche: _____

Verbesserungsmöglichkeiten der Situation: _____

Sexuelle Wünsche/Bedürfnisse werden ausgedrückt:

_____

☐ befriedigt sich selber   ☐ bittet Andere um sexuelle Berührungen

☐ berührt andere Klienten/Pflegekräfte mit sexueller Absicht

☐ fordert verbal zu sexuellen Handlungen auf   ☐ verwendet sexuelle Reizwörter

Rituale: _____

Pflegediagnosen: _____

Bemerkungen:. _____

_____

Ressourcen: _____

Gewohnheiten: _____

_____

Problematisch ist: _____

_____

☐ Nimmt sein inneres Befinden korrekt wahr, nach außen deutlich machen und steuern, kann Wünsche zur Zufriedenheit äußern und benennen.	☐ Kontinuität und Kongruenz des Empfindens sind verändert, kann aber mitgeteilt und meistens gesteuert werden, Wünsche werden geäußert.	☐ Kontinuität und Kongruenz des Empfindens sind stark verändert, Wünsche und Beschwerden werden teilweise nur durch verstehendes Gegenüber geäußert.	☐ Inneres Befinden und äußere Realität sind nicht mehr aufeinander bezogen, Antrieb und Affektkontrolle stark verändert.

Abb. 6: Pflegeanamnese FEDL, Fortsetzung.

▶▶

12.) Fähigkeit, für eine sichere Umgebung zu sorgen:

Die Fähigkeit, die eigene Sicherheit richtig einzuschätzen und für diese zu sorgen. Sichere Lebensführung, Schutz vor Gefahren, die Fähigkeit, das Bedürfnis nach Sicherheit auszudrücken, auszuleben.

☐ achtet auf eigene Sicherheit

☐ drückt Wunsch/Bedürfnis nach Sicherheit aus: _____

☐ fordert Hilfe an _____

☐ sucht Sicherheit _____

☐ handelt folgendermaßen: _____

☐ stellt sich auf neue Situation adäquat ein   ☐ stellt sich auf räumliche Gegebenheiten ein

☐ Vertraut Pflegekräften   ☐ geht Kompromisse ein

Gefahrensituationen (Selbst- u. Fremdgefährdung):

_____

☐ Äußert Vergiftungsängste   ☐ Äußert Bestehlungsängste   ☐ Äußert Wünsche sich zu schützen

☐ Bewegungsdrang/Weglauftendenz   ☐ Sturzgefahr, weil: _____

☐ Notrufsystem   ☐ Zimmerschlüssel/Hausschlüssel

☐ unsicherer Umgang mit   ☐ Medikamenten   ☐ Geld   ☐ Gas/Strom/Feuer/Wasser

☐ andere Risiken wie: _____

☐ sicherer Umgang mit Hilfsmitteln wie z. B.: _____

☐ Freiheitsentziehende Maßnahmen: ☐ Ja   ☐ Nein   ☐ Gelegentlich   ☐ Häufiger

                                     ☐ Welche: _____

☐ Selbstgefährdung _____

☐ Fremdgefährdung _____

Gefahrensituationen _____

Med.-Einnahme: ☐ selbstständig   ☐ unter Anleitung   ☐ unselbstständig

                     ☐ Sinn wird gesehen   ☐ ja   ☐ nein

                     ☐ Med.-Einnahme wird abgelehnt, weil _____

Rituale: _____

Pflegediagnosen: _____

Bemerkungen: _____

Ressourcen: _____

Gewohnheiten: _____

                     _____

Problematisch ist: _____

                       _____

☐ Geht mit Risiken situations-gerecht um und bewältigt diese entsprechend	☐ Durch Fernhalten von voraussehbaren Risiken d. sachliche Vorsorgemaßnahmen ist Sicherheit gewährleistet	☐ Die Sicherheit ist nur durch zeit-/teilweise personelle Hilfe gewährleistet	☐ Dauernde Hilfe notwendig, Selbst- und Fremdgefährdung möglich

Abb. 6: Pflegeanamnese FEDL, Fortsetzung.   ►►

13.) Fähigkeit, soziale Bereiche und Beziehungen aufrecht zu erhalten und zu gestalten:

Die Fähigkeit, soziale Beziehungen aufzunehmen, zu halten oder auch anzunehmen; Ausprägung der Integrität in die Gemeinschaft, in ein soziales Umfeld. Aufrechterhaltung von Beziehungen, Angehörigen, Freunde, Bekannte, Aktivitäten, Einschränkungen, Probleme, Isolation, Einsamkeit. Die Fähigkeit, das Bedürfnis nach sozialer Integrität auszuleben, auszudrücken.

☐ Soziale Kontakte werden selbst gepflegt

_____

☐ Soziale Kontakte sind auf einen kleinen Radius reduziert

_____

☐ Leidet unter Vereinsamungsgefühlen

_____

Erläuterungen zur IST-SITUATION; Kurzbeschreibung des sozialen Netzwerks (wichtige Bezugspersonen, räumliche Nähe und Verfügbarkeit, Häufigkeit von Kontakten, Verknüpfung untereinander:

_____

_____

_____

☐ zieht sich zurück	☐ meidet Kontakt zu Fremden	☐ meidet Kontakt zu Vertrauten Menschen
☐ verletzt Grenzen anderer Menschen	☐ pflegt Freundschaften	☐ »kümmert« sich um andere Klienten
☐ sucht Kontakt	☐ wünscht sich Informationen über soziales Umfeld	
☐ telefoniert gerne	☐ nutzt Unterstützung	☐ kommuniziert gerne

☐ Sonstiges: _____

☐ Einzelgänger	☐ Möchte ab und zu Kontakt

Pflegediagnosen: _____

Bemerkungen:. _____

_____

_____

Ressourcen: _____

Gewohnheiten: _____

_____

Problematisch ist: _____

_____

☐ Lebensgestaltung selbstständig	☐ Lebensgestaltung wird auf einen kleineren Radius reduziert, z.B. Familie, Nachbarn	☐ Soziale Bezüge können nur durch zeit-/teilweise personelle Hilfe hergestellt und aufrecht erhalten werden	☐ Kann soziale Kontakte nicht aufnehmen u. erhalten, ist isoliert und/oder schädigt sich und/oder andere

Abb. 6: Pflegeanamnese FEDL, Fortsetzung.

▶▶

14.) Fähigkeit, mit existentiellen Erfahrungen des Lebens umzugehen:

Die Fähigkeit, sich mit den die Existenz gefährdenden Erfahrungen (z.B. Angst, Isolation, Ungewissheit, Sterben und Tod, Verlust von Unabhängigkeit, Schmerz, Hoffnungslosigkeit) und die Existenz fördernde Erfahrungen (Integration, Sicherheit, Hoffnung, Lebensfreude) aus einander zu setzen. Kulturgebende Erfahrungen, Weltanschauung, Glaube, Religionsausübung, erlebte Biografie.

☐ Äußert Lebensmut   ☐ zeigt Vertrauen   ☐ zeigt Hoffnung

☐ spricht über Probleme und Sorgen   ☐ zeigt Offenheit   ☐ Nimmt Unterstützung an

Angst: ☐ äußert verbal Angst   ☐ äußert nonverbal Angst

☐ Angst vor: _____

☐ nicht abgeschlossene Angelegenheiten im Lebenslauf

☐ Besondere Lebensgeschichtliche Erfahrungen, die in der heutigen Lebenssituation immer wieder auftauchen (siehe auch Biografie):

_____

☐ Fördernde Erfahrungen und deren Auswirkung:

_____

☐ Gefährdende Erfahrungen und deren Auswirkung:

_____

☐ Wünsche und Erwartungen:

_____

☐ Einstellung zu Pflege/Therapie/aktivierender Pflege :

_____

☐ Wie wird die eigene Pflegebedürftigkeit wahrgenommen:

_____

☐ Lebenssinngebende Gewohnheiten:

_____

☐ Folgende Ressourcen können eingesetzt werden:

_____

Schmerzen: ☐ Nein   ☐ Gelegentlich   ☐ Häufig   ☐ Chronisch   ☐ schwach   ☐ erträglich   ☐ stark

Lebensqualität beeinträchtigt: ☐ Ja   ☐ Nein

☐ Kompensationsmöglichkeiten: _____

Verursacht durch: _____

_____

_____   _____   _____

Unterschrift, Datum: Pflegefachkraft: Unterschrift Klientin

Abb. 6: Pflegeanamnese FEDL, Fortsetzung.

5.3.2 Die Pflegeplanung

Durch das stetige Anwachsen der Akademisierung der Pflege gibt es mittlerweile eine fast unüberschaubare Menge an Definitionen für diesen Begriff. Im Folgenden möchte ich einige Definitionen vorstellen, um anschließend meine eigene hinzuzufügen.

»Die Planung der Pflege ist eine zielgerichtete und systematische Aktivität, bei der der Entwurf der Pflegeinterventionen in einem Pflegeplan festgelegt wird.« [69]

»Geplante Pflege ist die gedankliche und schriftliche Vorwegnahme von Pflegetätigkeiten, das heißt eine vorhandene Situation (Ist-Zustand) wird in eine neue Situation (Soll-Zustand) umgewandelt.«[70]

Meine Definition: Die Pflegeplanung ist ein Instrument zur konkreten Umsetzung des Pflegeprozesses und wird für jeden Klienten individuell erstellt. Die Pflege oder Pflegemaßnahmen werden gedanklich geplant, schriftlich vorweggenommen und festgehalten; es wird also konkret im Vorhinein geplant, was anschließend gemacht werden soll. Dabei findet permanent der Spagat zwischen der Ebene des Klienten und seines direkten Umfeldes (primäre Bezugsperson) und der Ebene der Pflegekraft statt. Am Ende der Pflegeplanung steht eine Beschreibung der Pflegeintervention, die die größtmögliche Pflege und Lebensqualität unter dem Aspekt von hoher Fachlichkeit und weit gehender Selbstbestimmung des Klienten anschaulich und durchführbar darstellt.

Es gibt zurzeit eine große Unklarheit und Verwirrung hinsichtlich der »richtigen« Pflegeplanung. Hinzu kommt, dass die Begutachter des Medizinischen Dienstes ganz unterschiedliche Einschätzungen und Kritiken zu Pflegeplanungen äußern, sodass die Träger und Leiter von ambulanten Pflegeeinrichtungen verunsichert sind.

Die Pflegeplanung als solche steht auch in manchem Ausbildungscurriculum der Pflegeausbildung mit unzureichender Stundenzahl auf dem Programm. Die Aussagen von frisch examinierten Altenpflegern reichen von: *»Das stand nur zwei Tage auf dem Lehrplan«* bis hin zu: *»Wir haben uns zwei Wochen lang mit der Pflegeplanung beschäftigt«*. Bei letzterer Aussage kommt erschwerend hinzu, dass die Pflegeplanung so vermittelt wurde, dass der Umfang einer Pflegeplanung die Praxistauglichkeit um ein Vielfaches überschreitet.

Im Alltag ergibt sich oft das Problem, dass die Fallbeispiele in den Ausbildungen nicht aus dem Alltag der ambulanten Pflege kommen, sondern in ihren Planungen z. B. Begutachtungssituationen oder mangelnde kooperierende Hausärzte nicht berücksichtigen.

Dazu schrieb *Barbara Budnik:* *»Es ist an der Zeit, die Unterschiede der didaktischen (schulischen) und praktischen (im Pflegealltag anwendbaren) Pflegeplanung stärker hervorzuheben: Eine Theorie ist nur so gut wie ihre Anwendbarkeit!«*[71]

Hier besteht akuter Handlungsbedarf, um den kommenden Pflegekräften den Alltag leichter zu machen.

5.3.2.1 Pflegeplanung konkret

Es ist an dieser Stelle sinnvoll, sich den Bogen noch einmal genau vor Augen zu halten. Was wird wo und wie dokumentiert?

Erste Spalte auf dem Pflegeplanungsbogen
Hier sind selbstverständlich Datum und Nummer der Beschreibung, der Pflegeplanung festzuhalten. Eine chronologische Durchnummerierung auf dem Pflegeplanungsblatt sorgt auch bei zeitlich längeren Pflegesituationen für Übersichtlichkeit. Dann kann eine Pflegekraft auch innerhalb des Pflegeplanungsbogen Hinweise auf aktuelle Beschreibungen angeben, z. B. bei einer Evaluation.

5.3.2.2 Formulierung eines Ist-Zustandes oder einer Pflegediagnose

Die zweite Spalte des Pflegeplanungsbogens ist für die Ist-Situation/Pflegediagnose vorgesehen.
In dieser Spalte wird die Ausgangssituation beschrieben, von vielen auch eingeteilt in *Probleme und Ressourcen*. Eine Einteilung, die ich nicht gut heiße, denn dabei wird der Klient in ein Schwarz-Weiß-Schema eingepasst, oder, besser gesagt: In ein »Problem-Ressource-Schema. Es findet eine Zerteilung statt, in Defizite, Probleme, Einschränkungen und andere negative Dinge.

Dann werden noch – häufig verzweifelt – Ressourcen gesucht. Da aber bei dieser Vorgehensweise der Hauptblick auf den Defiziten liegt, scheinen viele Ressourcen weit weg.

Gleichfalls findet sich im Alltag eine große Unsicherheit darin, was denn eigentlich Ressourcen sind.

Wenn wir Lebenssituationen meistern, aus Erfahrung lernen, etwas anders machen, unsere Fähigkeiten vielfältig nutzen und spüren, wieder gesund werden, oder Vorhandenes alternativ nutzen können, nutzen wir unsere Ressourcen.

Ressourcen sind Potenziale, Quellen aus denen wir schöpfen können. Ressourcen können materieller, energetischer, geistiger oder spiritueller Natur sein. In uns entdecken wir sie in unserem Fühlen und Denken, unseren Fähigkeiten, unserem Körper, unserer Identität. Um uns herum erleben wir Ressourcen in der Natur, in der Nahrung, in all den Dingen, die uns umgeben und natürlich im Austausch mit anderen, im Geben und Empfangen, in Zugehörigkeit und Beziehung. Das eine wirkt auf das andere. Die Verbindungsstelle liegt in unserer Wahrnehmung und Interpretation sowie in unserem Ausdruck und Handeln.

Dies alles ist sehr individuell und unterschiedlich, geprägt dadurch, wo ich herkomme, was ich bis jetzt erlebt habe und was mir wichtig ist. Von Seiten einer Pflegekraft besteht die Chance, selbst die kleinsten Fähigkeiten und Ressourcen wahrzunehmen, auf der anderen Seite besteht die Gefahr, diese falsch zu bewerten.

Es kann in persönliche Ressourcen und soziale Ressourcen unterschieden werden (siehe Tabelle 4).

Tabelle 4: Persönliche und soziale Ressourcen.

Persönliche Ressourcen	Soziale Ressourcen:
• **Persönlichkeitsmerkmale** wie z. B.: ein gesundes Selbstwertgefühl, Erfahrungen, die ich mir zunutze machen kann. Eigenschaften und Haltungen, Mut, Glaube, Spiritualität, Kreativität und Flexibilität • **Kognitive Kräfte** wie z. B. Verstandeskräfte, Bewusstsein, Intelligenz, Wahrnehmung, Gedächtnis und Orientierung, das Erkennen, Denken und Urteilen • **Gemütskräfte** umschreiben die Gesamtheit an Grundstimmungen, Antrieben und Lebensgefühlen. Die Wahrnehmung der individuellen Erlebniswelt mit ihren dazugehörenden Gefühlen • **Schöpferische und kreative Kräfte und Fähigkeiten** • **Spirituelle Kräfte**	• Soziale Ressourcen wie z. B. die sozialen Beziehungen zu anderen Menschen, soziales Netz • Ökologische Ressourcen wie z. B. Wirkkräfte aus der Natur, aber auch Ressourcen aus der technischen Umgebung wie z. B. Wohnraum, Infrastruktur • Materielle Güter wie Geld, angemessene Wohnumgebung, Versorgung mit Wasser und Nahrungsmitteln, Einkaufsmöglichkeiten von Pflegeleistungen, Hilfsmitteln etc.

Bei allem stellen sich die Fragen: Für wen ist ein genanntes Problem ein Problem? Für wen ist die genannte Ressource eine Ressource? Wird das von einer Pflegekraft bestimmt, wird automatisch gewertet.

Ein Beispiel:
Eine ältere Klientin lehnt die tägliche Ganzkörperpflege ab. Da sie in ihrer Sprach- und Orientierungsfähigkeit eingeschränkt ist, benutzt sie statt eines: »*Nein, ich möchte das nicht*« eine Bewegung: Immer wenn sie von einer Pflegekraft ins Bad begleitet wird und dort die Waschutensilien gerichtet werden, zeigt sie körperliche Unruhe an. Wenn dann die Pflegekraft mit dem Ausziehen der Klientin beginnt und anfangt, ihr das Gesicht oder den Oberkörper zu waschen, schiebt die Klientin den Arm der Pflegekraft vehement weg.

Nun könnte daraus mit der Sichtweise Problem/Ressource Folgendes formuliert werden:
  • Problem: »Verweigerung« der Körperpflege
Gleichzeitig ist das die Ressource:
  • Ressource: Klientin drückt ihren Wunsch zur Körperpflege aus.

Meiner Meinung nach ist es nicht sinnvoll, in der Pflege von Menschen mit Demenz, Probleme zu sammeln. Denn ein Problem ist hier die Abweichung eines gegebenen Zustandes von einem gewünschten Zustand

Angesichts eines ganzheitlichen Pflegeverständnisses halte ich eine neutrale Einschätzung über eine Pflegediagnose (Kapitel 7.) oder über die Schilderung der Situation unter einer griffigen Überschrift für angezeigter. Gleichzeitig findet sich eine Form in der Arbeit mit Pflegediagnosen (z. B. NANDA, siehe Kapitel 7), die gleichfalls neutralere alternativen und Möglichkeiten anbietet. Dort wird der Begriff »Merkmal« verwendet.

Es können also die Merkmale angegeben werden, wobei natürlich die Beschreibung so genau wie möglich sein sollte.

Dazu gehören auch präzise Angaben wie:
- Messbare Daten
- Aussagen der Klientin
- Eindeutig beobachtbare Tatsachen
- Darstellung von scheinbar Widersprüchlichem

Beispiel:
Titel: Flüssigkeitsdefizit
Ursache: Beeinträchtigte Orientierung
Merkmale: Trinkmenge liegt lt. Einfuhrbilanz bei Ø 600 ml, trockene Haut und Schleimhäute, konzentrierter Uringeruch.
Frau M. äußert auf Nachfragen, dass sie mindestens drei Wasserflaschen täglich trinkt. Mineralwasserkiste reicht aber momentan über zwei Wochen.
Fr. M. ist in der Lage, aus vorbereitetem Glas selbst zu trinken

Generell lässt sich sagen, dass es gut ist, eine klare Überschrift zu finden, sodass Kollegen sofort informiert sind, um was es bei dieser Schilderung geht. Weiter ist zu beachten, dass bei der Situationsbeschreibung Genauigkeit, Ursachenforschung und neutrale, weitgehend sachliche Formulierung an erster Stelle stehen.

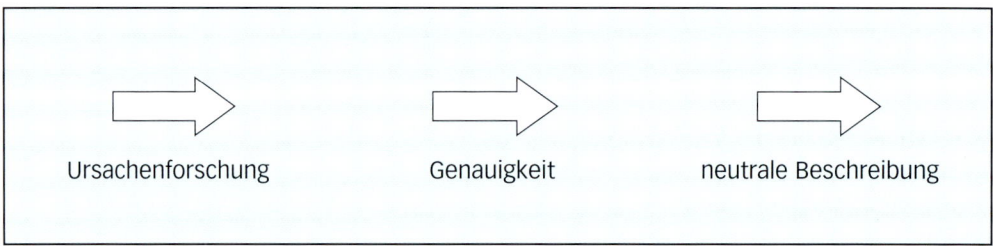

Abb. 7: Worauf beim Formulieren zu achten ist.

Folgender Ablauf kann eine Hilfe sein:
1. **Überschrift** oder **Pflegediagnosetitel**
2. **Ursache:** »Warum« ist das so?
3. **Merkmale festhalten.** Woran ist das genau festzustellen? Wie kommt die Pflegefachkraft zu diesem Urteil? **(Woran kann ich das feststellen?)**
4. Evtl. Ergänzende **Beschreibung** im Sinne dessen, dass Fähigkeiten eingeschätzt werden, daran hängend evtl. ein Bedürfnis wahrgenommen wird, das durch eine eingeschränkte Fähigkeit nicht ausgedrückt werden kann. Sowie evtl. ein klare Beschreibung einer problematischen Situation, eine weitere Ressource.

5.3.2.2 Formulierung von Zielen oder gewünschten Zuständen

In dieser Spalte geht es darum, Ziele für die pflegerische Situation zu dokumentieren. In Schulungen wird mir bestätigt, dass dies ein recht schwieriges Unterfangen ist. Das liegt nicht allein daran, dass durch die Einführung der Pflegeversicherung der Wunsch und die Forderung nach weitgehend aktivierender Pflege nun Gesetz geworden ist. Daraus folgern viele Pflegefachkräfte, sie müssten sich hohe Ziele stecken.

Wie sieht es nun aber im Alltag in der Pflege von Menschen mit Demenz aus? Sie möchten häufig etwas ganz anderes als die Pflegekräfte:

- Sie möchten nach Hause.
- Sie möchten in ihren Bedürfnissen und Antrieben verstanden werden.
- Sie möchten geliebt und anerkannt werden.
- Sie möchten keine Körperpflege, sie möchten ihre Kleidung abends anbehalten.
- Sie möchten herumlaufen, ihrem Bewegungsdrang Raum geben.
- Sie möchten »kramen« und »suchen« etc.
- Sie möchten nichts trinken.

An dieser kleinen Auswahl wird deutlich, dass es eine große Diskrepanz zwischen den Zielen der Klienten und den Zielen der Pflegekräfte gibt. Hier stellt sich meiner Meinung nach die Frage: Gibt es ausschließlich Ziele für die Klienten? Wer sagt, dass die Klienten alles erreichen müssen, wenn sie aufgrund ihrer Pflegebedürftigkeit doch gar nicht mehr viel verändern können? Muss sich nicht dann viel eher die Pflege Ziele setzen?

Sind die Zielformulierungen in der Pflegeplanung wirklich immer für die Klienten oder gibt es auch Ziele für Pflegekräfte?
Wie zum Beispiel:

- Ein Bedürfnis zu erkennen.
- Eine Möglichkeit zu finden, einen Klienten zu Körperpflege/Nahrungsaufnahme/Flüssigkeitsaufnahme/Kleidungswechsel/etc. zu bewegen.
- Ursachen für Verhalten zu Erkennen.
- Abläufe so zu gestalten, dass Klienten sie »wiedererkennen«.
- Möglichkeiten finden, dass der Klient sich zu Hause fühlt.
- Möglichkeiten zum Zugang zu finden.
- Den Tagesablauf so zu gestalten, dass er förderlich und entspannend zugleich ist

Kappelmüller (sie spricht auch von einem »*erwarteten Ergebnis*«) sagt: »*Der Patient und oder andere Personen sollen in die Zielerstellung einbezogen werden. Gemeinsam erstellte Ziele sind oft realistischer, die Chance, dass sie erreicht werden, ist größer.*«

Aber wie soll ein durch ein demenzielles Syndrom eingeschränkter Mensch sein Pflegeziel definieren, erklären? Hier gilt es, sich »in die Schuhe des anderen zu stellen« und aus der Sicht des Klienten zu überlegen, was für ihn sinnvoll sein könnte. Möchte er überhaupt etwas erreichen, was mit unserer Pflege erreichbar wäre? Es gibt Situationen, die gar nicht durch Pflege lösbar sind, wie z. B. alte, mit sich herumgetragene Konflikte, oder beispielsweise große Spannungen in der Familie. Es stellt sich also die Frage, was für wen tatsächlich möglich ist. Alles andere ist Illusion.

Andererseits muss ein Ziel wirklich genau formuliert sein, und das bedeutet auch, sich die Situation klar vor Augen zu halten, realistisch zu sein, sich auf den Klienten einzulassen und seinem Verständnis von Lebensqualität Raum zu geben. So sollten die Einstellungen, Erwartungen und Wünsche sowie Ziele der Klienten hier mit einfließen.

Das Maß der Ziele liegt genau zwischen dem Wunsch und der individuellen Lebensqualität der Klienten und der Fachlichkeit (vgl. Abbildung 9).

```
┌─────────────────────────────────────────────────────────────────────┐
│              Ziele werden in einem Spannungsfeld formuliert           │
│  ┌──────────────────────┐                        ┌─────────────────┐  │
│  │ • Wünsche des Klienten│      ╭─────────╮       │ • Größtmögliche │  │
│  │ • Lebensqualität      │     ╱ Idealziel ╲      │   pflegerische  │  │
│  │ • Größtmögliche       │    │  Gewünschter │     │   Fachlichkeit  │  │
│  │   Selbstständigkeit   │    │  Zustand ... │     │                 │  │
│  │ • Wahrnehmung und     │     ╲           ╱      │                 │  │
│  │   weitgehend geförderte│     ╰─────────╯        │                 │  │
│  │   Fähigkeiten         │                        │                 │  │
│  └──────────────────────┘                        └─────────────────┘  │
└─────────────────────────────────────────────────────────────────────┘
```

Abb. 8: Ziele werden in einem Spannungsfeld formuliert.

Was ist bei der Formulierung und dem Festsetzen von Zielen zu beachten?
- Zielen sollen Sinn machen, sie sollen realistisch sein.
- Ziele müssen, soweit möglich, mess- und überprüfbar sein.
- Ziele werden weitgehend aus der Sicht des Klienten formuliert.
- Ziele werden positiv formuliert (das fällt im Alltag nicht leicht);

Formuliere ich positiv, so ist auch der Fokus auf das Positive gerichtet. Bei einer Brandschutzübung z. B. sagt die Feuerwehr: »Bitte laufen Sie im Ernstfall alle durch die *rechte* Tür nach draußen«. Sie könnte auch sagen: »Bitte nicht nach *links* laufen«. Das hat aber eine andere Wirkung in unserer Wahrnehmung, es bleibt nämlich das Wort *links* hängen, ob wohl *rechts* gemeint war. Das gilt natürlich auch für pflegerische Situationen.
- Ziele müssen eindeutig formuliert sein.
- Zielformulierungen beschreiben den Zustand so, wie er ist, wenn er erreicht ist.
- Zielformulierungen müssen verständlich sein.
- Zielformulierungen orientieren sich absolut an der individuellen Situation des Klienten.
- Es kann eine Unterscheidung in Nah- und Fernziele geben, ebenso gut kann es auch mehrere Ziele für eine Situation geben, da Pflege und Menschen facettenreich sind.
- Es gibt verschiedene Arten von Zielen:
  - Fördernde Ziele
  - Erhaltende Ziele
  - Lindernde Ziele

Tipp:
Je genauer die Ziele formuliert sind, desto klarer und individueller können Maßnahmen zugeordnet werden. Das heißt auch, dass Ziele nicht als Maßnahmen formuliert werden können.

Tabelle 5: Zielformulierungen.

Ungeschickte Formulierung von Zielen	Günstigere Formulierungen
• Förderung der Feinmotorik • Vermitteln von Sicherheit • Wohlbefinden erhalten • Normale Körpertemperatur herstellen	• Feinmotorik ist wie jetzt vorhanden • Klientin äußert, dass sie sich sicher fühlt • Klientin äußert, dass sie sich wohl fühlt • Körpertemperatur 36,9 Grad rektal

Hier liegt der Fokus auf der Handlung, dem Tun, in diesen Fällen: Fördern, Vermitteln, Erhalten und Herstellen – und nicht auf dem, was erreicht sein wird.

Diese feine Trennung mag der einen oder anderen als Erbsenzählerei erscheinen. Sie ist aber von Vorteil, wenn wir uns um Klarheit und Differenzierung bemühen.

Warum eigentlich »Ziele?«

Geht es bei der Pflegeplanung um das Erreichen von Zielen wie beim Sport und Wettkampf, oder geht es nicht vielmehr darum, einen Wunsch-Zustand zu erreichen? Mir scheint häufig bei der Formulierung und Beschreibung von Pflegeplanungen der Begriff »Ziel« zu weit von der Realität entfernt. Zumal »Ziel« sehr wenig beinhaltet, vielmehr geht es um einen Zustand, der erreicht werden soll, eine ganzheitliche Situation und nicht um einen Einzelteil.

5.3.2.3 Maßnahmen

Die Maßnahmen geben ganz konkret an, was zu tun ist, sodass mir eine Seminarteilnehmerin vorschlug, sie mit **Kochrezepten** zu vergleichen. Dort wird auch stets genau angegeben, was man in welcher Menge nimmt, in welcher Reihenfolge etc.

So sollte es auch mit den Maßnahmen innerhalb der Pflegeplanung sein. Es liegt am jeweiligen Pflegeteam, wie umfangreich die Maßnahmen beschrieben werden. Hier müssen keine Romane stehen, allerdings muss deutlich werden, wie die Pflege und Begleitung gestaltet werden soll. Vieles kann mit Standards angegeben werden.

Wichtig: Die Auswahl der Maßnahmen bestimmt die Pflegequalität. Die Maßnahmen müssen sich an den neuesten pflegewissenschaftlichen Erkenntnissen orientieren.

Beschreibung der Maßnahmen

Folgendes sollte beachtet werden:
- genaue Lokalisation,
- spezielle Mittel,
- ggf. die Anzahl der Personen, die daran beteiligt sind,
- Hilfsmittel, die dafür benötigt werden,
- Art, Vorgangsweise und zeitliche Abstände (Wann? Wie oft? Welche Seite? Wo genau auf dieser Seite? Wie viel? Wie lange?)
- Es gilt zu trennen, welche Maßnahmen von wem (Klientin, Pflegekräfte, Angehörige) ausgeführt werden.

Die Planung der Maßnahmen stellt die eigentliche Pflegeverordnung dar, die von allen Pflegenden eingehalten und auf ihre Wirksamkeit kontrolliert werden muss.

- Die Planung der Pflegemaßnahmen richtet sich nach den individuellen Zielen des Klienten.
- Es bieten sich für die Zugangsweise zur Zielerreichung verschiedene Möglichkeiten an.
- Aus den verschiedenen Möglichkeiten sind jene auszuwählen, von denen zu erwarten ist, dass sie bei einem bestimmten Klienten am ehesten zum Ziel führen werden. Sie sollten sich stark an seiner Lebenssituation, Lebensführung und Biografie orientieren.
- Es sind also in der Planungsphase Entscheidungen zu treffen und Prioritäten zu setzen im Hinblick auf das pflegerische Handeln.
- Klient und primäre Bezugspersonen sollten bei diesem Schritte der Pflegeplanung sowie bei den anderen, wenn möglich, dabei sein und bei der Planung der Maßnahmen miteinbezogen werden, sofern der Klient bei Bewusstsein und entscheidungsfähig ist. Ist das nicht der Fall, ist es unbedingt notwendig, sehr intensiv zu reflektieren, wie der Klient die Maßnahmen ausführen würde, wenn er es noch könnte. Das Maß und die Werte des Klienten sind oberste Priorität, in engem Abgleich zur pflegerischen Fachlichkeit.
- Maßnahmen bitte genau, kurz und präzise beschreiben.

5.3.2.3.1 Formen der Hilfeleistung:

Darstellung des Pflegeaufwands (z. B. für Begutachtungssituationen)
Wichtig für die Darstellung des Pflegeaufwands ist das korrekte Darstellen des Umfangs von Maßnahmen (siehe hierzu auch Kapitel 12).

Es gibt folgende Orientierungsmöglichkeiten:

Das Pflegeversicherungsgesetz kennt folgende Formen der Hilfeleistung:
»Bei den Formen der Hilfe werden die Unterstützung, die teilweise oder vollständige Übernahme der Verrichtung sowie die Beaufsichtigung und Anleitung unterschieden.«

Unterstützung:
Eine Unterstützung liegt dann vor, wenn der Pflegebedürftige grundsätzlich zur selbstständigen Erledigung einer Verrichtung in der Lage ist, jedoch zur Vorbereitung, Durchführung oder Nachbereitung ergänzende Hilfeleistungen der Pflegeperson benötigt.
Die Unterstützung kann Teil der aktivierenden Pflege sein (Bereitstellen von Waschwasser, Waschlappen reichen, Auswahl geeigneter Kleidungsstücke …).

Teilweise Übernahme:
Eine teilweise Übernahme der Verrichtung liegt dann vor, wenn eine Hilfe zur Vollendung einer teilweise selbstständig erledigten Verrichtung benötigt wird. Eine teilweise Übernahme des Waschens liegt z. B. dann vor, wenn Gesicht und Körper selbstständig gewaschen werden, für das Waschen der Füße und Beine aber die Hilfe einer Pflegeperson benötigt wird.

Auch wenn eine Verrichtung begonnen, aber z. B. wegen Erschöpfung abgebrochen wird, kann eine teilweise Übernahme der Verrichtung notwendig werden.

Die teilweise Übernahme kann Bestandteil der aktivierenden Pflege sein. Sie ist dann darauf gerichtet, verloren gegangene Fähigkeiten wieder zu erlernen oder nicht vorhandene Fähigkeiten zu entwickeln.

Vollständige Übernahme:

Eine vollständige Übernahme liegt dann vor, wenn die Pflegeperson die Verrichtung selbst ausführt und der Pflegebedürftige sich dabei passiv verhält, ohne einen eigenen Beitrag zur Verrichtung zu leisten.

Anleitung:

Eine Anleitung ist erforderlich, wenn die Pflegeperson bei einer konkreten Verrichtung den Ablauf der einzelnen Handlungsschritte oder den ganzen Handlungsablauf lenken oder demonstrieren muss.

Dies kann insbesondere dann der Fall sein, wenn der Pflegebedürftige trotz vorhandener motorischer Fähigkeiten eine konkrete Verrichtung nicht in einem sinnvollen Ablauf durchführen kann.

Zur Anleitung gehört auch die Motivierung des Antragstellers bzw. Pflegebedürftigen zur selbstständigen Übernahme der regelmäßig wiederkehrenden Verrichtungen des täglichen Lebens.[72]

5.3.2.4 Evaluation der Pflegeplanung

Ein Pflegeplanungsbogen sollte auf jeden Fall in der letzten Spalte eine Möglichkeit zur Evaluation aufzeigen.

Diese Auswertungsspalte hat den Zweck, dokumentieren zu können, ob Pflegemaßnahmen zum gewünschten Erfolg geführt haben oder der gewünschte Zustand erreicht worden ist. Ist der gewünschte Zustand (Ziel) nicht erreicht worden, muss schnellstens reflektiert werden, woran das liegt.

Die Reflektions- oder Auswertungsphase dient der Erfolgskontrolle. Dabei werden die gemachten Erfahrungen ausgewertet und auf eine erneute Anwendung hin überprüft. Wenn die erhoffte Wirksamkeit ausgeblieben ist, muss eine Ursachenanalyse durchgeführt werden. Damit wird der Weg des Pflegeprozesses wieder ein Stück weitergegangen.

Mit einer konsequenten Auswertung verbunden ist die Möglichkeit zur Qualitätssicherung Eine Möglichkeit der Reflektion findet häufig schon vorher im Alltag statt, in dem während der Pflege und Begleitung die Situation beobachtet wird und Wichtiges davon in den Pflegebericht beschrieben werden.

Zum Zeitpunkt der Pflegeplanung ist es innerhalb der Evaluation sinnvoll, sich folgende Fragen zu stellen:

- Ist das gesetzte Ziel oder der gewünschte Zustand erreicht oder nicht? Warum?
- Waren ausreichend Informationen vorhanden? Fehlt noch ein wichtiger Hinweis?
- Wie reagiert der Klient auf die verschiedenen Maßnahmen?
- Welche Wirkung hatte die Pflege?
- Wie fühlen sich Klient und Angehörige derzeit?
- Sind Veränderungen in den Fähigkeiten, Bedürfnissen, Ressourcen, Problemen des Klienten und der Angehörigen aufgetreten?
- Wie hat sich die Beziehung zwischen Klient, Pflegenden und Angehörigen entwickelt?

Tipps zur Anwendung im Alltag:
- Setzen Sie sich regelmäßige Termine zur Auswertung!
- Halten Sie kurz fest, dass Sie auswerten, aber dass noch keine Maßnahmen verändert werden!
  Beispiel: *12.5.02: Fr. M. wäscht jetzt das Gesicht unter Anleitung, Maßnahmen weiter so wie bisher.*
- Wenn Sie aufgrund der Auswertung eine neue Pflegeplanung schreiben, geben Sie einen Hinweis:
  Beispiel: *Flüssigkeitsdefizit immer noch groß, siehe unter Punkt 3, FEDL Essen und Trinken*
- Setzen Sie Ihr Handzeichen hinter die Auswertung und bemühen Sie sich um regelmäßige Einträge.
- Bestimmte Ziele können schneller evaluiert werden, als andere, beachten Sie dies bei der Evaluation!

5.3.2.5 Umfang einer Pflegeplanung

Die Frage nach dem Umfang einer Pflegeplanung ist nicht mit einem Satz zu beantworten. Um es an dieser Stelle noch einmal deutlich zu machen: Die Pflegeplanung erfüllt verschiedene Funktionen. Eine ist sicherlich die Planung der Pflege, sie individuell an der Situation des Klienten auszurichten; eine andere ist es aber auch, den Pflegebedarf immer wieder deutlich zu machen.

Um einen roten Faden in der Pflegeplanung zu sehen, bietet sich folgende Vorgehensweise an.
1. Einschätzung über Pflegeanamnese
2. Pflegeplanung für die Bereiche:
   - Die FEDL, aus der die Haupteinschränkung kommt (Bei Menschen mit Demenz die FEDL »Orientierung«). So wird gleich zu Anfang klar, woher die Pflegebedürftigkeit kommt.
   - Sich Pflegen und Kleiden (Kriterien für Pflegeleistungen).
   - Essen und Trinken (Kriterien für Pflegeleistungen).
   - Ausscheiden (Kriterien für Pflegeleistungen).
   - Bewegung (Kriterien für Pflegeleistungen).
   - Bei Bedarf mehr.

Es ist ein großer Trugschluss, dass weniger Schreiben auf einem Pflegeplanungsblatt weniger Arbeit bedeutet. Viele Pflegekräfte fühlen sich aber unwohl, wenn sie vor dem leeren Pflegeplanungsblatt sitzen. Häufig besteht der Druck, wenig zu schreiben. Als Folge davon entsteht häufig eine Unklarheit, worum es genau geht.

Bei der Beschreibung von Situationen geht es darum, sie ganz eindeutig darzustellen, sodass eine andere Pflegefachkraft sofort ausreichend informiert ist. Die Maßnahmen müssen gut ausgewählt werden und für eine Verbesserung der Situation sorgen. Deshalb ist es sehr wichtig, genau zu sein.

Beispiel:
Folgende Problembeschreibung
Kreislaufprobleme: (Steht original so in einer Pflegeplanung zur Fähigkeit »Vitale Funktionen« und wurde vom MDK als richtig und gut bewertet).
Wie genau sehen diese denn aus? Was genau ist die Situation? Gibt es bedrohliche Situationen? Gibt es durchschnittliche Werte? Wodurch werden die Kreislaufprobleme begründet? usw.

Eine Situation sollte also genau beschrieben werden!

Eine Pflegeplanung für jede AEDL oder FEDL?

Immer häufiger höre ich von Seminarteilnehmerinnen, dass der MDK vor Ort gefordert hat, für jede AEDL oder FEDL eine Pflegeplanung zu schreiben. Dies ist sicherlich auch in der Ausbildung gut und richtig, um sich im Formulieren zu üben. Es stellt sich aber die Frage, ob diese Herangehensweise für die Pflegeplanung von pflegerischen Situationen in der Pflege sinnvoll ist. Wir begegnen dort Menschen, die ein Leben gelebt haben, die individuelle Menschen sind. Sie sind ein Produkt ihres Lebens, so wie wir auch. Einige Menschen werden sehr alt oder meistern Einschränkungen oder Krankheiten mit Bravour. Warum sollte ich dann für diese Menschen eine Pflegeplanung anlegen, wenn sie doch in bestimmten Bereichen problemfrei leben? Wird hier nicht eine Pflegekraft anmaßend, weil sie überall etwas verbessern, verändern will oder gar überall Probleme sieht?

5.3.3 Der Pflegebericht

Der Pflegebericht ist wohl das Formular, dass im Laufe eines Tages am häufigsten in die Hand genommen wird, hier finden die meisten Eintragungen statt. Der Pflegebericht ist zugleich jenes Blatt, aus dem die Pflegekräfte viele Informationen über die Pflegesituation bekommen.

5.3.3.1 Funktion und Aufgabe des Pflegeberichts in der Pflege von Menschen mit Demenz

Der Pflegebericht erfüllt mehrere Aufgaben und Funktionen, die ich im Folgenden nur auszugsweise aufführe. Weiterführende Hinweise können meinen beiden Grundlagenwerken entnommen werden.

Tabelle 6 zeigt die Funktion und Aufgabe des Pflegeberichts speziell im Zusammenhang mit der Pflege von Menschen mit Demenz.

Tabelle 6: Funktion und Aufgabe des Pflegeberichts in der Pflege von Menschen mit Demenz.

Ursachenforschung	Herausfinden von Ursachen
Im Pflegebericht wird eine Ursachenforschung beschrieben, bzw. dazu angeregt:	• In der täglichen oder regelmäßigen Pflege geschehen Ereignisse, die notiert werden. Dabei sollte hinterfragt werden, wodurch sie ausgelöst wurden, was der Auslöser war/ist. Dies ist dann wichtig, wenn Phänomene das erste Mal auftreten: Beispiel: • Eine 86-jährige Dame lehnt sozusagen von heute auf morgen die Medikamenteneinnahme ab. Jetzt sollte genau dokumentiert werden, was passiert ist; hat sie z. B. gesagt: »*Ich nehme das nicht, ich will nicht vergiftet werden*« oder sind ihr die Tabletten evtl. zu dick und somit zu schwer zu schlucken? Oder erkennt sie die Tabletten nicht? Die Pflegekraft, die den Eintrag macht, sollte ggf. gemachte Beobachtungen in Zusammenhang mit dem Ereignis dokumentieren. Handelt es sich um einen Verdacht oder eine Vermutung, so sollte dieses gekennzeichnet sein.
Auswirkung der Pflegewirkung	
Innerhalb des Pflegeprozesses findet ein kontinuierliches Beobachten und Wahrnehmen der Pflegewirkung statt.	• Tritt in der Pflege des Klienten oder in der Beziehung zum ihm oder seinem sozialen Umfeldes eine Veränderung im Sinne von Wirkung der Pflege statt, dann wird dies dokumentiert. • Beispiel: *Tag XY, 8.10 Uhr. Frau M. war heute in der Lage, nach vorgemachter Handlung und Anreichen des Waschlappens, ihr Gesicht unter Anleitung zu waschen. B. M.* • Dies ist eine Auswertung für den Wunsch: »*Klientin wäscht ihr Gesicht, Oberkörper vorne und Hände unter Anleitung selber.*« So kann in kleinen, alltäglichen Schritten festgestellt werden, ob die Gestaltung der Pflege einen sinnvollen Weg geht.

5.3.3.2 Schema innerhalb des Pflegeberichts

Bei Überprüfungen von Pflegeberichten stellt sich häufig ein Dokumentieren von nicht zusammenhängenden Einzelsätzen heraus, es zeigen sich Lücken und unlogische Schilderungen. Das muss nicht so sein. Tabelle 7 gibt eine Orientierung und ermöglicht die sinnvolle Platzierung von Einträgen.

Bei dieser Darstellung geht es mir darum, das Prinzip des Pflegeberichts deutlich zu machen. Wird diese Reihenfolge eingehalten, wird ein prozesshaftes Wahrnehmen und Berichten eher möglich, wobei der letzte Schritt, die Ergebnisbeschreibung, nicht immer positiv sein kann. Hier kann es sich um ein eher unschönes Ereignis wie eine Krankenhausaufenthalt oder ähnliches handeln. Wichtig ist, dass problematische Situationen so lange mit Maßnahmen versehen und dokumentiert werden, bis die Situation sich wieder zum Guten gewendet hat.

Tabelle 7: Grundschema der Reihenfolge der Eintragungen im Pflegebericht.

1. Ereignis oder Situationsbeschreibung
Ein Problem tritt auf

Beispiel 1: Tag XY 8.20 Uhr: »Frau XY schiebt zu Beginn der Intimpflege meine Hand weg und sagt: »Lass mich in Ruhe«

Beispiel 2: 7.15 Uhr: Habe Herrn K liegend auf dem Fußboden gefunden, er äußert Schmerzen an der Hüfte, Vitalzeichen gemessen, Schwester L. dazugeholt, Herrn K auf Wolldecke gerollt und zugedeckt. Krankentransport und Tochter informiert.

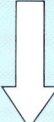

2. Aktion/Intervention, Maßnahme oder Handlung der Pflegekraft
Nach Wahrnehmen der Situation handelt die Pflegekraft, dieses dokumentiert sie.

Beispiel 1: Habe ruhig die Handlung unterbrochen und sie in den Arm genommen, habe gesagt.»Das ist schon ein komisches Gefühl. Oder?«, bin für einige Minuten aus dem Zimmer gegangen.

Beispiel 2: 7.30 Uhr: Krankenwagen ist da, Überleitungsbogen und Chipkarte mitgegeben, Tochter fährt auch zum Krankenhaus XY.

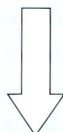

3. Ergebnis:
Wie ist die Situation jetzt, nach der Durchführung von verschiedenen Maßnahmen? Ergebnis beschreiben:

Beispiel 1: 8.35 Uhr 2ter Versuch, finde Frau XY am Kleiderschrank, sie sucht sich Kleidung aus. Ich bitte Frau XY, sich selber im Intimbereich zu wachen, führe ihre Hand dabei. Intimpflege so möglich. Anschließend zieht sie sich unter Anleitung an.

Beispiel 2: 13.30 Uhr. Anruf von Krankenhaus XY, Herr K bleibt dort, er hat eine Hüftfraktur.

Tochter holt Kleidung etc. am Nachmittag.

5.3.3.3 Was und wie wird dokumentiert?

Die Anlässe von Einträgen in den Pflegebericht können sich an Folgendem orientieren:

- Benennung von ungewöhnlichen Situationen, Andeutung von Problemen mit Nennung der durchgeführten Reaktion, bzw. Maßnahme der Pflegekraft mit Wirkungsbeschreibung.
- Es wird der Verlauf und die Wirkung der Pflege beschrieben. Ein Eintrag findet somit täglich und vor allem zeitnah statt. Die Dokumentation muss möglichst unmittelbar nach dem Ereignis – oder juristisch ausgedrückt: »ohne schuldhaftes Zögern« – stattfinden. Eintragungen die verspätet vorgenommen werden, sind problematisch, weil die Gefahr wächst, dass Werte vergessen oder (fingiert/erfunden) werden.[73]
- Erkennbare Pflegewirkungen sind auf Pflegeziele bezogen einzutragen. **Beispiel:** »*Frau M. hat heute während der Körperpflege im Bad das Gesicht und den Oberkörper vorne unter Anleitung gewaschen. Laut eigener Aussage ist sie sehr stolz darauf und möchte es morgen früh wieder probieren.*«

- Bei Eintragungen ist zu überlegen, ob sie Anlass eines neuen Pflegeziels sein sollten. Das heißt, ein direkter Transfer der Situationsbeschreibung auf den Pflegeplanungsbogen, einer evtl. jetzt gestellten Pflegediagnose ist hier angezeigt.
- Körperliche, psychische und soziale Fakten sind gleichwertig zu berücksichtigen. Im Pflegebericht spiegelt sich das Pflegeverständnis der Pflegekräfte wider. Versteht man einen Menschen ganzheitlich, dann sind Einträge zu den Bereichen *Körper, Geist und Seele* zu berücksichtigen. Die Anhäufung von Einträgen um die allseits »beliebten« Themen und Ereignisse wie z. B. Abführen, Schmerzen, Kontakt zu Hausärzten, etc. geben ein körper- und defizitorientiertes Verständnis zum Ausdruck.
- Mehr- oder Minderleistungen werden eingetragen (auch nicht erbrachte Leistungen mit Nennung des Grundes)

Anforderungen an die Eintragungen:
- **Eintragungen sollten kurz und präzise sein.**
- **Eintragungen sollten nur aus Fakten, nicht aus Interpretationen bestehen.**
- **Eintragungen sollten möglichst Eigenaussagen des Klienten enthalten.**
- **Eintragungen sollten leserlich und mit Kugelschreiber gemacht werden.**
- **Verständnis: Versteht der Leser das, was der Verfasser gemeint hat?**

Tipps und Tricks:
- Alle Blätter werden nummeriert.
- Wenn jeden Tag Einträge gemacht werden und dadurch berechtigterweise mehr Text zusammenkommt, ist es gut, sehr wichtige Hinweise zu kennzeichnen. Dazu bietet sich an:
  1. mit Textmarker bestimmte Textabschnitte zu kennzeichnen,
  2. in eine Extraspalte neben dem Geschriebenen ein Ausrufezeichen zu setzen, evtl. noch verstärkend ein kleines Symbol,
- Einigen Sie sich im Team auf Abkürzungen und hinterlegen Sie diese schriftlich, das spart Zeit.

Generelle Hinweise zum Pflegebericht:
- **Verantwortungsbereich:** Verantwortliche Pflegefachkraft, Pflegedienstleitung, Fachpflege-Bezugspersonen, Pflegefachkräfte, Pflegekräfte
- **Zeitpunkt:** So zeitnah wie möglich.

Anmerkungen

[56] WHO Regionalbüro Europa: Ottawa Charta zur Gesundheitsförderung. 1986.
[57] *Steppe:* Pflegemodelle in der Praxis. 2. Folge: Virginia Henderson. In: Die Schwester/Der Pfleger; 29.Jg.: 7/90; S. 585.
[58] *Käppeli:* Pflege und Pflegetheorien. In: Krankenpflege 1/88; S.6.
[59] *Duden:* Fremdwörterbuch, Mannheim, Wien, Zürich, 5. Auflage, 1990.
[60] *Kappelmüller:* Der Pflegeprozess. Facultas-Universitätsverlag, Wien 1993.
[61] *Fiechter; Meier;* Pflegeplanung. Recom, Basel 1993.
[62] *Schöniger; Zegelin-Abt:* »Hat der Pflegeprozess ausgedient?« In: Die Schwester/Der Pfleger, 4/09, 305–310.

[63] *Juchli:* Heilen. Kreuz Verlag, Stuttgart 1993.

[64] *Messer:* Tägliche Pflegeplanung in der ambulanten Pflege. Schlütersche Verlagsgesellschaft, Hannover 2003.

[65] Duden: Fremdwörterlexikon. Mannheim, Wien, Zürich, 5. Auflage, 1990.

[66] Duden. Fremdwörterlexikon. 1990.

[67] *Gültekin; Liebchen:* Pflegevisite und Pflegeprozess. Kohlhammer Verlag, Stuttgart 2003.

[68] *Sowinski; Gennrich; Schmidt; Schmitz; Schwantes; Warlies* (Hrsg): Organisation und Stellenbeschreibung in der Altenpflege, Köln 2000.

[69] *Arets* et al: Professionelle Pflege. Hans Huber Verlag, Bern, Göttingen, Toronto, Seattle 1999.

[70] *Henke:* Pflegeplanung. Pflege kompakt, Kohlhammer Verlag, Stuttgart, Berlin, Köln 2000.

[71] *Budnik:* Pflegeplanung leicht gemacht. Urban & Fischer, München, Jena 1999.

[72] *König:* Der MDK – Mit dem Gutachter eine Sprache sprechen. Schlütersche Verlagsgesellschaft 2003.

[73] *Henke:* Pflegeplanung; Pflege kompakt. Kohlhammer Verlag, Stuttgart, Berlin, Köln 2000.

6 Das Pflegemodell der FEDL

6.1 Die Wirkung von Pflegemodell und Pflegekonzept auf den Pflegeprozess

Im Folgenden entführe ich Sie in die Welt der Pflegetheorie. Wohlbemerkt, es handelt sich um einen kleinen Ausflug, denn das Thema ist, gerade in Verbindung zur Pflegewissenschaft, sehr umfassend geworden. Es geht hier aber schwerpunktmäßig um pflegetheoretische Aspekte und Gedanken.

Praxisorientierte Pflegekräfte mögen nicht verschreckt reagieren, vielleicht geht es Ihnen aber wie mir: Beim allmählichen Eintauchen in die Materie beginnt sich eine gewisse Faszination auszubreiten.

Auch in der pflegerischen Praxis hat sich mittlerweile eine gewisse Toleranz gegenüber Theorien etabliert, die sich in der Praxis bewährt haben. Deshalb werde ich Ihnen in Kürze einige wichtige Grundbegriffe und Annahmen vorstellen. Zugrunde liegt dabei meine Annahme, dass ein solcher Begriff wie »Pflegemodell« sehr unterschiedlich betrachtet und erklärt werden kann, deshalb möchte ich Ihnen einen Auszug an Definitionen vorstellen, damit meine Gedanken nachvollziehbar sind.

Da die Pflege, ihre Tätigkeiten und Ausgestaltung in einem komplexen Netz aus Beziehungen und Organisation stattfindet, ist es hilfreich, sich Gedanken darüber zu machen, was innerhalb der Pflege geschieht. Dabei kann eine Theorie oder ein Modell Anregung, Hilfe und Orientierung geben.

6.1.1 Der Begriff »Theorie«

Die Begriffe »Theorie«, »Konzept«, »konzeptionelles Modell« und »Modell« werden uneinheitlich und zum Teil auch widersprüchlich verwendet. Zur Klärung daher zunächst einige Begriffsdefinitionen.

Gerd Hunink hat einige Bedeutungen für den Begriff »Theorie« zusammengestellt:
1. Wissen aus Büchern, Anleitungen und Richtlinien für das praktische Handeln;
2. Das Gegenteil von »Praxis« (theoretisch bedeutet hier »nicht wirklich«).
3. Eine mögliche Erklärung, Vermutung, Annahme oder Hypothese.
4. Eine Art, etwas zu anzusehen, eine Betrachtungsweise.
5. Wissenschaftliche Bedeutungen, z. B.
   - eine Theorie als »Gesetz«, allgemeingültige Regel (z. B. das Gesetz der Schwerkraft).
   - eine Erklärung für verschiedene, zusammenhängende Faktoren.
   - empirisch geprüftes oder zu prüfendes Wissen.[74]

Elisabeth Drerup definiert den Begriff Theorie in einem Vergleich mit dem Kölner Dom, sodass sie einen Bogen zur Praxistauglichkeit von Theorien schlägt: »*Eine Theorie ist ein*

System von Aussagen zur Erklärung bestimmter Tatsachen oder Erscheinungen und der ihnen zu-

grunde liegenden Gesetzmäßigkeiten. Theorie ist also immer die abstrakte (rein begriffliche) Betrachtung einer Wirklichkeit. Auf den Kölner Dom bezogen würde das bedeuten, dass eine Theorie über den Kölner Dom auch Begründungen des Architekten zum Sinn und Zweck des Bauwerks, zur Ausgestaltung, statistische Berechnungen u. a. enthalten muss.«[75]

Eine andere Definition bringt den Aspekt der Wissenschaftlichkeit dazu, wobei die Wissenschaft zur Untersuchung einer Theorie herangezogen werden kann. *Arets* et al.: »*Unter einer Theorie versteht man die Gesamtheit von logisch zusammenhängenden und vor allem unbestreitbaren Behauptungen. Diese Theorien sind so formuliert, dass jederzeit nachgeprüft werden kann, ob die jeweilige Behauptung zutrifft. Eine Theorie ist also wahr oder unwahr, wobei dieses »Wahre« oder »Unwahre« einer Theorie durch wissenschaftliche Untersuchungen belegt werden kann.«*

6.1.2 Der Begriff »Modell«

Ein sehr ähnlicher Begriff ist das Wort: »Modell«. Hunink spricht die Begriffsverwirrungen sehr treffend aus und bringt gleichzeitig etwas Licht ins Dunkle: »*In Pflegetheorien wird häufiger von Modellen als von Theorien gesprochen. Die Diskussion um die Definitionen dieser Begriffe neigt dazu, verwirrend und chaotisch zu sein. Nach Ansicht vieler Autoren ist ein begriffliches Modell (oder ein Rahmen) mit einer Haupttheorie vergleichbar. Der Ausdruck »Modell« wird in vielfältiger Weise gebraucht. Oftmals wird er zur Kennzeichnung einer weitgefassten Abstraktion verwendet, die nicht alle verfügbaren Faktoren berücksichtigt. Es handelt sich dann um eine Vereinfachung oder Reduktion der Realität anstatt um eine vollständige Darstellung derselben. Deshalb gilt es als allgemein anerkannt, dass ein Modell nicht wie eine Theorie in vollem Ausmaß überprüft werden kann. Außerdem wird das Wort gebraucht, wenn eine neue Theorie auftaucht. Gewöhnlich ist jedoch der Unterschied zwischen Theorie und Modell ein linguistisches (sprachwissenschaftliches) Problem und nicht von praktischer Bedeutung.«*

Um sich im normalen Pflegealltag mit der Erklärung einer Theorie auseinander zu setzen gibt *Barth* eine verständliche und leicht nachvollziehbare Definition: »*Ein Pflegemodell ist eine vereinfachte und anschauliche Darstellung der gesamten Pflegewirklichkeit mit ihren Bereichen, Strukturen und Verlaufsformen. Die Darstellung kann z. B. durch prägnante Begriffe, Diagramme oder Grafiken vorgenommen werden. Im Pflegemodell werden die Komponenten Mensch, Gesellschaft, Gesundheit und Umwelt berücksichtigt.«*[76]

Drerup spricht weiterhin aus, warum es so gut sein kann, sich an einem Modell zu orientieren, und was daraus entstehen kann »*Unter Modell versteht man die vereinfachte Darstellung eines Gegenstandes oder des Ablaufs einer Handlung, um eine Betrachtung zu erleichtern oder überhaupt erst möglich zu machen. Stände man im oder vor dem Kölner Dom (Wirklichkeit), so könnte man stets nur Teile der Kirche sehen und hätte keinen Überblick über die wahren Größenverhältnisse. Bei einem Modell des Doms kann man das gesamte Bauwerk mit einem Blick erfassen.«*

Es lässt sich ableiten, dass bei einem Modell oder einer Theorie immer nur ein bestimmter Ausschnitt der Realität abgebildet oder betrachtet wird. Das bedeutet in der pflegerischen Realität, dass sich Theorien und Modelle überschneiden können.

6.2 Nutzen und Sinn von Theorien und Modellen

Vielfach erzeugt der Begriff Pflegemodell oder die Beschäftigung damit Ablehnung bei Praktikern. Theorien sollen den Alltag nicht erschweren, sie erfüllen vielmehr bestimmte Funktionen:

- Pflegetheorien unterstützen beim Nachdenken über die tägliche Pflege. Sie sind ein Bezugsrahmen, ein Denkmuster: »*Worauf beziehe ich mich, was denke ich, an was glaube ich?*«
- Pflegetheorien helfen dabei, den Menschen in seiner Ganzheit und Individualität zu betrachten und wenn möglich, zu erfassen. Das gilt für den Pflegeempfänger, die Pflegegebenden und auch Menschen im unmittelbaren Umfeld.
- Pflegetheorien können der nicht primär pflegerischen Öffentlichkeit aufzeigen, worum es in der Pflege geht. Sie können die Pflege erklären.
- Pflegetheorien können richtungsweisend sein. »*Nach* Grypdonck *(1991) kann eine bestimmte Betrachtungsweise richtungsweisend für eine praktische Situation sein, sobald die Pflegenden sich im Einzelnen mit ihr beschäftigen und vertraut gemacht haben. Eine Theorie kann helfen, wenn eine Wahl zu treffen ist, wenn beispielsweise Prioritäten bei der Pflege festgelegt werden müssen.*«[77]
- Pflegetheorien können den Pflegealltag bereichern, indem Sicherheit darüber besteht, warum etwas in einer bestimmten Art und Weise getan wird.
- Pflegetheorien sind ein Ausdruck von Verständnis des Menschen, der Pflege, der Beziehung, des ethischen Handelns und Seins.
- Pflegetheorien sind ein unverzichtbare Bestandteil von qualitätssichernden Maßnahmen geworden.
- Pflegetheorien können der Pflegeforschung Richtungen aufzeigen. Es kann evaluiert werden, was Bedeutung hat, was zutreffend ist und was nicht.
- Pflegetheorien können helfen, Gedanken, Veränderungen, Annahmen und Handlungen zu verändern.

Gerade in dem weiten und unbegrenzten Feld der Pflege von Menschen kann es sinnvoll sein, sich bestimmte Zielrichtungen und Schwerpunkte für das eigene Fühlen und Handeln aufzuzeigen.

6.2.1 Anwendung von Theorien

Es ist von entscheidender Bedeutung, für welchen Bereich oder Ausschnitt der Pflege eine bestimmte Theorie »erdacht« oder »entwickelt« wird. Es gibt Kriterien, die Einfluss auf die Theorie nehmen:

- Für welche Bereiche trifft die Theorie zu? (Kranken- oder Altenpflege, Pflege von Menschen mit Behinderungen, Psychiatrische Pflege, Kinderkrankpflege, Ambulante Pflege, Intensivpflege etc.)
- Wie lange dauern die Beziehungen zwischen Klient und Pflegekraft?
- Was ist die Absicht oder der Auftrag der Pflege?
- Welche einschränkende oder fördernde Rahmenbedingungen gibt es?

Zur Kennzeichnung und Evaluation der unterschiedlichen Theorien und Modelle werden derzeit vier Komponenten als unerlässliche Bestandteile eines jeden Modells herausgestellt, aber auch gefordert:

1. Mensch und Gesellschaft
2. Gesundheit und Krankheit
3. Umwelt
4. Pflege, Pflegeverständnis und Pflegeprozess

Hesook Suzie Kim weist auf einen Umstand hin, der für die Auswahl, die Auseinandersetzung mit unterschiedlichen Theorien sehr wichtig ist: *»Obwohl Pflegetheorien im allgemeinen lediglich beschreibend und erklärend sind, so gründet doch jede von ihnen auf Annahmen, philosophischen Leitlinien, Werten, Perspektiven und Rahmenbedingungen, die für sich genommen einzigartig sind.«*[78] Es ist also wichtig, die Pflegetheorien genau anzuschauen. Bei der Auswahl geeigneter Pflegetheorien für die eigene Arbeit sollten daher folgende Fragen beachtet werden:

- Wer sind die geistigen Mütter der Theorie oder des Modells?
- Worauf basiert die Theorie oder das Modell?
- Stimmen sie in großen Bereichen und Annahmen mit meinem eigenen Verständnis überein?
- Sind sie für mich verständlich, nachvollziehbar?
- Wer ist der Adressat der Theorie?
- Wie wird der eigene Hintergrund der »Mütter« beschrieben? Wie genau im Zusammenhang mit anderen Theoretikerinnen?
- Was ist das Ziel der Theorie? Stimmt es mit meinem eigenen Pflegeverständnis überein?
- Was genau sagen Modell oder Theorie über den Grad der Allgemeinheit aus, auf welche Bereiche der Pflege treffen sie zu? Können sie evtl. auch in anderen Pflegesituationen oder Disziplinen Verwendung finden?

6.3 Das konzeptionelle Modell der FEDL (Fähigkeiten und existenzielle Erfahrungen)

6.3.1 Einführung

Das konzeptionelle Modell der FEDL ist mittlerweile über die Anfangsphase hinaus gewachsen, es ist aber immer noch neu und bei vielen Pflegekräften unbekannt. Gewachsen sind die Hauptgedanken des Modells seit 1997. Meine Ausbildung zur Altenpflegerin in den 80er Jahren und die nachfolgenden Berufsjahre haben mir viele Kontakte und Arten des »Zusammenlebens« mit sehr alten Menschen ermöglicht. Speziell jetzt, während der Konkretisierungsphase des Modells, werden mir weitere Gründe für diesen Ansatz bewusst. Sicherlich gibt es in meiner Biografie zwei ganz entscheidende Faktoren, die diese spezielle Sichtweise der Fähigkeiten mit beeinflusst haben.

Von klein auf habe ich sehr viel Zeit bei meiner Großeltern, vorzugsweise meiner Großmutter verbracht. Viele Eindrücke, Prägungen und Gefühle sind in dieser Zeit entstanden und wohl auch die Liebe zum Beruf Altenpflegerin. Erweiternd kommt dazu, dass ich mich früh damit beschäftigte, zwei unterschiedliche Disziplinen miteinander zu verbinden: die Grundsätze des NLP und die Altenpflege.

Meine Ausbildung zur Altenpflegerin war derart gestaltet, dass uns eine mündige und kritische Haltung gegenüber bestehenden »Situationen« nahegelegt worden ist.
Allerdings waren viele Situationen, die ich antraf, gegenteilig, sodass sich Kritik an den Gegebenheiten – bei normal wachem Menschenverstand – fast von selber ergab.

Meine ersten Eindrücke waren u. a.:
- Es gab extra »Abführtage« für die Männer und die Frauen der »Station«.
- Stecklaken wurden dafür verwendet, alte Menschen an ihrem Stuhl »festzubinden«.
- Bewohner wurden stark fixiert (Medikament, Bandagen etc.).
- Wir gingen »pötten«.
- «Sterben« kann man auch allein, vorzugsweise im Badezimmer.
- Alte Menschen, die gerade auf ihrem Nachstuhl im 4-Bettzimmer abführen, können getrost dabei frühstücken.
- Eisen und Fönen nahm mehrere Stunden der täglichen Pflegearbeit ein.
- Heimbewohner gehören gegen 16 Uhr ins Bett, damit die Station auch für den Nachtdienst bereit ist.

Diese Situationen zu erleben weckte in mir neue Gedanken und vor allem »Ungerechtigkeitsgefühle«. Nach dem Motto: »Das soll gute Pflege sein?« Nein, ich wollte etwas anderes, überall traf ich auf Kollegen, die die Pflege ebenfalls verändern wollten.
In den Begegnungen der letzten Jahre erlaubte ich mir eine Betrachtungsweise, die den alten, häufig als defizitäres Wesen eingestuften Menschen positiv wahrnahm. Mein Interesse galt dabei der individuellen Ausprägung der dem Menschen gegebenen Fähigkeiten. Dies geschah – soweit möglich – aus der Sicht der betroffenen Personen.

Ich gelangte zu folgendem Schluss: Ein zu pflegender Mensch wird im üblichen pflegerischen Alltag häufig über seine Diagnosen, Probleme und Defizite wahrgenommen und eingeschätzt. Dadurch entsteht eine stark negative Sichtweise, die nicht nur viele Pflegende als Last empfinden, sondern die auch der betroffene Mensch in den alltäglichen Interaktionen und beim Empfang von Pflege und Begleitung spürt. Die Aussage einer Pflegekraft spiegelt dies Phänomen sehr deutlich wider: *»Die Frau hilft überhaupt nicht mit!«* (Damit war eine Bewohnerin in einer vollstationären Einrichtung gemeint.)

Hier stellt sich natürlich die Frage, wer hilft wem und wer muss oder darf oder kann Hilfe annehmen oder geben? Die Klientin war in ihrer Selbstpflege eingeschränkt und nahm Unterstützung von Pflegekräften an, dabei war also die Pflegekraft die Helfende.

Nehme ich bei einem alten Menschen die Fähigkeiten bzw. deren Einschränkungen wahr und versuche ich, mich – so weit mir möglich ist – in die betreffende Person hineinzuversetzen, dann sieht eine Situation plötzlich ganz anders aus (siehe Tabelle 8).

Tabelle 8: Defizit- und Fähigkeitsorientierte Sichtweise.

Defizitsichtweise bzw. Orientierung an Pflegeproblemen	Fähigkeitsorientierte Sichtweise
• Eine alte Dame hängt ihre bereits verwendeten, mit Urin durchnässten Inkontinenzeinlagen zum Trocknen auf die Heizung; sie zeigt keine Einsicht in Erklärungen der Pflegekräfte; trotz Wegnahme der Inkontinenzeinlagen durch Pflegekräfte führt sie das Verhalten mehrmals täglich durch.	• Eine alte Dame nutzt ihre alte Kompetenz, »ihre Wäsche und Hausarbeit« zu erledigen, so wie sie es viele Jahre in ihrem Leben getan hat. • Sie ist mit der Bearbeitung oder Beseitigung einer »Ungeschicklichkeit« oder »Unpässlichkeit« beschäftigt und sucht selber eine Lösung.

Die Konsequenz für den pflegerischen Alltag ist die, dass Situationen, Verhalten und Äußerungen unter einem anderen, nämlich dem fähigkeitsorientierten Filter betrachtet werden.

Aus dem, was üblicherweise als Problem gewertet worden ist, kann bei entsprechender Haltung sehr wohl eine Fähigkeit werden. Das hängt häufig von der Pflegekraft ab, wie sie sich und den Klienten sieht. Ist sie übermächtig und blickt von oben herab, meint sie, aufgrund ihrer Ausbildung einen über 80-Jährigen maßregeln zu müssen? Oder sieht sie ihn als ebenbürtig an?

Unsere Vorliebe zur Struktur, z. B. das Pflegeverständnis von Pflegetheoretikerinnen in Schaubilder und Strukturen zu stecken, sorgt dafür, dass im Pflegealltag eher auf die Überschrift, z. B.: ATL, AEDL, FEDL geblickt wird, weniger aber auf das tiefergehende Verständnis, auf die Gedanken dahinter.

Ich teile also nicht, wie so häufig und durch die Pflegeanamnesen schon vorgegeben, den Mensch in »Scheibchen« ein, sondern ich schaue ihn ganz an und beobachte: »*Was ist vorhanden, was ist da?*« Verhalten, Gewohnheiten, Ausdruck von Bedürfnissen werden genau unter diesem Aspekt betrachtet.

Für mich folgt daraus, dass ich so pflegen sollte, wie der betroffene Mensch es tun würde, wenn er es denn könnte. Dabei muss ich mich in die Person, der ich Unterstützung geben darf, hineinversetzen. Woher sonst will ich wissen, wie sie ihre Pflege gestalten würde? Dann – und nur dann – darf meine Deutung der Situation weitgehend von meinen »eigenen« Wünschen und Bedürfnissen bestimmt sein. Anders ausgedrückt: Ich muss bestimmte Verhaltensweisen akzeptieren, denn sie sind Ausdruck einer Fähigkeit des Klienten – auch wenn dieser Ausdruck »sonderbar« anmuten mag.

Das konzeptionelle Pflegemodell der FEDL richtet die Wahrnehmung auf die Fähigkeiten eines Menschen. Eine defizitorientierte Sichtweise verstärkt dagegen die Einschätzung eines Menschen über seine Probleme. Die fallen eher häufig ins Auge, werden von Medizinern, Angehörigen etc. sehr schnell genannt: »*Sie kann das und das nicht*«, wird häufig bei der Vorstellung zunächst gesagt. Beim näheren Hinschauen sieht die Sachlage dann oft ganz anders aus.

Unsere individuellen Fähigkeiten sind unterschiedlich vorhanden und/oder eingeschränkt. Je stärker sie eingeschränkt oder evtl. kaum noch vorhanden sind, desto größer ist die Wahrscheinlichkeit von Pflegebedarf oder individueller Unterstützungsnotwendigkeit.

Was aber ist nun eine Fähigkeit? Wir beginnen unser Leben im Bauch unserer Mutter. Dort entwickeln wir erste Fähigkeiten und sammeln erste Sinneseindrücke, unsere Prägung beginnt. Nach der Geburt wird diese Prägung stärker. Unsere Fähigkeiten entwickeln sich weiter. Dabei spielen unsere Erziehung, das Elternhaus und die Umwelt wesentliche Rollen. Wir entwickeln unsere Fähigkeiten im Laufe des Lebens immer weiter und diese werden individueller. Würden wir keine Fähigkeiten entwickeln, so wäre uns das Leben kaum möglich.

Ich möchte das am Beispiel Atmen deutlich machen. Der Atmvorgang ist eine existenzielle Körperfunktion, die aber durch meine Fähigkeit zu atmen beeinflusst wird. So kann ich zu den Menschen gehören, die unter psychosomatischem Asthma leiden, oder meine Atemfähigkeit ist durch Umweltverschmutzung eingeschränkt. Vielleicht bin ich ein Mensch, der den Atem durch Meditation oder Sport besonders intensiv spürt. Meine Fähigkeit zu atmen wird durch viele Faktoren beeinflusst und ist somit unterschiedlich ausgeprägt. Ich kann also nicht von Vornherein voraussetzen, dass die Atmung bei allen Menschen gleich ist. In Pflegesituationen ist es daher umso wichtiger, die vorhandenen Fähigkeiten ganz genau zu betrachten.

Ein anderes Beispiel: Eine junge Frau verliert bei einem Motorradunfall ihr rechtes Bein; somit ist die Fähigkeit zu gehen oder zu laufen stark eingeschränkt. Sie wird von der Medizin als »behindert« bezeichnet. Im Laufe der nächsten Zeit kompensiert sie aber ihre Einschränkung. Sie lernt, mit ihrer Beinprothese sicher und selbstverständlich umzugehen. Sie hat ihre eingeschränkte Bewegungsfähigkeit verändert. Sie fühlt sich nicht mehr eingeschränkt.

> Wenn ich mich auf die Suche nach den Fähigkeiten und deren Ausgestaltung bei einem bestimmten Menschen mache, suche ich automatisch nach Gründen und Ursachen für einen Unterstützungsbedarf. Ich suche also nicht nach dem Problem, sondern nach einer Erklärung für die jetzige Situation.

Arets et al. fassen das so zusammen: »*Die Fähigkeiten beziehen sich auf die Begabung oder Kapazität einer Person, etwas zu können, im Leben zu bestehen. Mit anderen Worten: Fähigkeiten geben einen Einblick in die Möglichkeiten, die der Mensch zum biologischen, psychologischen und sozialen Funktionieren hat:*
Sie geben an, was er alles kann bzw. das, was er in der Lage ist zu tun.
- *Biologische Fähigkeiten*
  Dies sind u. a. die Fähigkeiten zur Bewegung, Ruhe, Aktivität, Ausscheidung und zur Aufnahme von Sauerstoff, Flüssigkeit und Nahrung
- *Psychologische Fähigkeiten*
  Damit sind u. a. die Fähigkeiten zum Denken, Entwickeln, Wahrnehmen und zum Verarbeiten von Stress gemeint. Dabei kann eine deutliche Überlappung zwischen biologischen und psychologischen Fähigkeiten bestehen, z. B. bei der Wahrnehmung

- *Soziale Fähigkeiten*
  Beispiele dafür sind die Fähigkeiten, sich in Veränderungen der sozialen Umgebung anzu-passen oder Beziehungen zu beginnen, fortzusetzen und zu beenden«[79]

6.3.2 Struktur des Modells

Die menschlichen Fähigkeiten habe ich so aufgeschlüsselt, dass eine weitgehend ganzheit-liche Betrachtungsweise möglich ist. Was darunter im Einzelnen zu verstehen ist, zeigt die folgende Auflistung.

1. **Die Fähigkeit »Kommunikation**
   Die Fähigkeit zu kommunizieren, verbal und nonverbal; der Umgang mit Hilfsmit-teln für die Bereiche Sehen, Hören, Sprechen, Wahrnehmen sowie das Interesse zu kommunizieren.

2. **Die Fähigkeit »Orientierung«**
   Die Fähigkeit orientiert zu sein: zur Person, zur Situation, zu Zeit und Raum; sowie die Fähigkeit, das Gedächtnis zu aktivieren und die Fähigkeit, sich zu konzentrieren.

3. **Die Fähigkeit »Bewegung«**
   Die Fähigkeit sich zu bewegen, eine gewünschte oder notwendige Veränderung der Körperhaltung einzunehmen; die Fähigkeit, mit evtl. Hilfsmitteln umzugehen sowie evtl. Gefahren durch zu wenig Bewegung/Mobilität.

4. **Die Fähigkeit »Vitale Funktionen«**
   Die Fähigkeit, die vitalen Funktionen ausreichend aufrechtzuerhalten; Atmung, Blutdruck, Temperatur etc.

5. **Die Fähigkeit »Pflegen und Kleiden«**
   Die Fähigkeit sich zu pflegen und zu kleiden, der Grad der selbstständigen Ausfüh-rung, Gebrauch von Hilfsmitteln; die Fähigkeit, Kleidung auszuwählen, das Bedürf-nis nach Sauberkeit, Gepflegt-sein und Erscheinungsbild.

6. **Die Fähigkeit »Essen und Trinken«**
   Die Fähigkeit zu essen und zu trinken, das Bedürfnis danach, der Grad der selbst-ständigen Nahrungs- bzw. Flüssigkeitsaufnahme, der Umgang mit Hilfsmittel, Vor-lieben, Abneigungen.

7. **Die Fähigkeit »Ausscheidung«**
   Die Fähigkeit auszuscheiden, kontinent zu sein, Umgang und Notwendigkeit von Hilfsmitteln, sowie der selbstständige Umgang bzgl. Ausscheiden.

8. **Die Fähigkeit »Ruhen, Schlafen und Wachsein«**
   Die Fähigkeit, seinen individuellen Schlafgewohnheiten und -bedürfnissen nachzu-gehen; Schlaf-/Wachrhythmus, Schlafqualität, -dauer, -zeiten, -unterstützung (z. B. durch Medikamente).

9. **Die Fähigkeit »Aktivieren, Anregung«**
   Die Fähigkeit, das Bedürfnis, die Einsicht und das Interesse sich zu aktivieren und Anregung wahrzunehmen, angeregt, aktiviert zu sein; Möglichkeiten und Ausprä-gung der Aktivierung/Anregung. Diese FEDL wirkt im *Böhmschen* Sinne: »*Bevor der Körper bewegt wird, muss die Seele bewegt werden.*«

10. **Die Fähigkeit »Beschäftigung«**
    Die Fähigkeit sich sinnvoll zu beschäftigen, eigenen Vorlieben und Interessen nach-zugehen, Umgang mit Hilfsmitteln, Fähigkeit zur sinnvollen Tagesstrukturierung

11. **Die Fähigkeit »Zufriedenheit und Emotionalität«**
    Die Fähigkeit, zufrieden leben zu können, zufrieden zu sein; Ausdruck und Erleben von Gefühlen, Behagen, Unbehagen; die Möglichkeit, Zufriedenheit empfinden oder Missbehagen ausdrücken zu können; Ausdruck und Erleben der Sexualität

12. **Die Fähigkeit »Sicherheit«**
    Die Fähigkeit, für die eigene Sicherheit oder die anderer sorgen zu können, Gefahren- und Risikoeinschätzung, Umgang mit Hilfsmitteln; bei Bedarf die hauswirtschaftliche Versorgung.

13. **Die Fähigkeit »Soziale Bereiche und Beziehungen«**
    Die Fähigkeit, selbstständig oder mit Unterstützung soziale Beziehungen aufzunehmen, zu halten oder auch anzunehmen; Ausprägung der Integrität in die Gemeinschaft, in ein notwendiges soziales Umfeld.

14. **Die Fähigkeit »existenzielle Erfahrungen des Lebens«** (nach *Krohwinkel*)
    Die Existenz gefährdende Erfahrungen; die Existenz fördernde Erfahrungen; Erfahrungen, die die Existenz fördern oder gefährden.

Hierzu noch eine wichtige Anmerkung: Existenzielle Erfahrungen sind solche Erfahrungen, die den Kern der Person berühren. Sie können durch einschneidende Erlebnisse, aber auch durch normale Alltagsereignisse ausgelöst werden. Wir verstehen unter »existenziellen Erfahrungen« jene, die für uns als Menschen so bedeutend, einschneidend und gravierend sind, dass unser Leben und/oder unsere Sicht der Welt im Durchleben dieser Erfahrung oder danach ein grundsätzlich anderes ist.

Existenzielle Erfahrungen können unverhofft auftreten, durch ein »Erinnern« treten sie wieder zutage und werden noch mal in ihrer Bedeutung erspürt, oder in diesem Moment erneut erlebt.
Alle Menschen sind durch ihre Sozialisation, Herkunft und ganz besonders durch ihre Lebensgeschichte geprägt. Es gibt existenzielle Erfahrungen, die für bestimmte Menschengruppen gemeinsam gelten, die gemeinsam erlebt werden (Krieg, Flucht, Terror); auf der anderen Seite gibt es Erfahrungen, die eine Person betreffen (Verluste etc.).

6.3.3 Fähigkeit und Bedürfnis

Zu den grundlegenden Fähigkeiten des Menschen gehört es, seine Bedürfnisse zum Ausdruck bringen zu können. *Abraham Maslow* hat in seiner bekannten »Bedürfnispyramide« sehr anschaulich die Bedürfnisse des Menschen dargestellt. Noch wesentlicher als das Bedürfnis ist aber die Möglichkeit, diese Bedürfnisse **ausdrücken zu können**. Bedürfnisse, die nicht ausgedrückt werden können, weil die Fähigkeit, ihnen Ausdruck zu verleihen, eingeschränkt ist, können nicht befriedigt werden. Eingeschränkte Fähigkeiten verhindern also, dass Bedürfnisse befriedigt werden.

Ein Beispiel:
Ein alter Mensch, dessen Bewegungsfähigkeit durch eine Halbseitenlähmung eingeschränkt ist, kann den rechten Arm nicht mehr so verwenden wie früher. Die linke Hand ist noch ungeübt. Daher kann der alte Mensch seinem Bedürfnis nach Trinken nur unzureichend nachkommen. Ursache ist eine Einschränkung seiner körperlichen Fähigkeiten.

Betrachtet man Situationen aus diesem Blickwinkel, so wird die Einschätzung des Pflegebedarfs klarer. Es kommt nicht zu einem Pauschalurteil wie: »*Körperpflege muss übernommen werden*«, denn das sagt nichts über die Person aus.

Wie *Maslow* erkannt und begründet hat, sind Menschen in der Lage, Bedürfnisse wahrzunehmen. Sie tauchen in uns auf, wir spüren sie. Ein trockener Mund oder ein knurrender Magen sind für die meisten Menschen ein Anzeichen, dass sie Durst oder Hunger verspüren. Der Druck einer vollen Blase signalisiert den notwendigen und erleichternden Toilettengang. Diese rein körperlichen Bedürfnisse sind einfach wahrzunehmen, die meisten Signale sind klar.

Doch wie ist es mit den Bedürfnissen, die sozialer oder psychologischer Natur sind? Wie ist es mit dem Bedürfnis nach Sicherheit, sozialer Integrität, Wertschätzung und schlussendlich nach Selbstentfaltung? Diese Bedürfnisse sind wesentlich schwieriger zu spüren. Sie sind vom Alter, den Gewohnheiten und der Umgebung eines Menschen abhängig.

So kann z. B. ein Säugling sein Bedürfnis nach Nähe und Sicherheit durch Schreien zum Ausdruck bringen. Im Laufe unseres Erwachsenenalters lernen wir, unsere Bedürfnisse an die aktuellen gesellschaftlichen Rahmenbedingungen anzupassen. Wir verhalten uns meist situationsgerecht, wie es der ethische Kodex es vorsieht. Das heißt aber auch, dass wir Bedürfnisse unterdrücken oder sie aufschieben. Entscheidend für die Befriedigung eines Bedürfnisses ist die Fähigkeit, es wahrzunehmen, auszudrücken und aktiv an der Befriedigung mitzuarbeiten.

Beispiele:
Mein Bedürfnis nach Durst befriedige ich durch Trinken; ich nehme mir z. B. ein Glas mit Wasser oder eine Tasse Tee. Durch meine Fähigkeit mich zu bewegen, Handlungsabläufe zu koordinieren, zu sehen etc., kann ich mein Bedürfnis nach Bewegung befriedigen. So ist es auch mit dem Sicherheitsbedürfnis. Wohne ich beispielsweise in einem Haus, so schließe ich abends alle Türen ab, deponiere mein Portemonnaie an einem sicheren Platz und treffe vielleicht noch andere Sicherheitsvorkehrungen, um meinem Sicherheitsbedürfnis zu entsprechen. Andere Möglichkeiten sind ein Schließfach bei der Bank für meine Dokumente etc. Auch hier werde ich hier wieder selber aktiv. Meine Fähigkeiten, mich zu bewegen, zu fühlen, zu tasten und zu sehen verhelfen mir dazu, mein Bedürfnis nach Sicherheit auszuleben.

Anders sieht es dagegen aus, wenn bestimmte Fähigkeiten eingeschränkt sind. Dann brauche ich zur Befriedigung meiner Bedürfnisse die Unterstützung anderer, sonst bleiben sie unerfüllt. Das setzt freilich voraus, dass eine andere Person meine Bedürfnisse richtig deutet, denn die individuellen Bedürfnisse unterscheiden sich stark voneinander.

Bei älteren Menschen ist beispielsweise die Bewegungs- oder Sprechfähigkeit eingeschränkt oder gar nicht vorhanden. Es fehlt also die Fähigkeit, Bedürfnisse ausdrücken zu können – gleichwohl sind diese vorhanden und der alte Mensch strebt nach Befriedigung seiner Bedürfnisse.

Das Ausleben der Bedürfnisse ist unweigerlich an die Fähigkeiten gebunden. Für die Pflege und Begleitung alter Menschen heißt das, dass die Pflegekraft über die Beachtung und Einschätzung der Fähigkeiten wahrnehmen kann, welche Bedürfnisse evtl. nicht mehr ausgedrückt werden können.

Während die Struktur der FEDL-Aufstellung sicherlich vertraut ist, ist es ungewohnt, die Fähigkeiten eines Menschen so genau zu beobachten und einzuschätzen. Es ist jedoch sinnvoll, bei der Benennung von Pflegediagnosen und der Einschätzung von pflegerischen Situationen immer zu schauen, wo die Ursachen liegen, wo also eine Fähigkeit eingeschränkt ist.

6.3.4 Definitionen und Grundannahmen

Es gibt bestimmte Grundannahmen, die bei der Definition und Entwicklung von konzeptionellen Modellen sehr wichtig sind.

6.3.4.1 Pflege

Pflege ist eine Dienstleistung, die Aufgaben in der Interaktion mit pflegebedürftigen Menschen gezielt ausübt. Es ist dabei einerlei, ob die Pflegebedürftigkeit kurz- oder langfristig besteht. Es ist die Absicht der Pflege, dass die betroffenen Menschen über größtmögliche Selbstständigkeit in ihrer Person und unmittelbaren Umwelt, über Lebensqualität und Zufriedenheit verfügen können. Pflegekräfte nutzen für diese Aufgabe alle Sinne und Ebenen ihrer eigenen Person, um ein möglichst weit reichendes Spektrum an Möglichkeiten zu schaffen.

Pflege hat als oberstes Ziel, dem Pflegebedürftigen eine solche Anregung und Unterstützung zu geben, dass er in der Lage ist, etwas für sich zu tun, wieder selbst in seinem Sinne für sich zu sorgen. Pflege ist nicht nur Handwerk, sondern auch Beziehung und Arbeit mit Kräften und Fähigkeiten.

Pflege kann Liebe sein, Professionalität, Sorge, Beratung, Gespräch, Berührung und Kooperation. Pflege ist neutral und grenzüberschreitend. Pflege ist Bewusstsein und Arbeit. Pflege ist Veränderung, kann Veränderung bewirken. Man kann auch sagen: Es gibt keine Pflege, sondern Pflegende (auf allen Ebenen der Profession).

6.3.4.2 Pflegeverständnis in der Pflege mit alten Menschen

Jeder Austausch zwischen Pflegekraft und Klient vollzieht sich in einer bestimmten Atmosphäre oder Stimmung, die, zusätzlich zur Einschränkung der Fähigkeiten des Klienten, auf der Begegnung von zwei Persönlichkeiten beruht. Zwischen beiden gibt es während des ganzen Pflegeprozesses einen subtilen, meist unbewussten Austausch von Erfahrungen und Informationen. Die Pflegekraft sorgt mit ihrer ganzen Person dafür, dass der Klient sich als Gestalter seines Lebens erleben kann. Dies kann geschehen, indem die Pflegekraft den Klienten dort unterstützt, anleitet, berät und fördert, wo es gilt, Lösungswege zu erfahren und zu verwirklichen. So können neue Wege gegangen werden.

Echte Pflege geht nicht ohne Vertrauen und Wohlwollen. Je offener der Austausch ist, gerade in der Pflege und Begleitung von Menschen mit Demenz, desto mutiger und sicherer kann der Klient seine Wege gehen und weiterleben oder in Frieden Abschied nehmen. Eine Pflegekraft bringt gegenüber dem Klienten und seiner Umgebung Achtung und Respekt, Vertrauen in seine Fähigkeiten und Neugier sowie eigene Sicherheit und fachliches Können zum Ausdruck. Die Pflegekraft betrachtet den ganzen Menschen unvoreingenommen und stellt ihr Handeln und Wirken in seinen Dienst.

Pflegekräfte achten bei ihrem Wirken darauf, dass die individuellen Fähigkeiten und Ressourcen des Pflegebedürftigen richtig erfasst werden. Pflegekräfte gehen davon aus, dass dem Menschen alle Fähigkeiten und Ressourcen innewohnen, die er braucht, um sein Leben erfreulich zu gestalten oder zu verändern. Pflegekräfte geben den Klienten dort Unterstützung, wo sie sie brauchen, um ihre Fähigkeiten und Ressourcen wiederzuerlangen.

6.3.4.3 Umwelt

Von Geburt an wird jeder Mensch durch den direkten Kontakt zu anderen Menschen geprägt. Erst sind es Eltern, Geschwister, Großeltern und Freunde. Der Mensch wächst in ein soziales Netz hinein, übernimmt Rollen und wird dabei zu einem individuell kompetenten, sich in der Umwelt zurechtfindenden Mitglied der Gesellschaft. Dies ist der Prozess der Sozialisation. Er bewirkt, dass der Mensch sein Leben als sinnvoll und positiv erlebt. Die Umwelt wirkt mit negativen und positiven Einflüssen auf den Menschen ein, sie ist im Nachhinein häufig in der Biografie eines Menschen nachspürbar. Einflussreiche Kriterien sind hier auch Herkunft, Land, Stadt, Familien, sozialer Stand oder geografische Bedingungen. Die unmittelbare Umwelt des Menschen ist seine persönliche Umwelt, die er zum Teil mit geschaffen und gestaltet hat; seine Bezugspersonen, seine Familie oder Wahlfamilie; der Platz zum Leben und Wohnen.

Die Welt, in der wir leben, wird uns durch unsere Sinne zugänglich. Dabei haben wir mehrere Möglichkeiten, um unsere Umwelt und deren Informationen aufzunehmen. Durch unsere fünf Sinne können wir die Umwelt sehen, hören, fühlen, schmecken oder riechen. Das Wahrnehmen und Agieren innerhalb unserer Umwelt ist immer geprägt durch die Interaktion untereinander. Das heißt, es findet ein aufeinander bezogenes Handeln statt. Demnach ist jeder Mensch, auch der Klient, immer im Zusammenhang mit anderen, meist ihm nahestehenden Menschen und deren Befindlichkeiten und Fähigkeiten zu sehen. Die Umwelt wirkt in allen Lebenslagen auf uns ein.

6.3.4.4 Mensch

Der Mensch ist eine perfekte Organisation von Körper, Seele und Geist. Er beginnt als Zellhaufen und kann bis über hundert Jahre alt werden. Der Mensch ist ein systemisches Wesen; wird ein Teil berührt und/oder verändert, so hat das Einfluss auf alle anderen Bereiche. Im Laufe seines Lebens prägt er in enger Beziehung zur unmittelbaren Umgebung sein Leben. Er verändert sich, er eignet sich Meinungen, Verhaltensweisen, geistige und körperliche Fähigkeiten an. Der Mensch ist ein Beziehungswesen; er lebt in Kontakt zu anderen und reagiert auf sie. Er nimmt sich als Individuum wahr. Er pflegt seinen Lebensstil und seine Lebensführung – es sei denn, seine Fähigkeiten hindern ihn daran, weil sie eingeschränkt sind oder weil die Umwelt nachteilig auf ihn einwirkt.

Wir begreifen uns als »in der Welt stehend«. Daraus folgt, dass wir das Verhalten eines Menschen besser verstehen und erkennen, wenn wir wissen, wie er die Welt, seine Person und Situation wahrnimmt. Das verlangt von uns die Fähigkeit zur Wahrnehmung und Interpretation.

6.3.4.5 Alter

Am Ende des Lebens stehen (Alter und) Tod. Ein alter Mensch hat andere Perspektiven, als ein junger Mensch, dafür liegen viele Jahre an Lebensprägung hinter ihm. Die Pflege und Begleitung alter Menschen reagiert nicht nur auf Krankheit oder Gesundheit, sondern auf den Menschen an sich. Ein Mensch kann alt sein und gesund, aber dennoch in bestimmten Bereichen auf Unterstützung angewiesen. Alter ist keine Krankheit, es ist eine Phase des Lebens. Alte Menschen sind die Summe ihres Lebens, sie sind voller Eindrücke, Erfahrungen, Erlebnisse. Sie haben Situationen erlebt und Erfahrungen gemacht, die Jüngere nicht unbedingt kennen können. Alte Menschen sind eine Symbiose aus Körper, Geist, Seele und gelebtem Leben. Sie haben sich ihr ganzes Leben lang entwickelt und ihre Eigenart ausgebildet. Dabei durchliefen und durchlaufen sie Lebensphasen, in denen sie bestimmte Aufgaben bewältigt haben oder diese Bewältigung später, im Alter, erarbeiten (*Erik Erikson*). Die Altenpflege hat den Auftrag, diese Einzigartigkeit eines Menschen in ihrer Gesamtheit zu respektieren und leben zu lassen. Nicht das Alter hat einen Menschen zu dem gemacht, was er ist, sondern das Leben.

6.3.4.6 Gesundheit und Krankheit

Der Übergang von Gesundheit zu Krankheit oder von Krankheit zu Gesundheit ist fließend und individuell. Keiner der beiden Zustände ist konstant gleichbleibend. Die Art, wie Menschen Krankheit und Gesundheit erleben, ist an die unmittelbare Umwelt gebunden und wird als individuelle Erfahrung mit all ihren Symptomen, Kennzeichen und Merkmalen wahrgenommen.

Krankheit ist eine festgeschriebene Situation bestimmter, zumeist festgelegter Zustände. Kranksein ist das Erleben dieser Zustände. Gesundheit ist das Gefühl und Erleben, nicht krank zu sein, im Besitz aller Fähigkeiten zu sein oder mit eingeschränkten Fähigkeiten komplikationsfrei und zufrieden – in großer Unabhängigkeit von anderen und der Umwelt – zu leben, den Alltag wie gewohnt zu meistern.

Gesundheit ist mehr »als die Abwesenheit von Krankheit«, unser eigenes Verständnis von Gesundheit nimmt Einfluss auf unsere Lebensführung. Gesundheit zu erlangen oder zu erhalten, ist eine Lebensaufgabe.

Anmerkungen

[74] *Hunik:* Pflegetheorien. Eicanos Verlag, Bocholt 1997.
[75] *Drerup:* Modelle der Krankenpflege. Lambertus Verlag, Freiburg 1990.
[76] *Barth:* Qualitätsentwicklung und -sicherung in der Altenpflege. Urban & Fischer Verlag, München 1999.
[77] *Hunink:* Pflegetheorien. Eicanos Verlag, Bocholt 1997.
[78] *Kollak; Suzie Kim:* Pflegetheoretische Grundbegriffe. Verlag Hans Huber, Bern 1999.
[79] *Arets; Obex; Vaessen; Wagner:* Professionelle Pflege. Eicanos, Bocholt, 1997

7 Pflegediagnosen

Pflegediagnosen stammen ursprünglich aus dem klinischen Alltag. Seit kurzem halten sie Einzug in die Pflege und Altenpflege. Mit diesem Buch wage ich den zweiten Versuch, sie in den Pflegeprozess zu integrieren. Ich spreche deshalb von »wagen«, weil es bisher wenig Beispiele gibt, wie diese Integration konkret auszusehen hat.

7.1 Begriffsklärungen

Diagnose kommt aus dem Griechischen und bedeutet »*Unterscheidung*« oder »*das Feststellen der kennzeichnenden Merkmale eines Zustandes*«. Eine Pflegediagnose ist die allgemeingültige Beschreibung und vor allem die Beurteilung eines pflegerelevanten Zustandes oder Sachverhalts, den der Klient hinsichtlich einer notwendigen und realistischen Veränderung erlebt. Zu Grunde liegt die nach Ursachen und systemischen Zusammenhängen suchende Unterscheidung bestimmter Merkmale, die durch Einschränkungen in der Gesamtsituation des Klienten und seines Umfeldes entstanden sind.

7.2 Entwicklung und Entstehung der Pflegediagnosen

Die Arbeit mit den Pflegediagnosen steckt in Deutschland noch in den Kinderschuhen, was zumindest den Praxistransfer und das allgemeine Verständnis angeht. Dabei gibt es Pflegediagnosen schon seit längerem. *»R. Louise Mc Manus beschreibt 1950 in der Veröffentlichung »Assumptions of the Functions of Nursing» (Annahmen über die Aufgaben der Krankenpflege) erstmals Diagnosen als Aufgaben der Krankenpflege«*[80]

Der Begriff der Pflegediagnose wurde 1953 von *Virginia Fry* in den USA eingeführt. Sie bezeichnet die Formulierung einer Pflegediagnose und die Entwicklung eines individuellen Pflegeplans als die Hauptaufgabe bei der Entwicklung eines kreativen Ansatzes in der Pflege.

Erst 20 Jahre später – mit der Gründung der North American Nursing Diagnosis Association (NANDA) – fanden Pflegediagnosen Eingang in die Pflegepraxis. Man wollte Pflegeprobleme klassifizieren, d. h. ihnen einen Titel geben und sie in ein Gesamtsystem einordnen. Bis heute hat die NANDA weit über 100 anerkannte Pflegediagnosen formuliert. Die Diagnosen werden fortlaufend ergänzt und überprüft, mit dem Ziel, ein einheitliches Klassifikationssystem für die Pflege zu erarbeiten.

Inzwischen finden Pflegediagnosen weltweites Interesse und haben auch im deutschsprachigen Raum Einzug gehalten. Der Gebrauch des Diagnosebegriffes auch in der Pflege ist naheliegend, wenn es darum geht, »Pflegeprobleme« und deren Ursachen zu beurteilen und zusammenfassend exakt zu benennen.

Tabelle 9: Internationale Pflegediagnosenverbände.

Abkürzung	Name	Aufgabe
ANA	American Nursing Association	Amerikanischer Pflegeverband
NANDA	North American Nursing Diagnosis Association	Nordamerikanische Pflegediagnosen vereinigung. Die NANDA ist von der ANA autorisiert, Pflegediagnosen zu 1. entwickeln 2. prüfen 3. klassifizieren 4. verbreiten Ziel der NANDA ist es, eine verbindliche internationale Taxonomie (Klassifikation) zu schaffen
ICN	International Council of Nurses	Internationale Pflegevereinigung. Innerhalb des ICN gibt es das Programm zur Klassifikation der Pflegepraxis
ENDA	European Nursing Diagnosis Association	Europäische Pflegediagnosevereinigung mit Beteiligung von 15 europäischen Nationen zur Entwicklung von Pflegdiagnosen
ACENDIO	Association for Common European Nursing Diagnosis, Interventions and Outcome	Europäische Vereinigung für Pflegediagnosen mit dem Ziel, eine Klassifikation der europäischen Pflegediagnosen zu erarbeiten.

Pflegediagnose und medizinische Diagnose zusammen tragen der Ganzheit des Patienten Rechnung. Medizinische Diagnosen beschreiben die Gesundheitsprobleme selbst. Pflegediagnosen beschreiben, wie die Patienten mit diesen Gesundheitsproblemen zurechtkommen, welche Einschränkungen bzw. Beeinträchtigungen als Folge der medizinischen Probleme auftreten.

Medizinische Diagnosen und Pflegediagnosen ergänzen sich zu einer umfassenden Beschreibung der gesundheitlichen Situation eines Klienten.

7.3 Die Funktion von Pflegediagnosen

In der Praxis sollen Pflegediagnosen folgende Funktion haben/bekommen:
- Alle Pflegediagnosen eines Klienten beschreiben die Gründe der Pflege und den Pflegebedarf.
- Aus den Pflegediagnosen lassen sich die erforderlichen Pflegeleistungen und -interventionen ableiten.
- In den Pflegediagnosen sind die Informationen zusammengefasst, die verschiedene, an der Pflege beteiligte Personen benötigen, insbesondere bei Verlegungen.
- Die Pflegediagnosen sollen eine effektive und effiziente Kommunikation über den Zustand von Klienten aus pflegerischer Sicht ermöglichen (vgl. *Abderhalden*).

Pflegediagnosen sind auf eine systematische Datensammlung gestützte Aussagen über pflegerelevante Aspekte des Gesundheitszustandes und des Gesundheitsverfahrens von Klienten. Sie beschreiben in Kurzform:

1. Die Folgen der Krankheiten/Behandlungen, z. B. auf die alltäglichen Aktivitäten und auf die Befriedigung grundlegender Bedürfnisse.
2. Die individuellen Reaktionen der Betroffenen auf gesundheitliche Risiken, Krankheiten, Behandlungen.
3. Pflegediagnosen beschreiben, warum Individuen (Gruppen) Pflege benötigen. (vgl.: *Abderhalden*)

7.4 Pflegediagnosen in der Diskussion

Pflegediagnosen sind für viele Pflegekräfte noch neu und werden in ihrer Verwendung als schwierig empfunden. Es gibt wenige Beispiele für ihre Integration. In der Literatur (nicht primär pflegewissenschaftlicher) finden sich die Vorteile von Pflegediagnosen folgendermaßen zusammengestellt.

- Etablierung einer internationalen, gemeinsamen Sprache in der Pflege zur Beschreibung der Pflegepraxis, Verbesserung der Kommunikation zwischen Pflegenden untereinander und zwischen Pflegenden und weiteren Personenkreisen.
- Beschreibung der Pflege des Menschen (Individuen, Familien, Gemeinden) in der Vielfalt institutionalisierter und nicht institutionalisierter Rahmenbedingungen.
- Herstellung von Vergleichsmöglichkeiten erhobener Pflegedaten von Patienten, Settings, geografischen Räumen und Zeit.
- Element zur Professionalisierung der Pflege.
- Ermöglichung von Ausbildung und Professionalisierung der Pflege auf der Basis einer gemeinsamen Fachsprache und Struktur.
- Schaffung objektiver, vergleichbarer Daten.
- Förderung von Pflegeforschung durch die Nutzbarmachung und Zugänglichkeit von systematisiertem Datenmaterial in Pflege- und Gesundheitsinformationssytemen.
- Bereitstellung von Daten über die Pflegepraxis zur Beeinflussung von Gesundheitspolitik.
- Ermöglichung gleicher Rahmenbedingungen für die Anwendung des Pflegeprozesses.
- Abgrenzung des pflegeeigenen Bereich und der Pflegenden von anderen Gesundheitsberufen (vgl. *Altenpflege konkret* 2001).

Aber es gibt auch kritische Stimmen zu den Pflegediagnosen. So lenkt *Inge Kollak* die Aufmerksamkeit auf Folgendes: »*Der Pflegediagnostik sprechen sowohl Protagonisten wie Gegner im positiven wie im negativen Sinn einen großen Einfluss auf die weitere Entwicklung der Pflege zu. … Die Ursache dafür, dass den Pflegediagnosen gleichzeitig ein so großer Nutzen für, wie ein schädlicher Einfluss auf die Pflege bescheinigt wird; mag darin liegen, dass hier ein Konzept, das zur Orientierung geschaffen wurde, mit der Wirklichkeit verwechselt wird. Die eine Seite glaubt, dass Pflegediagnosen Wirklichkeit (Phänomene, die ein Beobachter erkannt hat) objektiv abbilden können. Die andere Seite glaubt, dass Pflegediagnosen Wirklichkeit verändern können. Es lohnt eine nähere Betrachtung beider Einschätzungen.*«[81]

Sie gibt im Weiteren zu bedenken, dass sich die Wirklichkeit, die angeblich durch Pflegediagnosen abgebildet werden, im beständigen Prozess befindet, und merkt an, dass durch bloßes Formulieren einer Pflegediagnose noch keine Pflegequalität geschaffen ist. »*Eine gute Pflegeplanung lässt sich nicht aus einer schlechten Informationssammlung ableiten, auch wenn diese das Etikett Pflegediagnose erhält, sondern erst dann wenn die Bedeutung des Missverhältnisses zwischen einem gegeben und gewünschten Zustand eines Menschen verstanden wird.*«

Die Pflegediagnose oder der pflegediagnostische Prozess ist nicht das »Nonplusultra«, sondern das Erreichen einer zufriedenstellenden Situation für den Klienten. Seine Wünsche, Fähigkeiten und Bedürfnisse sollen einen optimalen Zustand erreichen. Deshalb muss die Pflegekraft mögliche Veränderungen betrachten und einschätzen, um den Optimalzustand im Leben des Klienten zu erreichen. Denn die Anpassung und die Auswahl der geeigneten pflegerischen Maßnahmen im Zusammenspiel mit anderen am Pflegeprozess Beteiligten machen die Pflege als solche aus. Ganzheitlichkeit bleibt immer das Ziel.

Die Gefahr besteht dabei in der Beurteilung einer Situation. Bei der Auswahl oder Formulierung einer Pflegediagnose wird bewertet und beurteilt, schwingt die persönliche Ansicht und Wirklichkeit der Pflegekraft mit. Dies kann Folgen haben, wenn die Situation des zu Beurteilenden nicht gut geheißen wird, z. B. bei Anzeichen von Verwahrlosung.

Eine weitere Gefahr ist der Verlust oder die Schwäche der Intuition der beurteilenden Pflegekraft. Es wird nach einem stark analytischen Schema vorgegangen wird, dem eine Wenn-Dann-Logik folgt[82]. Die starke Standardisierung pflegerischen Handelns mittels Pflegeprozess und Pflegediagnosen in Situationen, »*die sich strengen Rationalisierungskriterien entziehen*«[83] ist ein kaum zu lösendes Problem. Die Folge ist ein Pflegehandeln, das zu zweckrationellem Handeln verkürzt wird.

Dies ist eine große Gefahr für die Praxis. Es erfordert ein hohes Maß an fachlicher Sicherheit, die geeigneten Maßnahmen für eine spezielle Pflegediagnose auszuwählen, wenn man feststellt, dass die in der Pflegediagnosenliteratur zu findenden Maßnahmen für den betreffenden Klienten nicht relevant sind.

Als Beispiel soll hier die Pflegediagnose 1.4.1.2.2.2. (NANDA-Taxonomie) **Flüssigkeitsdefizit, hohes Risiko** dienen.

Maßnahmen:
I. Ermitteln der ursächlichen/begünstigenden Faktoren
   1. Achten Sie auf das Alter, Bewusstseinzustand, Geisteszustand des Patienten.
   2. Führen Sie Gewichtskontrollen durch und erheben Sie frühere Angaben.
   3. Ermitteln Sie ursächliche Faktoren (z. B. Mobilität, Fieber, Medikamente, Sedierung).
II. Vorbeugen eines Flüssigkeitsdefizits:
   1. Ermitteln Sie individuelle Bedürfnisse und planen Sie entsprechende Maßnahmen (Wunschgetränke).
   2. Fördern Sie eine vermehrte orale Flüssigkeitsaufnahmen.
   3. Stellen Sie Getränke in Reichweite des Patienten.

4. Sorgen Sie laut ärztlicher Anordnung für zusätzliche Flüssigkeiten (Sondenernährung, Infusionen).

5. Kontrollieren Sie die Flüssigkeitsbilanz und achten Sie auf Flüssigkeitsverlust durch die Haut, Schleimhäute.

6. Kontrollieren Sie regelmäßig das Gewicht.

7. Erfassen Sie Veränderungen der Vitalzeichen (z. B. orthostatische Hypotonie, Tachykardie, Fieber).

8. Beurteilen Sie Hautturgor und die Mundschleimhaut.

9. Informieren Sie sich über die Laborparameter (Hb/Hkt, Elektrolyte, Harnstoff/Kreatinin usw.).

10. Verabreichen Sie verordnete Medikamente und achten Sie auf deren Nebenwirkungen.

III. Fördern des Wohlbefindens

1. Besprechen Sie individuelle Risikofaktoren und spezifische Maßnahmen.

2. Fordern Sie den Patienten auf, eine Ein- und Ausfuhrbilanz zu führen.

3. Hinweis auf PD Flüssigkeitsdefizit.[84]

Hier tritt das Für und Wider der Pflegediagnosenpraxis an den Tag. Auf der einen Seite werden fachlich korrekte Maßnahmen vorgeschlagen, auf die eine Pflegekraft im Alltagstrubel vielleicht nicht kommt; auf der anderen Seite werden Maßnahmen aufgezählt, die in pflegerischen Situationen von stationären Pflegeeinrichtungen schlichtweg unrealistisch sind.

Eine weitere Gefahr im Umgang mit Pflegediagnosen besteht laut *Friesacher* in der Macht der Diagnosestellung. *Friesacher* führte anlässlich eines Vortrages auf dem Ersten dezentralen Kolloquium des DV Pflegewissenschaft am 26. Juni 1998 in Berlin eine Untersuchung von *Rosenhan* an. Zu Grunde liegt eine Erklärung von *Kleber*: »*Durch die Möglichkeit, die Welt zu definieren, wächst dem Menschen Macht zu. Menschen, die in einer hierarchischen Sozialordnung beauftragt werden, andere zu definieren, erhalten Macht über die diejenigen, die sie etikettieren ... Die großen Definierer üben in der Weise Macht auf diejenigen aus, die sie etikettieren, dass sie sie manchmal sogar vernichten. Diagnose ist ›Definition‹, ist Etikettierung, ist Labeling.*« (*Kleber* 1995)

Das heißt konkret: Wer eine Diagnose über einen anderen Menschen ausspricht, beurteilt ihn.

Aber ist das nicht generell die Gefahr bei der Klienteneinschätzung innerhalb des Pflegeprozesses? Werden nicht ständig im bisher klassischen Formulieren von Problemen und Ressourcen Urteile gefällt? Es wird doch eingeschätzt, ob sich ein Klient »ausreichend« wäscht, ob er ein »gepflegtes Äußeres« hat, ob er kooperativ ist etc. Hier ist also generell Vorsicht geboten!

Da dieses Buch sich nicht primär mit Pflegediagnosen beschäftigt, sondern sich um die Integration von Pflegediagnosen und des pflegediagnostischen Vorgangs innerhalb des Pflegeprozesses bemüht, beende ich die hochspannende Diskussion um das Für und Wider an dieser Stelle und lade die interessierten Leserinnen unter Ihnen ein, mit mir darüber zu diskutieren und auf die gängige Fachliteratur zurückzugreifen.

Da die Pflegediagnosen außerhalb des klinischen Gebrauchs noch recht neu sind, sollten Sie sich vorsichtig nähern. Es ist eine Möglichkeit, zunächst diejenigen Pflegediagnosen zu verwenden, die Ihnen bekannt sind, oder aber jene, die einem Klienten gut zugeordnet werden können. So verfahren viele Pflegekräfte auch mit Methoden wie z. B. Validation oder Basaler Stimulation®.

Das analytische Denken innerhalb des Pflegeprozesses ist nicht allen Pflegekräften vertraut. Und so sollte es auch keine Wunder sein, wenn nicht gleich zu Anfang alle Pflegediagnosen zur Auswahl kommen, da einige noch Übung im Erkennen und in der Anwendung benötigen, wie z. B. die Pflegediagnose »Integrität der Person«.

7.5 Taxonomie der Pflegediagnosen

Pflegediagnosen sind zur besseren Anwendbarkeit durch unterschiedliche Klassifikationssysteme zu Komplexen zusammengefasst und geordnet worden. Zur Differenzierung der Pflegediagnosen wurden im Rahmen des ICNP fünf Kategorien entwickelt:
1. Physiologische Pflegediagnosen, nach körperlichen Bedürfnissen orientiert.
2. Psychosoziale Pflegediagnosen, orientiert an psychischer Verfassung, Prozessen oder Fähigkeiten.
3. Soziale Pflegediagnosen, orientiert an Beziehungen zu anderen Menschen.
4. Verhaltensbezogene Pflegediagnosen, orientiert an Verhaltensweisen, die die Gesundheit beeinflussen.
5. Umweltbezogene Pflegediagnosen, orientiert an Umweltfaktoren, die die Gesundheit beeinflussen (vgl.: Altenpflege konkret 2001).

Auf der 7. Konferenz der NANDA wurde ein Klassifizierungssystem (Taxonomie 1) gutgeheißen und in der 9. Konferenz überprüft. Diese Taxonomie stellt eine Zuordnung der Pflegediagnosen zu neun menschlichen Verhaltensmustern dar:
1. Austauschen
2. In Beziehung treten
3. Sich bewegen
4. Wahrnehmen
5. Wissen
6. Fühlen
7. Kommunizieren
8. Wählen Wertschätzen (vgl.: *Allmer* et al. 1999)

Andere Versuche der Zuordnung befassten sich mit:
1. der Maslowschen Hierachie der Bedürfnisse (physisch, psychisch, geistig);
2. nach dem von *Orem* benannten allgemeinen Selbstfürsorgebedürfnisse (Luft, Wasser, Nahrung, Ausscheidung, Aktivität und Ruhe, Alleinsein und soziale Interaktion, Abwendung von Gefahren, Integrität der Person);
3. den Aktivitäten und Existentiellen Erfahrungen des Lebens nach *Krohwinkel*.[85]

Im Folgenden finden Sie eine Aufstellung der Pflegediagnosen innerhalb der FEDL:

Die häufig verwendeten Pflegediagnosen können wie folgt in die FEDL eingeordnet werden.

FEDL »Kommunikation«:
- Kommunizieren, verbal, beeinträchtigt
- Wahrnehmungsstörung, visuell
- Wahrnehmungsstörung, auditiv
- Wahrnehmungsstörung, gustatorisch (das Schmecken betreffende)
- Wahrnehmungsstörung, taktil
- Wahrnehmungsstörung, olfaktorisch (das Riechen betreffend)

FEDL »Orientierung«:
- Orientierung, beeinträchtigt
- Verwirrtheit, akut
- Verwirrtheit, chronisch
- Denkprozess, verändert
- Gedächtnis, beeinträchtigt

FEDL »Bewegung«:
- Körperliche Mobilität, beeinträchtigt
- Mobilität im Bett, beeinträchtigt
- Transfer, beeinträchtigt
- Rollstuhlmobilität, beeinträchtigt
- Gehen, beeinträchtigt
- Halbseitige Vernachlässigung (Neglect)
- Dysreflexie
- Dysreflexie, hohes Risiko
- Hautdefekt, hohes Risiko

FEDL »Vitale Funktionen«:
- Gasaustausch, beeinträchtigt
- Freihalten der Atemwege, beeinträchtigt
- Atemvorgang, ungenügend
- Spontanatmung, ungenügend
- Gewebedurchblutung, verändert
- Flüssigkeitsüberschuss
- Herzleistung, vermindert
- Körpertemperatur, verändert, hohes Risiko
- Körpertemperatur, erniedrigt
- Körpertemperatur, erhöht
- Wärmeregulation, ungenügend
- Erstickung, hohes Risiko
- Aspiration, hohes Risiko

FEDL »Sich Pflegen und Kleiden«

- Selbstfürsorgedefizit/Selbstpflegedefizit Körperpflege
- Mundschleimhaut, verändert
- Zahnentwicklung, verändert
- Selbstfürsorgedefizit/Selbstpflegedefizit Sich Kleiden/Äußere Erscheinung
- Hautdefekt bestehend
- Hautdefekt, hohes Risiko

FEDL »Essen und Trinken«:

- Nahrungsaufnahme, verändert, mehr als der Körperbedarf
- Nahrungsaufnahme, verändert, weniger als der Körperbedarf
- Überernährung, hohes Risiko
- Schlucken, beeinträchtigt
- Nausea (Übelkeit, Brechreiz)
- Flüssigkeitsdefizit
- Flüssigkeitsdefizit, hohes Risiko
- Selbstfürsorgedefizit/Selbstpflegedefizit Essen/Trinken

FEDL »Ausscheiden«:

- Verstopfung
- Verstopfung, hohes Risiko
- Verstopfung, subjektiv
- Durchfall
- Stuhlinkontinenz
- Enuresis (Einnässen)
- Urinausscheidung, verändert
- Stressinkontinenz
- Reflexinkontinenz
- Dranginkontinenz
- Dranginkontinenz, hohes Risiko
- Inkontinenz, funktionell
- Inkontinenz, total
- Harnverhalten (akut, chronisch)
- Selbstfürsorgedefizit/Selbstpflegedefizit Ausscheiden

FEDL »Ruhen, Schlafen, Wach sein«:

- Schlafgewohnheiten, gestört
- Schlafdefizit
- Müdigkeit

FEDL »Aktivierung/Anregung«:

- Inaktivitätssyndrom, hohes Risiko
- Aktivitätsintoleranz
- Aktivitätsintoleranz, hohes Risiko
- Wahrnehmungsstörung, visuell
- Wahrnehmungsstörung, auditiv
- Wahrnehmungsstörung, gustatorisch (das Schmecken betreffende)

- Wahrnehmungsstörung, taktil
- Wahrnehmungsstörung, olfaktorisch (das Riechen betreffend)

FEDL »Beschäftigung«:
- Haushaltsführung, beeinträchtigt
- Beschäftigungsdefizit

FEDL »Zufriedenheit/Emotionalität«:
- Elternrollenkonflikt
- Sexualität, beeinträchtigt
- Sexualverhalten, Veränderung
- Bewältigungsformen des Betroffenen (Coping), ungenügend
- Anpassung, beeinträchtigt
- Bewältigungsformen (Coping) defensiv
- Verneinung, unwirksam
- Entscheidungskonflikt
- Selbstwertgefühl, beeinträchtigt
- Selbstwertgefühl, chronisch tief
- Selbstwertgefühl, situationsbedingt tief
- Persönliche Identität, Störung
- Verzweiflung
- Verzweiflung, hohes Risiko
- Hoffnungslosigkeit
- Trauern, vorzeitig
- Traurigkeit, chronisch

FEDL »Sichere Umgebung«:
- Körperschädigung, hohes Risiko
- Selbstschutz, verändert
- Vergiftung, hohes Risiko
- Verletzung, hohes Risiko
- Behandlungsempfehlungen, unwirksame Handhabung
- Gesundheitsverhalten, verändert
- Körperbild, Störung
- Verlegungsstress-Syndrom
- Gewalttätigkeit gegen andere, hohes Risiko
- Selbstverstümmelung, hohes Risiko
- Gewalttätigkeit gegen sich, hohes Risiko
- Infektion, hohes Risiko

FEDL »Soziale Bereiche und Beziehungen«:
- Bewältigungsform der Familie, ungenügend, hemmendes Verhalten
- Bewältigungsform der Familie, ungenügend, verletzendes Verhalten
- Familienprozess, verändert
- Elternrollenkonflikt
- Soziale Interaktion, beeinträchtigt

143

- Soziale Isolation
- Einsamkeit, hohes Risiko

FEDL »Existenzielle Erfahrungen des Lebens«:
- Posttraumatische Reaktion
- Posttraumatische Reaktion, hohes Risiko
- Angst,
- Furcht
- Todesangst
- Vergewaltigungssyndrom
- Vergewaltigungssyndrom, komplexe Reaktion
- Vergewaltigungssyndrom, stille Reaktion
- Schmerzen
- Schmerz, chronisch

Tabelle 10: Klassifikation der NANDA-Pflegediagnosen.

Pflegediagnosen	Erläuterung	Beispiel
Aktuelle Pflege-diagnosen	Durch Existenz von Hauptsymptomen nachweisbar und überprüfbar	*Obstipation* *in Verbindung mit*
Hochrisiko- oder Gefährdungs-diagnosen	Im Gegensatz zu potenziellen Pflege-problemen werden nur einzelne, besonders gefährdete oder anfällige Menschen berücksichtigt, für die eine Gefährdung in besonderer Weise vorhanden ist.	*Infektionsgefahr* *in Verbindung mit …*
Syndrom-Pflegediagnosen	Bündelungen von aktuellen und Hochrisiko-Pflegediagnosen	*Inaktivitätssyndrom* *mit verschiedenen einzelnen Pflegediagnosen zu denen u. a. gehören* *1. Obstipationsgefahr* *2. Gefahr eines beeinträchtigten Hautzustandes* *3. Infektionsgefahr*
Wellness Pflegediagnosen	Einsatz in der Gesundheitsförderung. Sie haben zum Ziel, dem gesunden Menschen ein höheres gesund-heitliches Wohlbefinden (Wellness) zu verschaffen	*Möglichkeit eines verbesserten Ernährungsverhaltens*

(vgl.: Altenpflege konkret 2001)

7.6 Struktur von Pflegediagnosen

Den Pflegediagnosen liegt ein gewisser Aufbau zu Grunde, der sich an folgendem Schema orientiert:

Pflegediagnosetitel: »Um welches Problem geht es?«
Der Pflegediagnosetitel, das Wort oder die Wörter, die die diagnostische Aussage einlei-ten, ist ein beschreibender Ausdruck, in dem klar und präzise die Reaktion des Klienten auf ein Gesundheitsproblem/Lebensprozess dargestellt wird. Im Allgemeinen stammt der

Pflegediagnosetitel aus der Liste der von der NANDA anerkannten Pflegediagnosen. Da die Pflegediagnostik sich jedoch im Stadion der Entwicklung befindet, sind nicht alle Reaktionen der Klienten klar definiert.

Beeinflussende, ätiologische Faktoren: »Welches sind die Ursachen oder beeinflussenden Faktoren des Problems?«

Dieser Teil der pflegediagnostischen Aussage beinhaltet eine kurze Beschreibung der möglichen Ursache (Ätiologie) oder der Faktoren, die die Entstehung des Problems gefördert/beeinflusst haben.

Er wird im Allgemeinen durch den Ausdruck »**beeinflusst durch (b/d)**« eingeleitet Der Ausdruck »**beeinflusst durch**« kann durch die Abkürzung »**b/d**« abgekürzt werden. *Carpenito* unterscheidet vier Kategorien bei den beeinflussenden, ätiologischen Faktoren: (*Carpenito*, 1995)

1. **Pathophysiologische Faktoren** (biologische und psychologische), wie z. B. der Verlust eines Körperteils oder kognitive Beeinträchtigungen.
2. **Behandlungsbedingte Faktoren**, wie z. B. Extension/Gipsverbände oder eine schmerzhafte Behandlung.
3. **Situationsbedingte Faktoren** (durch die Umgebung oder Person bedingt), wie z. B. Stress, Kleidung, feuchte Körperoberfläche oder Schlafunterbrechung.
4. **Alters- und entwicklungsbedingte Faktoren**, wie z. B. geringerer Nährstoffbedarf oder Verlust der Hautelastizität.

Die Auswahl der richtigen beeinflussenden, ätiologischen Faktoren ist für die Formulierung einer diagnostischen Aussage von entscheidender Bedeutung, weil die pflegerischen Interventionen und Maßnahmen auf eben diese beeinflussenden, ätiologischen Faktoren bzw. die Ätiologie abgestimmt werden.

Kennzeichen: »Wie kann ich das Vorliegen des Problems genau betrachten?«

Der dritte Bestandteil von diagnostischen Aussagen sind die Kennzeichen. Als Kennzeichen gelten die subjektiven und objektiven Daten, die zur Identifizierung eines bestimmten Problems führen. Die NANDA unterscheidet Haupt- und Nebenkennzeichen. Kennzeichen werden durch die Formulierung »**angezeigt durch**« eingeleitet, diese Bezeichnung kann durch »**a/d**« abgekürzt werden (vgl. *Collier; McCash; Bartram* 1998).

In Kurzform kann das folgendermaßen in der so genannten PÄS-Struktur zusammengebracht werden (siehe Tabelle 11).

Tabelle 11: Die PÄS-Struktur.

P = Pflegediagnose	**Was** ist das Problem oder die Situation?
Ä = Ätiologie	**Warum** besteht dieses Problem oder diese Situation?
S = Symptom oder Merkmal	**Wie** zeigt sich dieses Problem?

Selbst wenn man nicht mit dem Titel einer NANDA-Pflegediagnose arbeitet, kann man dieses Prinzip sehr gut verwenden, um problematische Situationen innerhalb der Pflegeplanung zu beschreiben.

7.7 Grundannahmen und Thesen

- Pflegediagnosen sind nicht automatisch Pflegeprobleme.
- Die Integration von Pflegediagnosen in den Pflegeprozesse selber bedeutet noch nicht automatisch professionelles Handeln.
- Das erfahrene und intuitive Handeln einer Pflegekraft darf in der Verwendung von Pflegediagnosen nicht verloren gehen.
- Es sollten mehrere Pflegekräfte, unabhängig voneinander, bei der Einschätzung eines Klienten dieselben Pflegediagnosen auswählen. Stimmt die Auswahl der Pflegediagnosen nicht überein, sollte noch einmal genau evaluiert werden.

7.8 Pflegediagnosen in der Anwendung

Wer den Pflegeprozess um die Verwendung von Pflegediagnosen erweitern möchte, tut gut daran, dass behutsam und in wohl überlegten Schritten zu tun. Nach meinem Verständnis von Pflegediagnosen bietet sich folgende Vorgehensweise an:

1. Kenntnis der häufigsten Pflegediagnosen.
2. Verwendung einer Pflegeanamnese, die Platz zur Dokumentation von Pflegediagnosen lässt.
3. Professionelle Benennung von Pflegediagnosen.
4. Weiterführung der Pflegediagnose in die Pflegeplanung.
5. Innerhalb der Pflegeplanung den Titel, die Ursache und auch die Merkmale benennen, sonst ist die Gefahr der Oberflächlichkeit sehr groß.
6. Orientierung bei der Formulierung von Zielen und Maßnahmen an den Original-Pflegediagnosen.

Anmerkungen

[80] *Allmer* et al.: Praxis der Pflegediagnosen. Springer Verlag, Wien, New York 2000.
[81] *Kollak; Georg:* Pflegediagnosen: Was sie leisten – was sie leisten sollen. Mabuse Verlag, Frankfurt 1999.
[82] *Freisnacher:* Referat auf dem 1. dezentralen Kolloquium des DV Pflegewissenschaft.
[83] *Schöniger; Zegelin-Abt:* »Hat der Pflegeprozess ausgedient? In: Die Schwester/Der Pfleger, 4/98.
[84] *Allmer* et al.: Praxis der Pflegediagnosen. Springer Verlag, Wien 1999.
[85] *Jaffe; Skidmore-Roth:* Pflegeassessment, Pflegediagnosen und Pflegeinterventionen in der ambulanten Pflege. Verlag Hans Huber Bern, Göttingen, Toronto, Seattle 2000.

8 Beispiele für eine Pflegeplanung bei Menschen mit Demenz

Einige Pflegeeinrichtungen, zu denen der Kontakt durch Schulungen entstanden ist, haben mir dankenswerterweise Beispiele aus ihrer Praxis gegeben. Dafür gebührt ihnen mein großer Dank, auch für das damit ausgedrückte Vertrauen in meine Arbeit. Die Beispiele unterstützen das Anliegen dieses Buches, ein alltagsnahes Nachschlagewerk zu werden. Die Auswahl der Fallbeispiel wurde maßgeblich bestimmt durch den begrenzten Umfang des Buches und durch die Gewährleistung einer guten Übersichtlichkeit. Natürlich sind Namen und andere Hinweise auf die Personen verändert. Die Auswahl wurde nicht primär anhand der Diagnosen, sondern anhand der Menschen getroffen. Es ist der Übersichtlichkeit geschuldet, dass die Beispiele nach Diagnosen geordnet wurden. Ebenso ist es wichtig zu wissen, dass das Ausmaß der Pflegeplanungen ein normales Maß übersteigt. Sie sind mit der Absicht hier so umfangreich aufgeführt, dass Sie Ihnen als Beispiele dienen, aus denen bestimmte Situationen und Formulierungen herausgefischt werden können.

8.1 Fallbeispiele

8.1.1 Herr X

Männlich, 88 Jahre
Geboren in Brockau, Breslau
Familienstand: verheiratet
Wohnform: Einzelzimmer, Pflegeheim
Pflegestufe 1
Nach *Feil*: Stadium der Zeitverwirrtheit

Ärztliche Diagnosen:
Z. n. Hüft OP; AVK der unteren Extremitäten, Gonarthrose rechts; Hypertonie, KHK, Hypercholesterinämie, periziöse Anämie, Nierenveränderung mit Zysten, Schlafstörungen, chronische Verwirrtheit.

Medikamente:
Unat 10 mg; Adumbran 10 mg; Captohexal 25 mg; Ivel; Molsihexal ret. 8 mg; Norvasc 5 mg; Tebonin spezial 80 mg; Tramadol ret. 50 mg Zocor 5 mg; Risperdal 1 mg.
Bedarfsmedikamente: Laxoberal

Biografisch wichtige Informationen:
Herr X steht immer noch unter den Einflüssen aus dem 2. Weltkrieg. Er ist mit seinen Gedanken sehr oft in der Kriegszeit; das zeigt sich an Aussagen und Situationen. Bittet man ihn bspw., ein wenig zu warten, antwortet er: *»Ich warte hier solange, bis ich den Befehl zum Abmarsch erhalte.«* Herr X war Oberleutnant, hatte große Verantwortung an der Front – dann schwere Verwundung; Flucht der ganzen Familie nach Westdeutschland Berufsbild: Justizangestellter am Amtsgericht.
Gründungsmitglied der … »Ritterschaft« und Faschingsgesellschaft; 10 Jahre Seniorenbeauftragter beim Roten Kreuz in Kronach.

Ist-Situation	Ziele/gewünschter Zustand	Maßnahmen
Pflegeplanung für die FEDL »Kommunikation«		
1. **Verbale Kommunikation, beeinträchtigt** Bedingt durch anamnestische Aphasie Redefluss ist unterbrochen, wenn das passende Inhaltswort fehlt, Herr X verwendet dann Umschreibungen oder andere Wörter. Er ist motiviert zu kommunizieren	• Herr X äußert seine Gefühle und Bedürfnisse. • Er fühlt sich verstanden.	• Kommunikation in entspannter Atmosphäre führen, in Ruhe sprechen lassen. • Je nach Ziel des Gesprächs (therapeutischer Natur oder Stärkung des Kontakts und der Beziehung) mit dem vorsichtigen Nennen von evtl. gesuchten Wörtern helfen, oder nicht. • Herr X häufig zum Sprechen animieren, bevorzugte Gesprächsthemen (Arbeit, Familie, Frau etc.) aufgreifen. • Logopädische Therapie veranlassen.
Pflegeplanung für die FEDL »Orientierung«		
1. **Örtliche Orientierung, stark eingeschränkt** Herr X äußert häufig, nicht zu wissen, wo er ist. Er denkt oft, dass er in einer Kur- oder Urlaubseinrichtung ist und anschließend wieder nach Hause kommt. Er nutzt großflächige Orientierungshilfen und fragt Pflegekräfte bei Unsicherheiten	• Herr X erhält wichtige örtliche Informationen. • Er schätzt seinen Ort richtig ein.	• Zimmer wird in Absprache mit Bew. mit persönlichen Einrichtungsgegenständen eingerichtet (Fotos, Bilder, Landkarten). • Zimmer wird von außen mit großem Foto o. ä. gekennzeichnet, sodass Bew. es sofort erkennen kann. • Im Haus/Wohnbereich immer dieselben Wege gehen. • Den Wohnbereich mit großflächigen Orientierungshilfen versehen (Schrift/Bild). • Herr X Hausprospekt zur Verfügung stellen. • In Gesprächssituationen und bei Kontakten auf den Ort und die Situation hinweisen.

2. **Orientierung eingeschränkt (Zeit, Person, Situation)** Herr X fragt oft nach der Uhrzeit, nutzt seine eigene Uhr nicht. Fragt oft nach seiner Frau und/oder Mutter, weiß nicht, was mit ihr ist. Er selber erkennt seine persönliche Situation nicht. Zeitweise reagiert er mit Unruhe, wenn er der Meinung ist, nach Hause zu müssen, da seine Familie auf ihn wartet. Er wendet sich hilfesuchend an Pflegekräfte und drückt seine Bedürfnisse und Wünsche verständlich aus.	• Herr X schätzt seine Situation richtig ein. • Er fühlt sich sicher. • Er erhält alle wichtigen Informationen.	• Validierende Grundhaltung. Auf Nachfragen mit Gefühl und Bestätigung reagieren. Thema »Frau«/»Mutter« in Gesprächsinhalten aufgreifen, mit Fotos o. ä. Erinnerung intensivieren • Evtl. sanft an der Realität orientieren (Stimmungsabhängig): Abhängig davon, was er wissen möchte. • Klare Bezugspersonen anbieten. • Bei Äußerungen, dass er nach Hause möchte, über »Zuhause« sprechen: »Was müssen Sie dort tun?«, »Wie ist es zuhause?«; »Was ist das Besondere am Zuhause?« dann langsam ins Zimmer begleiten, an dieses Zimmer erinnern, evtl. mit Ehefrau telefonieren lassen. • »Zuhausegefühl« fördern, offene Türen, bequeme Kleidung, Berücksichtigung von Wünschen und Bedürfnissen etc. • Beobachten verbaler und nonverbaler Zeichen, in Zusammenhang mit einem Bedürfnis bringen

Pflegeplanung für die FEDL »Bewegen«

1. **Bewegung, eingeschränkt** Bedingt durch Kriegsverletzung (Durchschuss der Hüfte) und Zustand nach Oberschenkelhalsfraktur rechts. Herr X geht mit Gehstock oder Pflegekraft Strecken im Haus, dabei ist er weitgehend schmerzfrei (d. Medikamente). Er ist frei von Kontrakturen. Es besteht Sturzgefahr, auch durch Erschöpfung beim Gehen.	• Herr X bleibt sturzfrei. • Er geht weiter mit Stock auf dem Wohnbereich. • Bleibt frei von Kontrakturen/Komplikationen.	• Bewegungsverhalten beobachten, ggf. Arzt informieren. • Herrn X mehrfach täglich, ca. 7–8 Mal auf dem Wohnbereich beim Gehen begleiten. • Gehstock immer in Reichweite stellen. • Tägliche Bewegungsübungen in Form von Sitzgymnastik der BT. • Bew. in alle Bewegungsabläufe einbeziehen, wenig abnehmen, Erschöpfungsanzeichen beachten. • Für nächtliche Wege Rollator ans Bett stellen, Umgang einüben (Häufigkeit).

Ist-Situation	Ziele/gewünschter Zustand	Maßnahmen
Pflegeplanung für die FEDL »Vitale Funktionen«		
1. Gefahr einer hypertensiven Krise Bedingt durch Hypertonie Chronisch hoher Blutdruck, mit der Gefahr einer hypertensiven Krise, deren Frühwarnzeichen Herr X wahrnimmt.	• Hypertensive Krise wird rechtzeitig erkannt. • Herr X schätzt weiter die Frühanzeichen richtig ein. • Komplikationen werden rechtzeitig erkannt. • Stabile Kreislaufverhältnisse (RR-Werte unter 145 mmHG diastolischer Wert).	• 3 x tgl. RR nach ärztlicher Anordnung, bei Bedarf mehr. Bei hohen Werten Arzt informieren (über 150 mmHG diastolischer Wert). • Kochsalzarme Kost → FEDL »Essen und Trinken« • 1 x wöchtl. Mit Herrn X über mögliche Frühwarnzeichen einer hypertensiven Krise, bzw. Anzeichen eines wohlgeformten Blutdrucks sprechen (Kopfschmerzen, verschwommenes Sehen, Unruhe, Schwindel, Übelkeit, etc.) • Medikamentengabe n. ärztlicher Anordnung.
2. Frösteln, schnelles Frieren Herr X beginnt schnell zu frieren, diese äußert er verbal	• Herr X fühlt sich warm. • Er äußert Wärmeunterschied weiterhin	• Ausreichende Kleidung → FEDL »Pflegen und Kleiden« • Herr X bei Kontakten nach Wärmegefühl fragen, nonverbale Zeichen beachten. • Bewegung fördern → FEDL »Bewegung« • Nachts warme Bettdecke, evtl. Überdecke, Wunsch erfragen.
Pflegeplanung für die FEDL »Sich Pflegen und Kleiden«		
1. Selbstpflegedefizit, Körperpflege (PD) Bedingt durch situative Verkennung und Bewegungseinschränkung (Hüfte) Herr X wäscht u. Anleitung bzw. Impulsgabe Gesicht, Oberkörper vorn; Arme,	• Gepflegtes Gefühl. • Zufriedenheit mit der durchgeführten Körperpflege.	• Morgendliche Unterstützung und teilweise Durchführung der Körperpflege gegen 7.15 h am Waschbecken (nach Standard Nr.) • Utensilien bereitlegen, Herr X verbal anleiten, die Körperpflege durchzuführen, evtl. durch Impulsgabe unterstützen.

Beine bis zum Schienbein sowie –Intimbereich. Bei Wechseln des Ablaufs der Köperpflege kommt er durcheinander. Rasieren und Haare kämmen bei angereichten Utensilien und mit verbaler Anleitung möglich	• Herr X führt weiterhin eine Körperpflege u. A. durch.	• Pflegekräfte führen Waschen und Pflegen des Rückens, der Unterschenkel und Füße durch. • Eincremen des Körpers mit … –Milch • Utensilien für Rasur und Haare kämmen anreichen. • Mundpflege, Anleitung und Unterstützung (tagesformabhängig) morgens bei der Körperpflege, dann nach den Mahlzeiten (5 x tgl.) • Abends Unterstützung zur Teilwäsche am Waschbecken. • Intimpflege b. B. ca. 2 x tgl. • 1 x wchtl. Vollbad, meist später Nachmittag mit Fichtennadelzusatz.
2. Selbstpflegedefizit, Kleiden (PD) Bedingt durch situative Verkennung und Bewegungseinschränkung (Hüfte) Herr X zieht sich bei Impulsgabe und Anleitung Unterhemd, Hemd, Unterhose und Hose an und aus. An die Füße reicht er nicht heran. Wählt Kleidung aus, wenn diese gezeigt wird, äußert Wünsche. Trägt gern korrekte Kleidung	• Herr X zieht sich weiterhin zum großen Teil an und aus. • Nimmt die Unterstützung der Pflegekräfte an. • Zufriedenheit mit seinem Aussehen.	• Morgens vor der Körperpflege mit Herrn X zum Schrank gehen, Kleidungsvorschläge machen, ihn auswählen lassen (warme Kleidung vorschlagen). • Nach der Körperpflege Anreichen der Kleidung in sinnvoller Reihenfolge, während Herr X auf Stuhl sitzt, verbal anleiten, ggf. Impuls geben. • Herr X sich so weit wie möglich allein anziehen lassen. • Pflegekräfte ziehen Socken und Schuhe an, helfen bei bestimmten Kleidungsprozessen. • Abends Unterstützung und Anleitung beim Ausziehen auf der Bettkante. • Tagsüber warme Strickjacke bereit legen.

151

Ist-Situation	Ziele/gewünschter Zustand	Maßnahmen
Pflegeplanung für die FEDL »Essen und Trinken«		
1. **Selbstpflegedefizit, Essen und Trinken (PD)** Bedingt durch situative Verkennung und Bewegungseinschränkung (Hüfte). Herr X trinkt aus bereitgestelltem Glas Ø 1500–1800 ml. Bereitgestellte Mahlzeiten nimmt er zu sich. Er wählt aktiv Gerichte aus	• Trinkmenge 1800 ml • Herr X nimmt weiter die Mahlzeiten selber zu sich.	• 5 x tgl. Bereitstellung der Mahlzeiten. • Nach Wünschen fragen, Speiseauswahl für den nächsten Tag besprechen. • Ca. 10–12 Mal tgl. Flüssigkeiten (Wasser, Saft, etc.) in Glas einschenken, zum Trinken anregen. • Selbstpflegeverhalten beobachten, ggf. unterstützen. • Auf ballaststoffreiche Nahrung achten
Pflegeplanung für die FEDL »Ausscheiden«		
1. **Selbstpflegedefizit, Ausscheiden (PD)** Bedingt durch situative Verkennung Herr X zeigt Harn- und Stuhldrang an, findet Toilette öfters nicht. Nutzt z. T. Urinflasche. In der Nacht findet er die Toilette nicht gleich, reagiert spät mit Toilettengang, nässt dann z. T. im Zimmer ein, was ihm sehr unangenehm ist. (Benutzung der Klingel zurzeit nicht möglich → FEDL »Existenzielle Erfahrungen«)	• Herr X bleibt kontinent. • Nächtliche Toilettengänge sind sicher.	• Herrn X je nach Tagesform zur Toilette geleiten (ca. 10 Mal tgl.), ggf. Unterstützung anbieten. • Toilette hell ausleuchten, markant und großflächig markieren. • In der Nacht zu den gewohnten Zeiten Hilfe anbieten, ggf. Herrn X in Urinflasche oder Toilettenstuhl ausscheiden lassen. • Beratungsgespräch bzgl. Inkontinenzvorlagen, evtl. mit Ehefrau vorbereiten, diese führt dann das Gespräch. • Bei nächtlichem Wasserlassen im Zimmer, ruhig die Verschmutzung beseitigen, Herrn X Hilfe anbieten.

2. Obstipationsgefahr

Problem	Ziel	Maßnahmen
Herr X neigt zu Verstopfung, Stuhlfrequenz alle 2–3 Tage Ø. Herr X äußert verbal, dass er Stuhlgang hatte, Unterhose ist leicht verschmutzt	• Wohlgeformter Stuhlgang alle 2 Tage.	• Förderung einer ausgewogenen Ernährung → FEDL »Essen und Trinken« (Flüssigkeit 2000 ml, Weizenkleie, Obst). • Herr X isometrische Bauchübungen zeigen, mit ihm durchführen oder Colon-Selbst-Massage. • Herrn X Zeit zum Stuhlausscheiden geben. • Tägliches Nachfragen nach Stuhlgang. • Nach ärztlicher Anordnung Laxoberalgabe bei drei Tagen ohne Stuhlgang

Pflegeplanung für die FEDL »Beschäftigen«

1. Beschäftigungsdefizit

Problem	Ziel	Maßnahmen
Bedingt durch situative Desorientiertheit Herr X äußert, dass er sich beschäftigen möchte, schlägt von sich aus nichts vor. Hat von früher Interessen und liest Zeitung, TV und Radio. Nimmt an Aktivitäten des Hauses teil, wenn er dorthin begleitet wird. Tochter oder Ehefrau stehen täglich für Spaziergang zur Verfügung	• Herr X erlebt seinen Tageablauf als sinnvoll. • Herr X fühlt sich in seinen Kompetenzen gestärkt.	• Herrn X in einem Gespräch evtl. mit Ehefrau befragen, was er gern tun möchte, dieses realisieren. • Teilnahme an Hausveranstaltungen und Gruppen ermöglichen (Weinfest, Singstunde, etc.). • Tägliches Spaziergehen ermöglichen. • Beschäftigungen, die an frühere Tätigkeiten erinnern, anbieten: Schreibarbeiten, alten Menschen helfen, lesen, Rechtsauskünfte geben. • Gesprächsthemen über Ritter, Fasching, DRK anbieten.

Ist-Situation	Ziele/gewünschter Zustand	Maßnahmen
Pflegeplanung für die FEDL »Für eine sichere Umgebung sorgen«		
1. **Medikamenteneinnahme, Überforderung** Bedingt durch kognitive Defizite Herr X kennt weder die Dosierung noch die Wirkung der Medikamente. Er nimmt die Hilfe der Pflegekräfte an, vertraut diesen	• Herr X erhält Medikamente zur richtigen Zeit. • Er akzeptiert weiterhin die Medikamentengabe durch Pflegekräfte.	• Med.-Gabe nach ärztlicher Anordnung, Beachtung von Nebenwirkungen. • Herrn X bei Nachfrage über Medikamente und deren Wirkung informieren. • Pflegefachkraft begleitet Hausarzt bei Hausbesuchen.
Pflegeplanung für die FEDL »Existenzielle Erfahrungen«		
1. **Nacherleben von Kriegssituationen** Bedingt durch situative Desorientiertheit Herr X benutzt Rufanlage nicht, da er glaubt, dass dies ein Sprengsatz ist. Das Aufleuchten der roten Lampe an der Zimmerwand wird von ihm als Zünden des Sprengsatzes interpretiert.	• Herr X fühlt sich sicher und angstfrei. • Er drückt seine Ängste aus und fühlt sich dabei ernst genommen. • Er hat die Chance, alte, evtl. unbearbeitete Erlebnisse zu bearbeiten.	• Herrn X in solchen Situation ernst nach der damaligen Situation befragen: »Was ist passiert?«, »Wie haben Sie sich damals gefühlt?«, »Was haben Sie dann gemacht? Was kam danach?« Bei ihm bleiben, Sicherheit durch Nähe geben. • Alternative zur Klingel suchen, z. B. echte Glocke, Ruffinger o. ä. • Therapeuten hinzuziehen, der dieses Erlebnis mit Herrn XY »bearbeitet«. • In der Nacht kleines Licht brennen lassen, die Tür einen Spalt offen lassen. • Mit anderen Bewohnern zusammenbringen, die ähnliches erlebt haben. • Wenn Herr X orientierte Phasen hat, die Funktion der Klingel erklären.

2. Nach-Hause-Wunsch Herr X möchte seit seinem Einzug nach Hause, er denkt, er sei hier zur Kur. Er äußert große Sehnsucht nach seiner Frau und dem gemeinsamen Leben mit ihr in seiner alten Wohnung. Er empfindet Erleichterung durch Gespräche und macht sich verständlich	• Herr X spricht über seine Gefühle und den Verlust. • Er fasst Vertrauen in die derzeitige Situation. • Herr X entwickelt ein »Zuhause-Gefühl« für sein jetziges Leben.	• Bezugspflege mit hohem Vertrauen und Nähe. • Bew. und Ehefrau in Pflege und Begleitung einbeziehen. • Zimmer persönlich und heimelig gestalten, alte Erinnerungen präsent anbringen, in Kontakten darauf zurückgreifen. • Herr X aktiv in die Gemeinschaftsflächen des Hauses integrieren, ihm feste Rollen zugestehen. • Ihn in seinen alten Kompetenzen (Justizangestellter) stärken. • Mit anderen Bewohnern aktiv zusammenbringen, häusliche Situationen gestalten.
3. Angst vor dem Alleinsein Herr X äußert große Angst vor dem Alleinsein. Er sucht aktiv den Kontakt zum Pflegepersonal und anderen Bewohnern. Fragt mehrfach tgl. nach seiner Frau, diese kommt tgl. Die Töchter mehrmals wöchentlich	• Herr X fühlt sich sozial integriert. • Herr X kennt Möglichkeiten, mit seiner Angst umzugehen.	• → Siehe Punkt 2 FEDL »Existenzielle Erfahrung« • Nähe aktiv gestalten. • Nachts Tür offen lassen, kleines Licht anlassen. • Mit Gefühl und Empathie auf seine Angstäußerungen reagieren, nicht beschwichtigen, sondern validierend antworten; z. B.: »Ja, es ist schon schwer, allein zu sein.«; »Sie sind traurig, weil Sie allein sind? Kommen Sie, wir bleiben ein Weilchen zusammen …«

155

8.1.2 Frau K

87 Jahre alt, geboren in Brehna (bei Leipzig/Bitterfeld)
Familienstand: verwitwet
Wohnform: Doppelzimmer im Altenheim
Pflegestufe III
Nach *Feil*: Stadium der Zeitverwirrtheit

Ärztliche Diagnosen:

Zustand nach Petrochantärer Oberschenkelhalsfraktur links; Diabetes mellitus; Hirnorganisches Psychosyndrom; Hypertonie

Medikamente:

Digimerck 0,05 pico; Aquaphor 20 mg; Lasiy 40 mg; Godamed 100 mg; Tramondin 100 mg; Melperon-Liquidum; Bedarfsmedikamente: Tavor 1 mg expidet (bei Unruhe); Dido 50 mg (bei Schmerzen in den Beinen).

Biografisch wichtige Dinge:

Beruf: Krankenschwester, lernte ihren Mann bei der Arbeit kennen. Zog allein von Bitterfeld nach Leutendorf, zu ihrem späteren Mann. Kinderlose Ehe.

Ist-Situation	Ziele/gewünschter Zustand	Maßnahmen

Pflegeplanung für die FEDL »Kommunikation«

Ist-Situation	Ziele/gewünschter Zustand	Maßnahmen
1. **Verbale Kommunikation, beeinträchtigt** Bedingt durch anamnestische Aphasie Frau K antwortet nicht immer passend; Redefluss ist unterbrochen, wenn das passende Inhaltswort fehlt, Frau K bildet inhaltsarme »Redefloskeln«, sie ist motiviert zu sprechen. Sie sucht aktiv das Gespräch mit Bewohnern und Personal.	• Frau K fühlt sich verstanden • Sie ist weiter motiviert zu sprechen. • Sie empfindet ihr Bedürfnis nach Kommunikation befriedigt.	• Kommunikation in entspannter Atmosphäre führen, in Ruhe sprechen lassen. • Je nach Ziel d. Gesprächs (therapeutischer Natur o. Stärkung des Kontakts u. d. Beziehung) mit dem vorsichtigen Nennen von evtl. gesuchten Wörtern helfen, oder nicht. • Frau K häufig zum Sprechen animieren, bevorzugte Gesprächsthemen (Krankenpflege, Arbeit etc.) aufgreifen. • Logopädische Therapie veranlassen. • Gespräche zu anderen Bewohnern durch räumliche Nähe ermöglichen, Sitzecke/Wohnbereich etc.
2. **Schwerhörigkeit** Frau K trägt ein Hörgerät, mit dem sie lt. eigener Aussage gut hören kann. Sie setzt es aufgrund von Koordinationsstörungen u. kognitiver Einschränkungen nicht selber ein, akzeptiert das Tragen.	• Sie erhält alle für sie wichtigen Informationen. • Sie trägt Hörgerät nach Wunsch. • Sie setzt Hörgerät selber ein.	• Morgens Bew. den Umgang mit dem Hörgerät zeigen, soweit die Tagesform es zulässt: • Frau K neigt den Kopf zur Gegenseite. Das Hörgerät wird mit dem Ohrpassstück verbunden, das durch leichte Drehung unter die Hautfalte der Ohrmuschel gebracht wird. Der untere Teil des Ohrpassstückes lässt sich mit schwachem Druck fest verankern. Das Hörgerät selbst wird hinter die Ohrmuschel gelegt. Darauf achten, dass der Verbindungsschlauch nicht verdreht wird. Bew. im Spiegel zuschauen lassen, sodass sie es evtl. unter Anleitung selber durchführen lassen kann. • Hörgerät auf »M« stellen, entweder durch Pflegekraft oder Bew. • Abends zum schlafen Hörgerät entfernen, in Box legen. • Batterie wöchentlich überprüfen, Ohrpassstück reinigen mit speziellen Reinigungsmittel.

Pflegeplanung für die FEDL »Orientierung«

Ist-Situation	Ziele/gewünschter Zustand	Maßnahmen
1. Orientierung, stark eingeschränkt Bedingt durch: hirnorganisches Psychosyndrom Frau K ist zu ihrer Person weitgehend orientiert, Pflegekräfte erkennt sie als solche. Sie wechselt häufig die Zeiten, ist dann intensiv in Situationen aus dem Altzeitgedächtnis. Sie verwechselt mehrmals tgl. Raum und Zeit. Nutzt z. T. Orientierungshilfen wie Uhren o. ä. Teilweise Stimmungsschwankungen → FEDL »Zufriedenheit/Emotionalität«. Sie bahnt z. T. keine Handlungen der Selbstpflege an, führt keine sinnvolle Reihenfolge aus.	• Sie bleibt zu ihrer Person orientiert. • Sie fühlt sich sicher, äußert dieses. • Sie fühlt sich ernst genommen.	• Zimmer wird in Absprache mit Bew. mit pers. Einrichtungsgegenständen eingerichtet (Fotos, Bilder, etc.). • Zimmer wird von außen mit großem Foto o. ä. versehen, sodass sie es gleich erkennen kann. Evtl. Bild als Krankenschwester oder von Einschulung o. ä. • Den Wohnbereich mit großflächigen Orientierungshilfen versehen (Schrift/Bild, Uhren, Kalender etc.). • Armbanduhr tragen lassen, morgens tgl. Uhrzeit kontrollieren. • In Gesprächssituationen und bei Kontakten auf den Ort und die Situation hinweisen. • Bei starker situativer Verkennung validierend reagieren, auf Gefühl und Stimmung, Antrieb eingehen, evtl. spiegeln (verbal/nonverbal); Fragen stellen: »Was müssen Sie tun?«; »Wo genau müssen Sie hin?«; »Was ist passiert?« Gespräch weiter führen, bei Nachlassen des Drucks, an gute Dinge erinnern, berühren. • Frau K immer mit ihrem Namen ansprechen, alte Fotos gemeinsam ansehen. • Persönliche Kleidung, Schmuck tragen lassen. • Persönliche »Erinnerungsgegenstände« zentral anbringen, zur Verfügung stellen, dito gefüllte Handtasche. • Unterstützung bei der Selbstpflege in klaren einfachen Schritten, verbal und nonverbal anleiten. Ggf. gewünschte Handlung vormachen. • Ggf. Utensilien aus dem Altzeitgedächtnis verwenden • In Gesprächen nebenbei Uhr- und Tageszeit erwähnen

Pflegeplanung für die FEDL »Bewegung«

1. Bewegungseinschränkungen

Mikrobewegungen: Kopf drehen, Schultern heben, Arme bis kopfhoch beweglich, Rumpf leichtes Drehen möglich, re. Bein beweglich und hebbar, li. Bein eingeschränkt; Füße und Kniegelenke beweglich. Frau K bewegt sich selber im Bett, steht mit Haltemöglichkeit kurzen Moment (max 10 Sekunden); zieht sich selber zum Stehen hoch.
Sitzt im Rollstuhl ca. 2–3 Stunden, fährt mit diesem selber kurze Strecken. Transfer eingeschränkt.
Geht kurze Strecken mit Rollator u. 1 PK. Gleichgewichtsstörungen.

- Sie erfährt sich in ihrer Bewegung gefördert.
- Sie bleibt frei von Kontrakturen
- Sie zieht sich weiter selber hoch.
- (Jetzige Fähigkeiten bleiben erhalten).
- Komplikationen werden rechtzeitig erkannt.
- Sie sitzt weiter im Rollstuhl, fährt mit diesem selber.

- 2 x tgl. morgens u. abends Kontrakturenprophylaxe (nach Standard Nr.) z. B. aktives und passives Durch-bewegen aller großen Gelenke, Bew. zum Stand bringen etc.).
- Bewegungsverhalten beobachten und dokumentieren.
- Unterstützung beim Aufsetzen geben, 2 x tgl.
- Unterstützung beim Transfer durch PK, ca. 16 x tgl. nach kinästhetischen Prinzipien.
- Teilnahme am Sitztanz (3 x wöchtl. ermöglichen.
- Bew. auf kurzen Strecken auf dem Wohnbereich mit Rollator begleiten (morgens und nachmittags je 1 x), erreich-bar hinstellen.
- Bew. gegen 9 Uhr morgens in den Rollstuhl setzen, bis ca. 12.30, nachmittags von ca. 15.00–18.30 Uhr

2. Dekubitusgefahr

Frau K hat lt. Bradenskala … Pkt.
Sie liegt oft ca. 2–3 Stunden in der Nacht auf einer Seite, reagiert dann mit Hautrötung an betroffener Stelle, bei Fingertest wird die Haut wieder hell.
Sie äußert so gut wie keinen Druckschmerz. Sie folgt nächtlichem Bewegungsimpuls der Nachtwache, legt sich dann aber oft wieder auf ihre rechte Körperseite (Lieblingsseite).
Sie ist motiviert, sich zu bewegen.

- Sie bleibt dekubitusfrei
- Sie akzeptiert Liegen in schiefer Ebene in der Nacht.

- Dekubitusrisiko m. Bradenskala alle 2 Mon. einschätzen.
- Gefährdete Körperregionen tgl. bei Körperpflege und bei Bewegungsveränderungen beobachten, Besonderheiten dokumentieren.
- Förderung der Bewegung → Pkt. 1. FEDL »Bewegen«
- Tagsüber hochwertiges Gelkissen in Rollstuhl legen.
- In der Nacht zum Bewegen alle 2–2,5 Stunden anregen, je nach Schlaftiefe. Schläft sie tief, Lageveränderung durch schiefe Ebene 30° erreichen.
- Mikrobewegungen fördern durch unterschiedliche Materialien (Handtuch, kleine Kissen etc.) und nach kinästetischen Prinzipien.

Ist-Situation	Ziele/gewünschter Zustand	Maßnahmen
Pflegeplanung für die FEDL »Vitale Funktionen aufrecht erhalten«		
1. **Gefahr einer hypertensiven Krise** Bedingt durch Hypertonie Chronisch hoher Blutdruck, mit der Gefahr einer hypertensiven Krise, deren Frühwarnzeichen Frau K nicht wahrnimmt. Sie reagiert mit Schwindel → Gleichgewichtsstörungen,	• Hypertensive Krise wird rechtzeitig erkannt. • Komplikationen werden rechtzeitig erkannt. • Stabile Kreislaufverhältnisse (RR-Werte unter 150 mmHG diastolischer Wert).	• 1 x tgl. RR nach ärztlicher Anordnung, bei Bedarf mehr. Bei hohen Werten Arzt informieren (über 150mmHG diastolischer Wert). • Kochsalzarme Kost → FEDL »Essen und Trinken«. • Bew. bei jedem Kontakt auf Anzeichen einer hypertensiven Krise hin beobachten. • Medikamentengabe n. ärztlicher Anordnung.
Pflegeplanung für die FEDL »Sich pflegen und kleiden«		
1. **Selbstpflegedefizit Körperpflege (PD)** Bedingt durch situative Verkennung u. A. u. Impulsgabe Frau K wäscht u. A. u. Impulsgabe Gesicht, Oberkörper vorn und Arme, dito abtrocknen, tagesformabhängig. Die restliche Körperpflege fällt ihr aufgrund der situativen Verwirrtheit sehr schwer, die Konzentration reicht meist nicht.	• Sie erlebt ein sauberes gepflegtes Gefühl. • Sie führt weiterhin eine Teilwäsche durch.	• Morgens gegen 6.45 wird Bew. ans Waschbecken geleitet, Utensilien vorbereiten. • Anreichen des Waschlappens, Bew. in Einzelschritten zur Teilwäsche anleiten, ggf. Bewegung anbahnen. • Übernahme der Körperpflege des Rückens, Beine, Füße etc. durch Pflegekraft • Waschzusatz morgens: • Eincremen des Körpers mit Calendulaöl, auf Wunsch der Bew. • Sensible Intimpflege siehe Pkt. 2 • Alle 2 Wochen Vollbad nach Wunsch und nach Standard anbieten, durchführen.

Situation	Ziele	Maßnahmen
2. Ablehnung der Intimpflege Durch eine sehr strenge Erziehung und schlechte sexuelle Erlebnisse in der Vergangenheit lehnt Frau K die Intimpflege häufig ab, sie wirkt dabei sehr ängstlich, z. T. reagiert sie mit abwehrenden Verhalten. Dies tritt vermehrt bei Stuhlverschmutzung auf.	• Sie vertraut den Pflegekräften. • Sie nimmt den Unterschied zwischen Intimpflege und früheren Erlebnissen wahr • Sie ist motiviert, die Intimpflege selber durchzuführen. • Sie fühlt sich sicher.	• Körperpflege durch weibliche Pflegekräfte. • Bew. in eine Position bringen, in der sie die Intimpflege selber durchführen kann, zumindest vom Ansatz her. Dazu anleiten, sie halten, Utensilien anreichen. • Ist Bew. dazu nicht in der Lage, führt die Pflegekraft sehr zügig und vorsichtig die Intimpflege durch. Wehrt Bew. ab, vorsichtig nachlassen. Später erneut versuchen. • Durchführung der Intimpflege auf ein kurzes Ausmaß reduzieren. • Bew. sicheren Kontakt bei der Intimpflege geben, auf nonverbale Signale achten. • Bei Unwirksamkeit der o. g. Maßnahmen evtl. eine andere Körperhaltung oder Ort ausprobieren.
3. Selbstpflegedefizit Kleiden (PD) Bedingt durch situative Desorientiertheit äußert Frau K keine Kleidungswünsche, bahnt kein An- oder Auskleiden an. Von sich aus zieht sie Kleidungsstücke in ungünstiger Reihenfolge an, weiß oft nichts mit den Kleidungsstücken anzufangen. Sie bevorzugt bequeme Hosen und bunte Blusen.	• Sie ist nach ihren Wünschen gekleidet. • Sie öffnet, schließt Verschlüsse. • Sie zieht vorbereitete Oberbekleidungsstücke an/aus.	• Morgens vor der Körperpflege Kleidungsvorschläge machen, je 2 Kleidungsstücke zur Auswahl zeigen, fühlen lassen. • Pflegekräfte reichen Kleidungsstücke einzeln in der richtigen Reihenfolge an und fördern freundlich zum Anziehen auf. • Reagiert Bew. nicht, zieht die Pflegekraft sie an. • Auszziehen abends im Bett, meist durch Pflegekraft, da Bew. sehr erschöpft ist. Sehr sensibel auf abwehrendes Verhalten reagieren, da Bew. auch hierbei »alten« Erinnerungen nachspürt. Bei Abwehr, Handlung unterbrechen, später erneut versuchen. Bew. evtl. in Tageskleidung schlafen lassen, sodass sie sich sicher und geborgen fühlt.

Pflegeplanung für die FEDL »Essen und Trinken«

Ist-Situation	Ziele/gewünschter Zustand	Maßnahmen
1. **Selbstpflegedefizit Essen und Trinken** Bedingt durch situative Verkennung Frau K nimmt bei guter Tagesform mundgerecht vorbereitete Nahrung zu sich. Zwischendrin vergisst sie weiterzuessen. Sie greift nicht selbst nach Tasse oder Besteck. Seit einem Krankenhausaufenthalt hat sie eine Peg-Sonde, die lt. Aussage des Hausarztes liegen bleiben soll. Durchschnittliche Trinkmenge 1000 ml.	• Fehlernährung ist vorgebeugt. • Sie ist motiviert, weiter kleine Mahlzeiten zu sich zu nehmen. • Sie schluckt die Nahrungsmittel und Getränke beschwerdefrei. • Infektionsfreie Einstichstelle der Sonde. • Gewicht bleibt stabil. • Sie erhält eine ausgewogene Ernährung. • Trinkmenge tgl. 2000 ml Flüssigkeit	• Bew. erhält 5 x tgl. mundgerecht vorbereitete, gehaltvolle Mahlzeiten (ca. 1700 kcal., Eiweiß-, Mineralstoff und energiereiche Kost) • Bew. in eine Position bringen, in der sie beschwerdefrei schlucken kann sowie die Mahlzeit gut erkennen kann • Bew. die Utensilien in die Hand geben (Tasse, Löffel, o. ä.) • Verbal und nonverbal anleiten, während des Schluckens dabei bleiben. • Trinkangebote mehrfach über den Tag verteilt, ca. 15 x. • Nachts um 2 Uhr lt. Ärztlicher Anordnung • Verabreichung von 500 ml Sondennahrung, wenn Bew. weniger als ... Portionen am Tage gegessen hat. (Eiweiß-, ballaststoff- und vitaminreiche Kost). • 1 x monatlich wiegen. • Jeden zweiten Tag Wundversorgung der Einstichstelle nach ärztlicher Anordnung durch Pflegefachkraft.

Pflegeplanung für die FEDL »Ausscheiden«

1. Obstipationsgefahr Ø Stuhlganghäufigkeit alle 3.–4. Tage. Frau K nimmt den Stuhldrang nicht wahr, sie führt sitzend auf der Toilette ab. Zum Teil nächtliches Kotschmieren, mit abwehrendem Verhalten bei Reinigungsversuchen der Pflegekräfte.	• Sie führt jeden 2.–3. Tag ab. • Sie nimmt Stuhldrang wahr. • Sie führt auf der Toilette/Toilettenstuhl ab. • Komplikationen sind vorgebeugt.	• Ballaststoffreiche Kost → FEDL »Essen und Trinken« • Mit Hausarzt stuhllaufweichende Lactulosegabe besprechen. • Morgens liegend Colonmassage durchführen und/oder Isometrische Bauchübung. • Sensibel reagieren, da es die Spätfolgen eines Missbrauchs sein können. • Bew. morgens, mittags und abends auf Toilette setzen; Zeit zum Ausscheiden geben • Bew. mit Inkontinenzeinlage versorgen, 6 x tgl., 2 x nachts. • Bei Abwehrverhalten in der Nacht: Versorgung weibliche Pflegekraft, ruhige, klare Stimme, Bew. zügig und sensibel reinigen, Stuhlgang beseitigen. Bei Abwehr, aufhören, nach kurzer Zeit erneut versuchen.
2. Dauerndes Dauerkatetertragen Bedingt durch Krankenhausaufenthalt und ärztliche Anordnung Frau K trägt seit 3 Jahren einen DK, Urinqualität gut. Störungsfreier Abfluss. Bei nächtlichem »Nesteln« (ca. jeden 2. o. 3. Tag) besteht Gefahr, dass Frau K den DK herauszieht.	• Störungsfreier Abfluss • Klarer Urin, intaktes Blasenmilieu • Hausarzt ist vom Entfernen des DK überzeugt • Bew. kompensiert »Nesteln« am DK.	• Wohnbereichsleitung führt Gespräch mit Hausarzt über »Für und Wider« des DK, Zeitspanne für den Versuch »ohne DK« wird vorgeschlagen. • Bei Ablehnung: 1 x tgl. Versorgung des DK nach Standard, unbedingte Wahrung der Intimsphäre. • Ausfuhrbilanz • In der Nacht → FEDL »Ruhen und Schlafen« • DK-Wechsel alle 14 Tage nach ärztlicher Anordnung (geschlossenes System verwenden) durch Pflegefachkraft.

Pflegeplanung für die FEDL »Ruhen und Schlafen«

Ist-Situation	Ziele/gewünschter Zustand	Maßnahmen
1. Nächtliche Unruhe Bedingt durch situative Desorientiertheit Frau K ist ca. jede 3. Nacht unruhig, reagiert mit »Nesteln« an PEG-, DK-Schlauch oder Einlage, schmiert mit Kot, oder wackelt am Bettseitenteil, sodass evtl. die Zimmermitbewohnerin aufwacht.	• Ursachen für Verhalten sind bekannt. • Sie schläft durch, ist morgens ausgeschlafen.	• Verhalten/Unruhe in Zusammenhang mit anderen Ereignissen stellen, z. B. Teegabe über Sonde, notwendiger Stuhldrang, Wachheit, situative Desorientiertheit, Langeweile etc.). • Zu-Bett-Geh-Zeit in den späteren Abend legen, angenehmes Abenderlebnis verschaffen (Nachtcafé, Geschichten, Sitzecke Wohnbereich, Dämmerschoppen, etc.) • Bew. für die Nacht etwas in die Hände geben, sodass sie etwas anfassen kann. Evtl. große Kissenschlange, um sie sich spüren zu lassen. • Nächtliche Kontrollgänge alle 2 Stunden, bei Unruhe bei Bew. bleiben (sofern Nachtdienstsituation dies hergibt), Körperkontakt, Singen, Nähe etc.) • Zur Beruhigung kleines Licht anlassen, beruhigende Düfte in Aromalampe (Lavendel, o. ä.)

Pflegeplanung für die FEDL »Aktivität/Anregung«

1. Ganzheitliche Wahrnehmung, Verbesserungsbedarf

Bedingt durch Hirnorganisches Psychosyndrom

Frau K bekommt wenig intensive, wohltuende Reize, sie erlebt die Pflege evtl. stark auf das Körperliche bezogen. Hören und Gehen ist eingeschränkt, Beeinträchtigung des Körpergefühls durch PEG-Sonde und DK (Schläuche aus und in den Körper).

- Sie erhält über alle 5 Sinne wohltuende Stimulierung.
- Sie spürt alle 5 Sinne.
- Sie erlebt mehrfach tgl. beruhigende und anregende Stimulation.
- Ganzheitliches Wohlgefühl.

- Bei der Körperpflege werden ätherische Öle verwendet: Morgens anregend, z. B. Orange, Mandarine, Limone etc.; abends Lavendel o. ä.
- Morgens erhält Bew. eine belebende Ganzkörperwaschung, oder Massage der Füße mit duftendem Körperöl.
- Im Laufe des Vormittags bewusstes Musik hören und/oder gemeinsames Singen, nicht in großen Gruppen, evtl. im Zimmer.
- Zwischendurch Betrachtung von Bildern, Blumen, Garten- oder Naturbüchern, etc. ermöglichen, gerne mit Pflegekraft
- 4–5 x tgl. Auftragen von Parfüm → Ritualisieren.
- Nach Mittagspause, kurze Fußmassage.
- Snoezelmöglichkeiten geben.
- Abends Dämmerschoppen, gemeinsames Singen anbieten.
- Zur Nacht beruhigende Ganzkörperwaschung im Bett, verschiedene Wickel oder ASE durchführen.
- Mehrmals täglich validieren. (Erinnern, Singen, etc.)
- Mehrmals tgl. bewusst Augenkontakt herstellen, Hand berühren, etc.
- Bew. unterschiedliche Materialien (Haushalt, Pflege, Garten, Stoffe, etc.) in Hände geben, sodass sie zum Fühlen animiert wird.
- In der Nacht Duftlampe und evtl. visuelle Reize schaffen durch sich bewegende Lampe

Ist-Situation	Ziele/gewünschter Zustand	Maßnahmen
Pflegeplanung für die FEDL »Zufriedenheit/Emotionalität«		
1. **Stimmungsschwankungen** Frau K wirkt ruhig u. ausgeglichen, wenn sie sich in Ruhe gelassen fühlt; sie reagiert aufbrausend, wenn Pflegekräfte etwas gegen ihren Willen tun. Lehnt sie eine Handlung oder einen Kontakt ab, reagiert sie, indem sie mit der Hand nach der betreffenden Pflegekraft schlägt. Bei der Durchführung der Intimpflege reagiert sie min. jedes 2. Mal, indem sie nach den PK schlägt.	• Sie fühlt sich in ihren Wünschen respektiert. • Sie fühlt sich wohl und sicher.	• Bezugspflege durch weibliche Pflegekräfte. • Pflege und Pflegehandlungen werden mit Bew. besprochen, sodass sie das Gefühl hat, die Pflege und den Alltag maßgeblich mitzubestimmen. • Pflegekräfte spüren nach, welche Stimmung sie selber ausstrahlen und klären ggf. eigene Stimmungsschwankungen vor dem Kontakt • Bew. mit echtem Vertrauen und Nähe begegnen. • Bew. kein Verhalten »aufdrücken« oder durchsetzen, eigenen Willen lassen. • Bei abwehrendem Verhalten: sich als Pflegekraft kurzfristig zurückziehen, eigene Abwehr klären, Pflegehandlung erneut versuchen. Ruhe und Vertrauen ausstrahlen. • Niemals Verhalten nachtragen, z. B. wenn Bew. schlägt, eher im eigenen Verhalten nach Ursachen oder Auslösern suchen.
Pflegeplanung für die FEDL »Soziale Beziehungen aufrecht erhalten«		
1. **Eingeschränktes soziales Agieren** Frau K sucht die Nähe zu anderen Bewohner und zu Pflegekräften. Sie hält sich gern in der Wohnküche bei den anderen Bewohnern auf. Sie signalisiert Vertrauen zu anderen Bewohnern. Sie hat einen Bruder, der sie öfters besucht.	• Sie erlebt sich sozial integriert. • Sie nimmt weitere Kontaktmöglichkeiten auf dem Wohnbereich an.	• Bew. täglich gleich morgens in die Wohnküche bringen. • An allen Gruppenaktivitäten der Einrichtung teilnehmen lassen. • Die Gegenwart des Bew. annehmen. • Für Gespräche und Kontakte zum Bruder sorgen. • Vertrauen fördern durch vertrauensvolles und zuverlässiges Verhalten (Zusagen einhalten, Beziehungen halten).

8.1.3 Frau M

Alter 79 Jahre
Geburtsort: Birkenheide
Familienstand: verwitwet
Sie lebt in einem Pflegeheim im Doppelzimmer, in Saalfeld

Ärztliche Diagnosen:

Demenz, abs. Arrhytmie, allg. Angiosklerose, 1999 bei Diagnose Krebs Brustamputation, 2002 eine Darm-OP (es wurde wieder ein Tumor entfernt).

Medikamente:

Falicard 40, Cerncal, TurASS, Digitoxin, Tamoxifen 30 mg, Pantozol 20, Furese 40.

Biografisch wichtige Dinge:

Abschluss höhere Töchterschule in Erfurt. Sie hat viele Jahre in einer LPG-Gaststätte gearbeitet, sowie im Porzellanwerk Könitz. Sie war laut Aussage der Kinder eine sehr strenge Mutter und konnte ihre Kinder nie in den Arm nehmen.

Pflegeplanung für die FEDL »Kommunikation«

Ist-Situation	Ziele/gewünschter Zustand	Maßnahmen
1. **Sehen, eingeschränkt** Bedingt durch Grauen Star Frau M findet sich in ihrer näheren Umgebung zurecht, insgesamt erkennt sie kleine Gegenstände schlecht. Sie hat eine Brille, verlegt diese häufig am Tage. Lt. Augenarzt keine Verbesserung der Situation. Setzt Brille auf, wenn diese gefunden und gereicht wird.	• Brille steht bei Bedarf zur Verfügung. • Sie findet sich in ihrer näheren Umgebung zurecht, erkennt persönlich wichtige Dinge.	• Halb- oder vierteljährliche Augenarztbesuche anregen, begleiten. • Brille morgens reinigen (Brillenputztuch) und zum aufsetzen anreichen. • Täglich mehrmals auf Brille und deren Verbleib achten, b. B. mit Bew. evtl. gemeinsam suchen. • Festen Platz für die Brille vereinbaren. • Sehverhalten beobachten, Besonderheiten dokumentieren, Arzt informieren. • Persönliche Dinge immer an die vom Bew. gewünschten Plätze legen. • Brillentrageband ausprobieren. • Räume, in denen Bew. sich aufhält, gut beleuchten.

Pflegeplanung für die FEDL »Orientierung«

1. Orientierung, eingeschränkt Bedingt durch Demenzerkrankung Frau M erkennt Pflegepersonal, ist zur Person z. T. orientiert. Sie führt häufig Handlungen in »unlogischer« oder »unüblicher« Reihenfolge durch. Sie behauptet, nicht zu wissen, wo sie ist, erkennt aber ihr Zimmer. Alltagshandlungen oder -tätigkeiten werden nicht zu Ende ausgeführt, sie verharrt in der Aktion, macht dann etwas anderes weiter. Frau M nimmt Anleitung an. Mehrfach täglich stellt sie die immer gleichen Fragen (mind. 20 x).	• Sie erkennt weiterhin Pflegekräfte • Sie bleibt zu Ihrer Person orientiert. • Sie nutzt Orientierungshilfen. • Sie findet sich auf dem Wohnbereich zurecht.	• Bezugspflege (Versorgung durch weitgehend konstante Bezugs-/Pflegekräfte). • Pflegekräfte tragen Dienstkleidung, sind so als Pflegende zu erkennen. • Verschiedene Orientierungshilfen ausprobieren, Ergebnis und Reaktion dokumentieren, (z. B. Foto, Einrichtungsgegenstände, etc.) • Bei der Selbstpflege und bei Alltagshandlungen verbal u. nonverbal anleiten (gewünschte Handlungen vormachen). • 3 x wöchtl. (Mo.-Mi.-Fr.) Teilnahme an Erinnerungsgruppe. • Steigerung der Flüssigkeitszufuhr siehe FEDL »Essen und Trinken«. • Bei Äußerungen von situativer Verkennung, Grundgefühl erspüren und bestätigen, auf das Thema eingehen. Z. B.: »Sie suchen Ihr Zuhause? Was gibt es dort zu tun? ...« • Auf Fragen freundlich und inhaltlich eingehen, ggf. in Beschäftigung und Aktion umlenken.
2. Räumliche Orientierung, eingeschränkt Frau M signalisiert große räumliche Orientierungsschwierigkeiten, fragt sehr oft nach ihrem Zimmer und der Toilette. Sie läuft tagsüber häufig a. d. Wohnbereich herum. Anleitung/Hinweise von Pflegekräften nimmt sie gerne an und setzt diese kurzfristig um. Sie fragt sehr häufig (ca. 20 x tgl., wo sie sei).	• Sie erkennt ihr Zimmer • Sie nutzt örtliche Orientierungshilfen. • Sie fragt weiter die Pflegekräfte um Hilfe.	• Zimmertür mit Foto »aus alten Tagen« kennzeichnen (z. B. »Einschulung«). • Zimmer mit persönlichen Gegenständen und Mobiliar einrichten. • Toilette klar kennzeichnen, z. B. »Herz« an der Tür. • Fragen ruhig beantworten, ggf. begleiten.

Ist-Situation	Ziele/gewünschter Zustand	Maßnahmen
Pflegeplanung für die FEDL »Bewegung«		
1. Schmerzhafte Bewegungen Frau M signalisiert verbal u. nonverbal schmerzhafte Bewegungen, hebt die Arme langsam und bei verzerrtem Gesicht bis max. Kopfhöhe.; Schmerzen in den Kniegelenken. Oberkörperdrehungen wirken langsam u. schmerzhaft, ist lt. Arzt intakt. Frau M läuft viel herum, trägt dabei ihren Stock oft in der Hand.	• Ursachen für Schmerzen sind bekannt. • Schmerzfreie Bewegungen.	• Hausarzt um klare Diagnostik und/oder Benennung der Schmerzursachen bitten. • Bewegungsverhalten beobachten, Veränderungen weiterleiten u. dokumentieren • Bew. Möglichkeiten zum Bewegen geben, Bewegungsradius halten, bei Signalen v. Schmerz, Handreichung geben. • Evtl. morgendliches Einreiben oder einreiben des Körpers mit Arnikaöl (allergischen Test an kleinem Hautareal) → FEDL »Körperpflege/Kleiden« • Evtl. mehrmals wöchtl. Vollbad • Evtl. Physiotherapie • Bew. zur Teilnahme an bewegungsfördernden Angebot des Hauses anregen (Sitztanz etc.).
Pflegeplanung für die FEDL »Vitale Funktionen«		
1. Eingeschränktes Wärmeempfinden Evtl. bedingt durch Angiosklerose Frau M hat tags wie nachts kalte Füße, lehnt das Tragen von Strümpfen ab, (auch nachts das Tragen von Bettsocken).	• Komplikationen werden rechtzeitig erkannt. • Sie fühlt sich mit ihren Gewohnheiten respektiert. • Wohlgefühl • Sie entwickelt ein Gefühl für die Temperatur der Füße.	• Morgendliches Körperpflegeritual mit dem Ausstreichen und Einreiben der Füße beenden. • Wärmegefühl steigern durch eine »warmherzige Atmosphäre« während der Körperpflege (Herzlichkeit, Vertrautheit, warme Hände d. Pflegenden, bewusste Berührungen). • Verschiedene Socken oder Strumpfarten zeigen, zum Tragen anregen, motivieren. • Abends im Bett Einreibung der Füße mit Lavendelöl. • Kleidung insgesamt warm, → FEDL »Körperpflege/Kleiden«. • Morgens Kontrolle d. Füße auf periphere Verletzungen hin. • Information an Hausarzt.

Pflegeplanung für die FEDL »Pflegen und Kleiden«

1. Selbstpflegedefizit Körperpflege (PD) Ursachen: Desorientiertheit, schmerzhafte Bewegungen. Merkmale: Frau M wäscht bei guter Tagesform u. A. Gesicht, Hände und Oberkörper vorn sowie Intimbereich; stehend am WB. Sie setzt Waschutensilien nicht sinngemäß ein. An Füße, Beine, Rücken reicht sie schlecht heran. Zahnpflege bei angereichten Utensilien möglich, sowie Haare kämmen. Häufig sagt sie, sie »hätte es schon gemacht«.	• Sie wäscht weiterhin Gesicht, Hände und Oberkörper vorn. • Sie akzeptiert die Unterstützung der PK.	• Gegen 6.45 Uhr Begleitung zum Waschbecken; Vorbereitung der Utensilien. • Verbale und nonverbale Anleitung zur Teilwäsche geben, soweit Bew. es schafft und bewältigt, loben und ermuntern. Anschließend Übernahme des Waschens von Rücken, Beinen, Füßen nach Standard Nr. • Hautcreme anreichen, eincremen lassen, teilweise Übernahme durch PK. (Evtl. Einreibung mit Arnikaöl, zur Schmerzreduktion). • Haarbürste reichen. • Abends ca. 21.30 Uhr Anleitung am Waschbecken zu Teilwaschung. • Unterstützung bei der Mundpflege (Zahnputzutensilien reichen, Mund ausspülen lassen etc.) n. d. Mahlzeiten, incl. Begleitung ins eigene Bad. Nach Standard Nr.: • Vollbad auf Wunsch d. Bew.1 x wöchtl., meist Donnerstag Spätnachmittag; b. B. öfter zur Schmerzreduktion.
2. Ablehnung der Körperpflege Frau M lehnt ca. jeden 2. Tag die Körperpflege ab; sagt, sie möchte sterben und ihre Ruhe haben. Es besteht Gefahr von Hautirritationen und Pilzbildung. Beratung nimmt Frau M nicht an.	• Sie erfährt, dass Körperpflege angenehm sein kann. • Sie fühlt sich in ihren Wünschen respektiert. • Sie ist über die Notwendigkeit einer Teilwaschung informiert. • Sie stimmt 1 x tgl. einer Intimpflege zu.	• Körperpflege wird durch Bezugskräfte angeboten. • Günstigen Zeitpunkt beobachten, Unterstützung sensibel anbieten, nicht immer von helfen sprechen, Bew. allein machen lassen. • Erst unterstützen, wenn Bew. selber nicht weiter kommt. • Ablehnung respektieren, später erneut versuchen. • Steigerung des Wohlgefühl durch wohltuende Düfte oder evtl. sanfte Hintergrundmusik (ausprobieren). • Bew. evtl. die Intimpflege unter Anleitung ausführen lassen.

Ist-Situation	Ziele/gewünschter Zustand	Maßnahmen
Pflegeplanung für die FEDL »Pflegen und Kleiden«		
3. **Selbstpflegedefizit Kleiden** Frau M zieht ohne Anleitung Kleidungsstücke in ungünstiger Reihenfolge an, nimmt Unterstützung von Pflegekräften an. Sie äußert auf Nachfragen Kleidungswünsche. Abends beginnt sie häufig, sich allein auszuziehen. Lehnt das Tragen von Strümpfen ab, möchte barfuss in den Schuhen sein.	• Sie ist nach ihren Wünschen gekleidet. • Sie zieht sich unter Anleitung an und aus.	• Vor oder nach der Körperpflege werden Kleidungsvorschläge gemacht, Bew. wird vor den Kleiderschrank geführt und wählt mit PK aus. • Bew. anschließend soweit helfen, wie notwendig, Unterstützung geben, indem die Kleidungsstücke in der richtigen Reihenfolge angereicht werden. Ggf. Unterstützung beim Kleiden. • Verschiedene Strumpfsorten vorschlagen, sodass Bew. motiviert ist, Strümpfe zu tragen. • Bevorzugt Hosen und Pullover, gute Laufschuhe anziehen. • Abends Anleitung zum Auskleiden geben, ggf. Unterstützung; incl. Schmutzwäscheentsorgung
4. **Trockene Haut** Frau M hat eine altersbedingte trockene Haut, Trinkmenge gering. Frau M genießt bei guter Tagesform das Einreiben der Haut durch eine vertraute Pflegekraft.	• Geschmeidige Haut.	• Steigerung der Flüssigkeit → FEDL »Essen/Trinken« • Morgens n. d. Ganzkörperwaschung Einreibung des Körpers mit Hautpflegeöl oder Hautpflegeprodukt auf W/O Basis, b.B. abends wiederholen.

Pflegeplanung für die FEDL »Essen und Trinken«

1. Flüssigkeitsdefizit (PD)

Ursachen: Altersextreme, Wissensdefizit (Gewohnheit)

Trockene Haut u. Schleimhaut, z. T. konzentrierter Uringeruch.

Tägliche Trinkmenge ist schlecht einzuschätzen, ca. 600 ml u. Aufsicht/Anleitung. Frau M trinkt in kleinen Schlucken, nimmt sich viel Zeit dafür.

Ziele:
- Tägl. Trinkmenge liegt bei 1200 ml.
- Sie ist motiviert, die Trinkmenge zu steigern.

Maßnahmen:
- In Gesprächen und Handlungen bevorzugte Getränke ermitteln.
- Während jeden Kontaktes zur Bew. Trinkangebote machen. Getränk anreichen, je nach Tagesform (ca. 20 x tgl.).
- Gemeinsame Trinkpause durchführen; tagsüber alle Stunde.
- Biografisch akzeptiertes Gefäß anbieten, z. B. Sammeltasse, schönes Trinkglas, o. ä.
- Abwechslungsreiche Getränke reichen, in Reichweite stellen.
- Trinkmenge dokumentieren.
- Hausarzt informieren.

2. Spezielle Mahlzeitenform

Frau M bevorzugt ausschließlich kalte Mahlzeiten, nimmt im Laufe des Tages viele kleine Mahlzeiten zu sich. Sie bereitet sich kleine Brotmahlzeiten o. ä. zu, isst auch mundgerecht vorbereitete Nahrung/Kaltmahlzeiten. Bevorzugt Süßspeisen.

Frau M signalisiert einen starken Bewegungsdrang während der Mahlzeiten, sitzt ungern am Tisch.

Gewicht: 55 kg.

Ziele:
- Sie erhält Mahlzeiten nach Wunsch.
- Sie isst weiterhin mundgerecht vorbereitete Nahrung.
- Gewicht 57 kg.
- Ausgewogene Ernährung.

Maßnahmen:
- Mit Hausarzt oder Ernährungsberaterin ausgewogene Mahlzeiten zusammen stellen, ca. 1500 bis 1800 kcal.
- 7 x tgl. abwechslungsreiche kleine Mahlzeiten (Salat, Rohkost, Obst, Brot- und Quarkspeisen, etc.) reichen. Auch Süßspeisen.
- Zu allen kleinen Mahlzeiten Getränke reichen.
- Eine entspannte und angenehme Atmosphäre bei Tisch schaffen, möchte Bew. beim Essen aufstehen, gewähren lassen, Essen in die Hand geben.
- 1 x monatlich wiegen.
- (Nährstoffbedarf und Ernährungsstatus per BMI (Body Mass Index) feststellen, 1 x mtl.)

Ist-Situation	Ziele/gewünschter Zustand	Maßnahmen
Pflegeplanung für die FEDL »Ausscheiden«		
1. Harninkontinenz gelegentlich Frau M hat eine leichte Stress-Inkontinenz, die sich durch Tröpfeln zeigt. Sie trägt eine Vorlage, die trotz ihrer durchgeführten Toilettengänge leicht genässt sind. Die Vorlagen werden von ihr benutzt u. unbenutzt verlegt, sodass sie häufig ohne Vorlage ist. Sie führt ca. 20 x tgl. selber einen Toilettengang durch. Eine Intimpflege führt sie selber nicht durch.	• Sie fördert weiter ihre Kontinenz. • Sie führt weiterhin selber Toilettengänge durch. • Sie weiß mit den Vorlagen umzugehen.	• Morgens im Zuge der Körperpflege Anleitung zur Intimpflege geben, ebenso abends. • Gleichzeitig Funktion und Handhabung der Vorlage aufzeigen. • Bew. neue Vorlagen sowie Plätze zur Entsorgung aufzeigen, dies bei jedem Toilettengang wiederholen. • Bei Nachfragen zur Toilette begleiten (ca. 4 x FD, 4 x SD, 2 x ND).
Pflegeplanung für die FEDL »Sich beschäftigen«		
1. Beschäftigungsdefizit Frau M geht kurzfristig dem Beschäftigungsangebot des Hauses nach, bei ausdauernden Tätigkeiten reagiert sie mit Aufstehen und herumgehen. Frühere Interessen waren: Garten, Reisen, Kochen,	• Sie erlebt den Tagesablauf als sinnvoll. • Geeignete Tätigkeiten/Beschäftigungen sind gefunden.	• Während der Pflege Gespräche über frühere Themen anbieten, sofern Konzentration dies zulässt. • Bew. tagsüber Material zur Verfügung stellen (z. B. Haushaltsgegenstände, Kochutensilien), sie in Blumenpflege einbeziehen. • Mitarbeiter des Sozialen Dienstes/der Beschäftigungstherapie bieten Bew. kurzfristige Aktivitäten an. • Wenn Bew. sich selber Beschäftigungen sucht, wie z. B. (Kramen, Suchen, Sortieren), gewähren lassen.

Pflegeplanung für die FEDL »Zufriedenheit und Emotionalität«

1. Gefühl von Nutzlosigkeit

Frau M äußert mehrfach tgl., dass sie ihr jetziges Leben als nutzlos empfindet, in Gesprächen nennt sie keine klaren Gründe. Sie sagt z. B.: »Ich fühle mich abgeschoben und sinnlos.«

- Sie fühlt sich ernst genommen und aufgehoben.
- Sie sieht/empfindet Hoffnung im jetzigen Leben.
- Sie drückt ihre Gefühl aus.

- Vertrauen durch Bezugspflege herstellen.
- In Gesprächen über »Sinnlosigkeit« nicht beschwichtigen, sondern mit Trost und Nähe zur Seite stehen, nachfühlen, mitfühlen.
- Ihr Möglichkeiten bieten, sich im Alltag positiv zu erleben → FEDL »Beschäftigung«.
- Halt durch Kontakt zu anderen Bewohnern geben, z. B. Zimmer-Mitbewohnerin
- Mit Bew. in der Erinnerungsarbeit an angenehme Situationen und Gefühle wachrufen, diese intensiv nacherleben lassen.
- Bew. vermitteln, dass man sie mag und schätzt.
- Evtl. Pastor o. ä. hinzuziehen.

2. Sehnsucht nach Kindern

Frau M fragt mehrfach tgl. nach ihren Kindern und warum sie hier wäre, wieso ihre Kinder sie hierher gebracht haben usw. Sie macht dabei eine verzweifelten Eindruck.

- Sie erfährt Achtung gegenüber ihren Gedanken.
- Sie wird ihren Gefühlsdruck los.
- Sie spricht ihre Sorgen weiter aus.

- Pflegekräfte reagieren mit Gefühl und Verständnis auf die Äußerungen.
- Das Thema Kinder wird vielfältig aufgegriffen: »Was ist mit den Kindern?«, »Wie war es damals, als die Kinder klein waren?« »Was war das schönste Erlebnis mit den Kindern?« »Was haben Sie als besonders schön in Erinnerung?« »Wie war es, als die Kinder groß waren?«
- Pflegekräfte schauen gemeinsam mit Bew. Fotos an, singen Lieder und geben menschliche Wärme.
- Akzeptieren und Trauer begleiten (Verlustgefühl ist nicht lösbar für die Pflegekräfte).

8.1.4 Frau J

82 Jahre alt, geboren in Striegau
Familienstand: verwitwet
Sie lebt im Pflegeheim in einem Einzelzimmer
Pflegestufe 3

Ärztliche Diagnosen:

Demenz, art. Hypertonie, chronische Obstipation.

Medikamente:

Pentalons 50, ASS 100, Cerutil 250, Magnesium 100,
Bedarfsmedikamente: Lactulose, Pyrilax Supp. Melporon Saft, Nitrolingual Saft.

Biografisch wichtige Informationen:

Frau J hat bisher keine Fragen hierzu beantworten können, sie wiederholt die Fragen anschließend. Töchter sind bisher nicht bereit, Auskünfte zu erteilen. Vermutlich hat Frau J einen Volksschulabschluss und war dann als Arbeiterin in der Kerzenherstellung tätig.

Ist-Situation	Ziele/gewünschter Zustand	Maßnahmen
Pflegeplanung für die FEDL »Kommunikation«		
1. Verbale Kommunikation, eingeschränkt Frau J kommuniziert stark nonverbal, wendet sich mit Gesten und Augenkontakt an Pflegekräfte. Es ist unklar, ob sie Gesagtes versteht, denn meist bahnt sie anschließend keine Handlung an oder setzt Gesagtes um. In Gesprächen wiederholt Frau J Aussagen der Pflegekräfte (auch aus TV etc.), bildet eigenständig keine Sätze, beantwortet keine Fragen. Sie wiederholt Sätze, bis sie etwas Neues gehört hat. Reagiert mit Gefühl auf Fragen und Gesagtes (Weinen, Lachen, Körperkontakt) Sie hält Augenkontakt, stellt diesen her.	• Sie fühlt sich verstanden. • Sie erhält alle für sie wichtigen Informationen.	• Bei Kommunikationsbeginn Augenkontakt herstellen, halten. • Bew. ruhig, klar und mit kurzen Sätzen ansprechen. Ja/Nein-Fragen stellen, sodass Bew. evtl. nicken o. ä. reagieren kann. • Versuchen, auf ihr Tempo einzugehen, z. B. beim Umherlaufen. • Gespräche mit Gesten und passendem Gesichtsausdruck unterstreichen. • Gespräche klar beginnen, klar enden lassen.

Ist-Situation	Ziele/*gewünschter Zustand*	*Maßnahmen*
Pflegeplanung für die FEDL »Orientierung«		
1. Orientierung, eingeschränkt Frau J ist örtlich u. zeitlich nicht orientiert, z. T. erkennt sie ihre Kinder, nennt auf Nachfragen ihren Namen. Es sind keine Hinweise oder Merkmale wahrzunehmen, ob sie etwas erkennt oder verstanden hat; bei guter Tagesform ahmt sie Tätigkeiten des Pflegepersonals nach. Alltagshandlungen werden u. A. nicht sinngemäß oder zu Ende ausgeführt, z. T. werden Handlungen ausgeführt, wenn diese von Pflegekräften angebahnt werden, keine sinngemäße Reihenfolge. Frau J wendet sich häufig an Schwester P., signalisiert großes Vertrauen.	• Sie erkennt ihre Kinder, nennt diese beim Namen. • Sie hat Vertrauen zum Pflegepersonal. • Bei guter Tageform führt sie Teilbereiche von Handlungen aus. • Sie erkennt Rituale wieder. • Sie empfindet Vertrauen und Geborgenheit.	• Schwester P. führt ein Gespräch mit d. Töchtern, ob es z. B. Fotos oder andere Erinnerungsgegenstände gibt, diese dann im Zimmer aufhängen. • Bei allen Kontakten Bew. mit Namen ansprechen, Initialberührung an der rechten Hand. • Alle gewünschten Handlungen vormachen, dann Utensilien in die Hand geben. • Generell die Handlungen kurz gestalten. • Rituale entwickeln, prüfen, ob positive Reaktion, dann im Alltag von allen Pflegekräften einsetzen. • In Gesprächen nach den Kindern fragen, alte Bilder und Fotos anschauen lassen. • Auf das Grundgefühl eingehen, liebevoll und empathisch regieren, ggf. Spiegeln (verbal/nonverbal). • Basale Stimulation → FEDL »Aktivität/Beschäftigung« • Bezugspflege, häufig durch Schwester P. • Insgesamt Bewegungsdrang ausleben lassen. • Neurologenbesuche begleiten, auf Nebenwirkungen der Medikamente achten.

2. Konzentration, gering
Bedingt durch Demenz
Frau J konzentriert sich max. 1–2 Minuten auf eine Handlung, lässt sich leicht ablenken.
Z. B. öffnet sie auf dem Weg zur Toilette alle Schubladen oder Schränke, sortiert den Inhalt, geht dann erst weiter.

- Sie fühlt sich nicht überfordert.
- Unterstützung bei der Selbstpflege ist möglich.
- Konzentration ist gefördert.

- Tagesform beachten, störungsfreie Umgebung, wenig Ablenkungsmöglichkeiten.
- Handlungen in immer derselben Reihenfolge durchführen, sodass Bew. sie evtl. wiedererkennt.
- Handlungen kurz gestalten.
- Taktile Sinne stimulieren, sodass Bew. kurz in der Wahrnehmung und Berührung verharrt.
- Ggf. beruhigende Musik spielen lassen, während Alltagshandlungen unterstützt werden.

Pflegeplanung für die FEDL »Bewegen«

1. Bewegungsdrang, hoch
Frau J signalisiert einen hohen Bewegungsdrang, ist tagsüber immerzu auf den Beinen, läuft bis zur Erschöpfung umher.

- Sie fühlt sich frei.
- Erschöpfungsanzeichen werden rechtzeitig erkannt.

- Bew. bewegen lassen.
- Bew. bei Kontakten begleiten und, wenn möglich, in Ruhe z. B. zum gemeinsamen Sitzen bringen.
- Bewegungsverhalten und Erschöpfung beobachten, bei Anzeichen von Erschöpfung reagieren, z. B. im Sitzen ein gemeinsames Lied singen, Hand halten, streicheln, leise sprechen, etc.
- Bew. öfter zum Ruhesessel oder Bett begleiten, Ausruhen anbieten, ruhige Musik spielen lassen, Material zum Tasten und Fühlen in die Hände geben.
- Evtl. Stuhl vor die Schubladen, in denen sie gern »kramt« stellen, sodass sie dabei ausruhen kann.
- Bew. evtl. in gemeinsame Pausenzeiten einbeziehen.
- Bedarfsmedikamente nur im äußersten Notfall verwenden.

Pflegeplanung für die FEDL »Pflegen und Kleiden«

Ist-Situation	Ziele/gewünschter Zustand	Maßnahmen
1. Körperpflege, eingeschränkt (oder: **Selbstpflegedefizit Körperpflege**) Frau J nimmt die vollständige Unterstützung bei der Körperpflege durch Pflegekräfte an, u. A. führt sie keine eigene Körperpflege durch, sie handelt dann nicht situationsgerecht; wäscht z. B. mit angereichtem Waschlappen das Waschbecken. Sie ist nach wenigen Momenten der Konzentration von der Umgebung abgelenkt. Sie weiß mit einer Haarbürste oder der Gebissprothese nichts sinngemäßes anzufangen.	• Sie wäscht unter Anleitung ihr Gesicht selber. • Sie nimmt weiterhin Unterstützung an.	• Morgens gegen ... Uhr Durchführung der Körperpflege nach Standard Nr. • In Einzelschritten zur Handlung wie z. B. Gesicht waschen anleiten. Bew. soweit wie möglich alles allein machen lassen, erst unterstützen, wenn sie hilflos wirkt. Ihr die Utensilien in die Hand geben. • Ablauf der Körperpflege zügig gestalten, da Bew. nicht lange die Konzentration hält (max. 15 Min.). • Ablenkung vermeiden (Unruhe, Geräusche). • Morgens und abends Waschzusatz: Lavendelmilch. • Wenn die Pflegekraft die Körperpflege ausführt, Bew. etwas zum beschäftigen in die Hand geben sodass sie dabei bleibt. • Zur Haarpflege Bürste in die Hand geben, in Spiegel schauen lassen (2–3 x tgl.). • Mundpflege morgens und nach den Mahlzeiten (5 x tgl.), komplette Übernahme. • Abends Teilwaschung am Waschbecken (Hände, Gesicht, Intimbereich) durch PK oder beruhigenden Ganzkörperwaschung im Liegen. • 1 x wöchtl. Vollbad nach Standard Nr.: Stimulierung und Entspannung durch Lavendelöl und Aromabeigabe, klassische Musik (Vivaldi).

Pflegeplanung für die FEDL »Essen und Trinken«

1. Flüssigkeitsaufnahme, unzureichend Frau J trinkt u. A. und bei Motivation ca. zwei Schluck Flüssigkeit, dann nicht mehr (Mund zukneifen o. ä.) Frau J greift nicht selber zum Trinkgefäß. Ø Trinkmenge tgl. 1000 ml, nur bei intensiver Anleitung	• Sie trinkt tgl. 1400 ml. • Sie trinkt weiterhin u. Anleitung. • Sie ist motiviert, angeregt, selber zum Trinkgefäß zu greifen.	• Verschiedene Getränke anbieten, dabei herausfinden, was Bew. bevorzugt. • Tagsüber min. stündlich zum Trinken anregen, motivieren: Evtl. gemeinsame »Trinkpause«. • Evtl. Ritual schaffen mit »zuprosten« o. ä. • PK bleibt evtl. dabei, bis Glas ausgetrunken ist, aber nicht zwingen > Trinken soll Freude bereiten. • Nachts 2–3 x anleiten, Trinken aus Glas anbieten. • Nach Trinkgefäß suchen, das Bew. aus dem Altzeitgedächtnis erkennt und schätzt. • Flüssigkeitsmenge und Trinkverhalten dokumentieren.
2. Nahrungsaufnahme, eingeschränkt Frau J nimmt u. A. und mit teilweiser Unterstützung mundgerecht zubereitete Nahrung zu sich. Hält sie eine Scheibe Brot in der Hand, so isst sie diese, wenn sie eine Aufforderung erhält. Stehen während der Mahlzeit andere Bewohner vom Tisch auf, so steht Frau J auch auf, obwohl sie mit dem Essen noch nicht fertig ist. Spätmahlzeit wird von ihr sehr gern gegessen, diese isst sie mit Anleitung.	• Sie isst weiterhin mit Appetit u. A. • Sie führt eine Mahlzeit zu Ende. • Gewicht ist konstant. • Sie ist mit ausreichend Vitaminen und Mineralstoffen versorgt.	• Mahlzeiten werden im Speisesaal des Wohnbereiches angeboten. • Bei Frühstück u. Abendbrot wird Bew. das Brot in die Hand gegeben, dann verbal u. nonverbal angeleitet, ggf. ihre Hand führen. • Anleitung zurückhaltend ausführen, 5 x tgl. Mahlzeiten 5 x tgl. mundgerecht vorbereiten. • Evtl. ruhige Tischgenossinnen auswählen. • Ausgewogene Ernährung anbieten (Ca. 1800 bis 2000 kcal., Eiweiß, Vitamine, Mineralstoffe, ballaststoffreich, etc.).

Ist-Situation	Ziele/gewünschter Zustand	Maßnahmen
Pflegeplanung für die FEDL »Ausscheiden«		
1. **Stuhl- und Urininkontinenz** Frau J nimmt vermutlich (keine eigene Aussage dazu) die notwendige Ausscheidung wahr, erkennt oder findet die Toilette nicht. Sie scheidet bevorzugt im Zimmer (z. B. Fußboden) aus. Verschmutzte Einlagen werden von ihr nicht zweckmäßig entsorgt (z. B. Toilette, Nachtschrank). Sie achtet darauf, dass ihr Bett trocken bleibt. Z. T. lässt sie Urin auf der Toilette. Seit kurzem akzeptiert sie Inkontinenzslips.	• Sie nimmt weiterhin Ausscheidungen wahr. • Sie kennt Möglich-keiten, selber in angenehmer Weise aus-zuscheiden.	• FD. 1. Toilettengang gegen 6.15 Uhr, Begleitung und Unterstützung, Vorlagenwechsel u. Intimpflege. • Danach stündlich Unterstützung beim Toilettengang d. PK. (8 x FD, ca. 8 x SD). • Nachtdienst: Kontrolle 3 x, wenn Bew. wach ist, Unter-stützung zum Toilettengang; wenn sie schläft, schlafen lassen. • Reinigung der Bew. und des Umfeldes bei Bedarf, ca. ... x tgl. • Versorgung der Bew. mit Inkontinenzmaterial XY (10 x tgl, 2–3 x nachts). • Bew. in ihrem Handeln nicht korrigieren, freundlich mit verbaler u. nonverbaler Anleitung auf geeignete Hilfs-mittel hinweisen.

Pflegeplanung für die FEDL »Aktivität/Anregung«

1. Unausgeglichene Reizstimulierung Frau J reagiert stark mit ihrem kinästhetischen Sinn, sie berührt gern Dinge, bewegt sich gern.	• Sie erhält wohlausgewogene Stimulierung über alle Sinne.	• Morgendliche Körperpflege durch Düfte anreichern (Orange, Lavendel). • Zwischendurch tagsüber stimulieren mit Musik, gemeinsam gesungenen Liedern, Düften, Parfümen, ruhiger, klassischer Musik. • Bei starker Unruhe Gegenstände u. unterschiedl. Materialien in d. Hände geben, sodass sie sich damit beschäftigen kann: Fokus liegt auf d. Stimulierung d. taktilen Sinnes. • Zum Ausruhen Fußmassagen ausprobieren (wohltuende Öle). • Visuellen Sinn mit Bildern stimulieren, Bilder anschauen, Blumen betrachten, bewusst gemeinsam etwas anschauen.

Pflegeplanung für die FEDL »Zufriedenheit und Emotionalität«

1. Unglücklichsein, zeitweise Frau J weint sehr oft (3–4 x tgl.), besonders stark, wenn die Töchter zu Besuch waren. Sie weint, wenn andere Bewohner sie auf ihre Töchter ansprechen. Klassische Tröstungs- und Beruhigungsversuche sind wenig erfolgreich	• Sie empfindet Trost • Sie fühlt sich respektiert und ernst genommen. • Sie sieht Veränderungsmöglichkeiten für die Situation.	• Bei Traurigkeit emphatisch reagieren, Gefühle ernst nehmen und bestätigen, z. B.: »Ja, es ist schwer, wenn einem die Tochter fehlt.« »Sie sehen traurig aus, Frau J, kommen Sie, wir setzen uns einen Moment zusammen hin« »Was ist passiert?« »Sind Sie traurig wegen Ihrer Tochter? Vermissen Sie sie?« Danach kurz Kontakt halten, berühren. • Bilder von den Töchtern betrachten. Vielleicht gibt es Dinge (Pullover, Tuch, Parfüm etc.), die an die Tochter erinnern und Trost und Nähe spenden, dann diese zur Verfügung stellen. • Nicht wegreden, oder oberflächlich trösten, denn die Traurigkeit muss aus ihr heraus. • Bei Traurigkeit in gemeinsame Aktion, evtl. auch mit anderen Bewohnern umlenken.

Ist-Situation	Ziele/gewünschter Zustand	Maßnahmen
Pflegeplanung für die FEDL »Für eine sichere Umgebung sorgen«		
1. **Unsichere Lebensführung** Ursache: starke Desorientiertheit Frau J ist in ihrer Sicherheit stark eingeschränkt, sie erkennt die richtige Dosierung ihrer Medikation nicht, führt keine Behörden- und Geldgeschäfte mehr. Sie schätzt Situationen nicht mehr ein. Es liegt keine aktive Selbst- und Fremdgefährdung vor. Sie nimmt gern Hilfe und Unterstützung an.	• Sie erfährt eine sichere Lebensführung. • Betreuungsangelegenheiten sind in ihrem Sinne geregelt. • Sie erhält verbale und nonverbale Informationen, über alle sie betreffenden Dinge, sofern sie davon nicht überfordert ist.	• Bezugspflegekraft hält guten Kontakt zu Töchtern, die die Betreuungsaufgaben übernommen haben. • Pflegekräfte verabreichen Medikamente, halten offenen Kontakt zu Ärzten und Fachärzten. • Pflegekräfte informieren Bew. verbal und nonverbal über wichtige Dinge (z. B. Speiseplan, private Post, Veranstaltungseinladungen etc.). • Vor allen Handlungen informieren. • Bew. ihre alte Handtasche zur Verfügung stellen, evtl. auch Börse mit »altem« Geld. • Ausführung ärztlicher Anordnungen.

Pflegeplanung für die FEDL »Soziale Beziehungen aufrecht erhalten und gestalten«

1. Pflege von sozialen Beziehungen, stark eingeschränkt		
Bedingt durch: Demenz und eingeschränkte Kommunikation. Frau J pflegt derzeit aktiv keine sozialen Beziehungen außerhalb des Hauses. Sie wendet sich an Pflegekräfte und z. T. auch an andere Bewohner. Wohl fühlt sie sich in Gegenwart der Töchter.	• Sie empfindet sich als soziales Wesen/sie fühlt sich sozial integriert • Sie erfährt Unterstützung beim Pflegen ihrer sozialen Kontakte.	• Bezugspflegekraft pflegt Kontakt zu Töchtern (persönlich, telefonisch). Sie bittet die Töchter mehrmals wöchentlich um einen Anruf bei der Mutter; gibt Beratung, wie ein Telefongespräch trotz eingeschränkter Kommunikation geführt werden kann. • Bew. wird in alle geeigneten Gruppenangebote und Veranstaltungen integriert und begleitet. • Bew. hat einen Stammplatz beim Essen/im Wohnbereich, neben Bewohnern, die ihr sympathisch sind. • Bezugspflege. • Töchter werden animiert, abwechselnd zu kommen. • Evtl. Patenschaft (anderer Bewohner) im Hause anregen. • Fotos von Familienangehörigen im Zimmer präsent aufhängen. • Gespräche über Familie etc. führen. • Ggf. Einzelbetreuung durch sozialen Dienst anregen.

8.1.5 Frau B

Alter: 90 Jahre
Geburtsort: Bielefeld
Familienstand: verwitwet
Wohnform: lebt im eigenen Haus, jüngere Tochter lebt in getrennter Wohnung mit im Haus. Tagsüber ist sie in einer Tagespflegeeinrichtung.

Ärztliche Diagnosen:
Fortschreitende Demenz, Osteoporose und rheumatoide Athritis an den Händen.

Medikamente:
Eunerpan bei Bedarf

Biografisch wichtig:
Frau B hat ihre Mutter früh verloren, diese starb bei der Geburt des 2. Kindes. Der Vater heiratete dann wieder. Seine zweite Frau, die Stiefmutter von Frau B wollte diese nicht haben, so wurde sie als Kind in der Verwandtschaft »herumgereicht«.
Frau B hat keine Berufsausbildung, hat viel am Fließband gearbeitet.
1937 eine Heirat; aus der Ehe gehen 2 Kinder hervor.

Vorlieben in den letzten Jahren: Gartenarbeit, Spaziergänge im Stadtteil, bei der sie vorzugsweise in den umliegenden Geschäften nach Essensresten suchte, auch aus Abfalleimern (Schlachter, Bäcker, McDonald).

Derzeitige Situation:
Frau B wurde in der Vergangenheit für 4 Monate in einem Altenheim untergebracht, allerdings war dieser Aufenthalt für sie nicht förderlich, sie verfiel in Passivität, die bis hin zur Bettlägerigkeit reichte. Sie wurde dort hilfloser und unselbstständiger. Die Tochter holte sie dann wieder nach Hause zurück, u. a. auch wegen der Kosten.
Frau B lebt jetzt mit ihrer Tochter in einem Haus, die Tochter ist z. T. von der Pflege überfordert.

Ist-Situation	Ziele/gewünschter Zustand	Maßnahmen
Pflegeplanung für die FEDL »Kommunikation		
1. **Verbale Kommunikation, beeinträchtigt (PD)** Bdgt. durch Demenz Frau B scheint Gesagtes aufgrund kognitiver Einschränkungen manchmal nicht zu verstehen. In Gesprächen antwortet sie Fragen häufig mit »Ja, Ja« oder »Wenn Sie meinen« oder Floskeln. Kurze Gespräche sind möglich, sie lächelt dabei viel. Sie geht fragend auf andere Menschen zu, ist sehr höflich, spricht flüssig.	• Sie erhält alle für sie wichtigen Informationen • Sie fühlt sich verstanden und ernstgenommen.	• Direkt ansprechen, Augenkontakt herstellen, halten • Fragen klar und ruhig beantworten. • Validierende Grundhaltung, mit Gefühl und Emphatie reagieren, Lächeln erwidern. • Ihre Fähigkeit und Freude am Vorlesen für andere fördern, durch Anbieten von Möglichkeiten • In den Pflegealltag das Singen und Sprechen von Gedichten integrieren
Pflegeplanung für die FEDL »Orientierung«		
1. **Desorientierung zur Person, stark (PD)** Bdgt. durch Demenz Frau B äußert sich selten zur eigenen Person, sie macht tw. Angaben aus dem Altzeitgedächtnis. Bei guter Tagesform reagiert sie positiv auf ihren Namen. Pflege- und Betreuungsmitarbeiter werden selten erkannt, allerdings vertraut sie ihnen.	• Sie fühlt sich sicher. • Vertrauen bleibt erhalten. • Sie nimmt Hinweise und Anleitung von Pflegekräften und Fahrdienst weiter an. • Sie erkennt sich wieder.	• Bezugspflegekräfte, Fahrdienstmitarbeiter etc. tragen Namensschilder oder wiedererkennbare Anstecker, stellen sich bei Kontakt immer vor • Anregung des Altzeitgedächtnis durch Reminiszieren. In der Tagespflege an alte Zeiten und Themen erinnern, Handlungen, Rituale, Haushalt und Fotos. Frau B nach ihren Erlebnissen fragen, darauf eingehen. • Persönliche Fotos anschauen • Persönlich wichtige Kleidungs- und Schmuckstücke tragen lassen > FEDL »Sich Pflegen und Kleiden« • Frau B mit ihrem Namen ansprechen

Ist-Situation	Ziele/gewünschter Zustand	Maßnahmen
Pflegeplanung für die FEDL »Orientierung«		
2. Desorientierung, örtlich Frau B erkennt auf täglichen Fahrten bestimmte Örtlichkeiten in der Stadt, setzt diese in Verbindung mit der eigenen Geschichte, äußert sich dann im Gespräch darüber. Außerhalb ihres Zuhauses verläuft sie sich. Findet in der Tagespflege die Toilette nicht. Sie sucht von sich aus und/oder fragt. Sie nutzt leicht erkennbare Orientierungshilfen, zeigt Geduld und reagiert freundlich.	• Sie behält Geduld, wenn sie etwas sucht. • Geeignete Orientierungshilfen werden gefunden. • Sie fühlt sich sicher. • Sie findet die Toilette.	• Während der täglichen Fahrten mit über die Örtlichkeiten sprechen (Mitarbeiter Fahrdienst). • In der Tagespflege gemeinsam mit Frau B eine Orientierungshilfe für die Toilette suchen (Licht, Pflanzen, Bilder, Zeichen etc.). • Mindestens 5 x tgl. den Weg zur Toilette gemeinsam gehen, auf Örtlichkeiten hinweisen • Ist Frau B in der Tagespflegeeinrichtung, sofort für Fragen zur Verfügung stehen und/oder begleiten. • Sicherheit durch Bezugspflege, gleiche Ansprache und Nähe vermitteln. • Sturzrisiko einschätzen, entsprechenden Maßnahmen einleiten.
3. Situative Desorientiertheit Bedingt durch Demenzerkrankung Es gibt wenig Anzeichen, dass Frau B ihre jetzige Situation richtig einschätzt. Sie handelt fast ständig nach ihren alten Gewohnheiten aus Zeiten, in denen sie Not und Hunger hatte. Allerdings wendet sie sich bei Unklarheit an Andere (Mitarbeiter etc.). Sie erlebt lt. ihrer Äußerungen und Verhaltensweisen häufig Situationen aus dem Langzeitgedächtnis, hat dabei eine zufriedene Grundstimmung.	• Sie erlebt angenehme Erinnerungen nach. • Sie nimmt Achtung und Respekt wahr. • Sie erhält Informationen zur Jetzt-Zeit.	• Ruhige, validierende Grundhaltung. Konkret auf ihre Themen eingehen, z. B.: »Was genau gab es denn da? Wie sah es dort aus, wie fühlte sich das an …« • Die Situation nebenbei in die Gespräche einfließen lassen • Frau B innerhalb der Alltagsgestaltung Möglichkeiten zur taktilen Stimulierung geben, Material, das sie aus der Biografie kennt, gern in die Hände nimmt. • Gewohnheiten anerkennen, respektieren, sie darin bestärken (»Sie sind aber fleißig …«)

Problem/Ressource	Ziel	Maßnahmen
4. Vergesslichkeit Bdgt. durch Störungen im Kurzzeitgedächtnis Frau B vergisst eben Gesagtes schnell wieder. In Gesprächsrunden fragt sie nach wenigen Minuten nach, was gerade Thema ist.	• Sie erhält wichtige Informationen. • Sie entwickelt Kompensationsmöglichkeiten.	• Frau B an allen Wunschaktivitäten teilnehmen lassen • Bei Fragen geduldig antworten • Diverse Hilfsmittel ausprobieren und Reaktion beobachten, Positives verstärken (Notizzettel, große Informationsankündigungen, Uhr, etc.) • Aussagen, dass man selber auch etwas vergisst.

Pflegeplanung für die FEDL »Bewegung«

Problem/Ressource	Ziel	Maßnahmen
1. Bewegung eingeschränkt (PD) Ursache: (evtl. durch Demenz und rheumatische Veränderungen). Frau B ist mobil, sie geht allein und sitzt nach Belieben. Durch wachsende Desorientierung verkleinert sich der Aktionsradius, sie steht nach dem Liegen (Mittagsschlaf) nicht mehr allein auf. Die Hände sind rheumatisch verändert, greifen und hantieren dadurch nicht immer sicher. Bei schlechter Tagesform äußert Frau B Schmerzen in Knie und Rücken. Sie nimmt immer an Bewegungsangeboten teil.	• Gehen, Stehen und Sitzen weiter möglich • Schmerzfreie Bewegungen. • Sichere Bewegungen der Hände. • Annahme von Hilfe. • Sie nimmt weiter an Bewegungsangeboten teil.	• Täglich Bewegungsverhalten beobachten und dokumentieren • Frau B zur Bewegungstherapie begleiten, sie daran teilnehmen lassen • Transfer, Unterstützung beim Aufstehen durch Pflegekraft nach jedem Toilettengang, evtl. sonst nach Mittagsschlaf. • Aktive Bewegungsübungen im Bett nach dem Mittagsschlaf. Frau B auffordern, die großen und kleinen Gelenke zu bewegen, ggf. passiv durchführen. • Bzgl. der Schmerzen Hausarzt konsultieren • Frau B Hilfsmittel zum Greifen ausprobieren lassen, Umgang und Erfolg dokumentieren. • Taktile Reize zu Greifen und Fassen geben – durch bekanntes, reizvolles und wechselndes Material. • Bei akuten Bewegungseinschränkungen Frau B im Tageshaus auf ihren Wegen begleiten

Ist-Situation	Ziele/gewünschter Zustand	Maßnahmen
Pflegeplanung für die FEDL »Sich pflegen und kleiden«		
1. **Selbstpflegedefizit Körperpflege (PD)** Bedingt durch: Desorientiert Laut Aussage der Angehörigen ist Frau B in ihrer Körperpflege eingeschränkt, sie bahnt die Handlung nicht an, verwendet z. T. die Utensilien unsachgemäß und handelt ohne erkennbare Reihenfolge. Sie steht mehrfach während der Körperpflege hilflos vor dem Waschbecken und gibt an, nicht weiter zu wissen. Im Tageshaus wäscht sie sehr sparsam, z. B. Hände etc. Frau B versucht sich selber zu pflegen und lässt geduldig Hilfe zu. Unterstützung und teilweise Übernahme der Körperpflege wird durch Angehörige ausgeführt	• Sie fühlt sich sauber und gepflegt. • Angehörige sind weiter in der Lage, sie zu unterstützen und zu pflegen.	• Tgl. Pflegezustand der Frau B beobachten • Guten Austausch und Kontakt zu Angehörigen halten. • Bei Bedarf Dusche oder Vollbad im Tageshaus anbieten. • Nach den Mahlzeiten und Toilettengängen Unterstützung beim Händewaschen, ca. 8 x tgl. im Tageshaus.
2. **Haarpflege, eingeschränkt** Frau B trägt bevorzugt einen Dutt, den sie nicht selber richten kann. Sie legt einen hohen Wert auf gepflegte Haare und Frisur, steht ausdauernd vor dem Spiegel und kämmt sich. Bevorzugt hochgesteckte Haare.	• Haare sind nach Wunsch frisiert. • Sie hat Freude an ihrem Aussehen. • Sie frisiert sich so weit möglich allein.	• Haar richten morgens durch Angehörige • Frau B Spiegel zeigen, damit sie sich betrachten kann • Bei Bedarf Haare richten, meist nach Mittagsruhe

Pflegeplanung für die FEDL »Essen und Trinken

1. **Selbstpflegedefizit Essen** Bedingt durch Demenz Frau B isst sehr langsam, sie nimmt sich viel Zeit, da sie zwischendurch den Vorgang unterbricht oder einschläft. Sie äußert auch auf Nachfragen keine Vorlieben. 1–2 x tgl. und an 4–5 Tagen vergisst sie, dass sie schon gegessen hat, erkennt die Nahrung auf dem Teller nicht als ihre; sagt, dass sie satt ist, isst dann weiter. Mittagsmahlzeit dauert ø 30–40 Minuten > Gewicht: kg	• Gewicht bleibt stabil. • Sie erkennt ihre Mahlzeit, isst diese selbstständig.	• Mahlzeiten werden 4 x tgl. vorbereitet (Frühstück, Zwischenmahlzeit, Mittag, Nachmittagskaffee), Frau B wird ermuntert, ihre Mahlzeit selbst zu gestalten, erst wenn es nicht möglich ist, mundgerecht vorbereiten. • Während der Mahlzeiten verbale und nonverbale Anleitung (4 x tgl.). • Bei den Mahlzeiten (evtl. auch in der Therapie) Gespräche über Mahlzeiten, Rezepte etc. führen, Kochbücher ansehen. • Frau B in das Kochen der Mahlzeiten einbeziehen
2. **Trinken, eingeschränkt** Frau B erkennt Becher/Glas, das vor ihr steht, nicht als ihres an, trinkt daraus von selber nicht. ø Trinkmenge im Tageshaus: 700 ml.	• Tägliche Trinkmenge im Tageshaus 1000ml. • Sie trinkt weiter u. A.	• Pflegekräfte erproben bevorzugte Trinkgefäße (biografisch noch mehr ausprobieren) oder kennzeichnen Trinkgefäß individuell. • Halbstündlich Getränke anbieten, motivieren, zu trinken; evtl. gemeinsam trinken • Trinkmenge dokumentieren.

Ist-Situation	Ziele/gewünschter Zustand	Maßnahmen
Pflegeplanung für die FEDL »Essen und Trinken«		
3. **Verkennung und Horten von Lebensmitteln** Bedingt durch alte Gewohnheit und situative Desorientiertheit. Frau B sammelt und hortet seit Jahren Lebensmittel, wobei sie nicht mehr wahrzunehmen scheint, ob diese »verschimmelt« sind oder nicht. Sie nimmt von anderen Tellern, holt sich Essensreste aus Mülleimern, sammelt diese oder nimmt sie mit nach Hause. Gefahr der Vergiftung besteht.	• Sie fühlt sich sicher und hat das Gefühl, für Notzeiten »vorgesorgt« zu haben. • Sie nimmt unterstützende Hilfe von Mitarbeitern an • Ihr stehen ausreichend Nahrungsmittel zur Verfügung, sie weiß, wo sie etwas zu essen bekommen kann.	• Frau B während der Mahlzeiten anleiten, sodass sie nicht dazu kommt, von anderen Tellern zu essen. • Frau B in ihrer Handtasche und auch an anderen Plätzen trockene, evtl. gut verpackte (z. B. eingeschweißte) Nahrungsmittel zur Verfügung stellen. • Schränke oder ähnliches im Tageshaus zugänglich machen, sodass sie dort sammeln und nachgucken kann. • Beim Sammeln von Nahrungsmitteln nicht korrigierend eingreifen, evtl. gemeinsames Sortieren anbieten. Dabei freundlich auf die evtl. »vergammelten« Nahrungsmittel hinweisen. Werden diese aussortiert, Ersatz anbieten. • Enge Absprache über Situation mit Angehörigen, so dass keine Scham entsteht.

Pflegeplanung für die FEDL »Ausscheiden«

1. Selbstpflegedefizit Ausscheiden, Inkontinenz beginnend Bdgt. durch Überforderung, da situative Orientierung eingeschränkt. Frau B hält über mehrere Stunden den Urin zurück, äußert seit kurzem Überforderung bei den Toilettengängen. Diese werden von ihr nicht ausreichend durchgeführt, z. B. ungünstige Verwendung der Inko-Einlagen, mehrfache Benutzung von Toilettenpapier und Inko-einlagen. Unzureichende Intimhygiene nach Stuhlgangausscheidung. Insgesamt reißen die Handlungsabläufe zwischendurch ab. Sie nimmt Hilfe an und signalisiert Harn- und Stuhldrang. Sie trägt Tag und Nacht Einlagen, hat diese überwiegend akzeptiert. Wasserlassen und Stuhlausscheidung auf Toilette mit Erfolg, ca. 3–4 tagsüber Urin in Einlage, auch tröpfelnd	• Sie bleibt weitgehend kontinent. • Sie geht mit Inko-versorgung praktikabel um, nutzt das Material für sich. • Sie nimmt bei Bedarf Hilfe an.	• Begleitung zu Toilettengängen im Tageshaus 5–6 x tgl. incl. Anleitung (verbal, nonverbal) und ggf. Unterstützung, Übernahme; incl. Intimpflege und Versorgung mit Inkontinenzeinlagen. Zeiten: Toilettengang ca. alle 2 Stunden, meist vor den Mahlzeiten und Mittagspause. • Auf Anzeichen von bevorstehendem Harn- oder Stuhldrang achten, dann Weg zur Toilette zeigen, dabei bleiben • Täglich den Umgang und den Zweck von Einlagen üben, ansprechen, bei Abneigung in Ruhe lassen. • Kontakt zu Angehörigen halten, diese bei Bedarf beraten.

193

Ist-Situation	Ziele/gewünschter Zustand	Maßnahmen
Pflegeplanung für die FEDL »Ruhen und Schlafen«		
1. **Wunsch nach Mittagsschlaf** Frau B hält gern einen Mittagsschlaf, teilweise unselbstständig. Sie findet das Bett unter Anleitung, legt sich u. A. hin, steht allerdings nicht allein auf. Sie schläft ca. 1 Stunde, meist 13.00–14.00 Uhr, liegt gern unter einer Wolldecke. Laut Aussage der Angehörigen besteht mehrfach wöchtl. eine Tag-/Nachtumkehr.	• Sie schläft nach Wunsch. • Die Wachphasen überwiegen tagsüber. • Sie ist morgens ausgeschlafen. • Sie ist abends erschöpft.	• Beim morgendlichen Ankommen im Tageshaus nach dem nächtlichen Schlafverhalten fragen. War Frau B nachts wach oder oft auf, den Mittagsschlaf auf halbe Stunde verkürzen. • Gespräch mit Hausarzt über Schlafverhalten führen • Beratung der Angehörigen bzgl. der Schlafförderung abends: schlaffördernden Tee anbieten (je 15 g Weißdornblüten, Melissenblätter, 10 g Baldrianwurzel und je 5 g Hopfenzapfen und Orangenblüten. Aus dieser Mischung 1 Esslöffel mit 1/4 l lauwarmen Wasser übergießen und 5 Stunden unter gelegentlichem Umrühren ziehen lassen. Nach dem Abseihen 2 Teelöffel Bienenhonig hinzufügen. Diesen Tee dann schluckweise vom Abendbrot bis zum Schlafengehen trinken. • Einschlaffördernd sind auch warme oder kalte Fußbäder. Anschließendes Einreiben mit Lavendelöl verstärkt den entspannenden Effekt. • Abends schlaffördernde Nahrungsmittel reichen lassen, diese enthalten *Tryptophan (Vorstufe des Neurotransmitters Serotonin)*, z. B. – Milch mit Honig, Brot mit Käse, Joghurt mit Marmelade, Müsli und Milch. • Frau B im Tageshaus in alle (auch körperlichen) Aktivitäten einbeziehen, täglich Spaziergang an der Luft – wenn möglich.

Pflegeplanung für die FEDL »Aktivität/Anregung«

1. Motivation, eingeschränkt

Frau B ist an vielem interessiert, allerdings beobachtet sie die Dinge eher, als dass sie aktiv wird. Sie sitzt viel und beobachtet das Geschehen um sie herum.

Sie bleibt bei Aufforderungen (egal ob bei Beschäftigung oder auch Unterstützung bei der Pflege) zurückhaltend, freundlich, allerdings macht sie Handlungen nach. Das heißt, sie orientiert sich vermutlich an etwas, was sie sehen kann.

Sie handelt nicht von allein.

Ausgeprägter kinästhetischer Sinn, sie fasst gern Dinge an, kramt.

- Möglichkeiten der Motivation sind gefunden.
- Sie orientiert sich weiter an Dingen, die sie sieht.

- Alle gewünschten Dinge demonstrieren. Wenn möglich, die dazugehörenden Materialien in die Hände geben.
- Mit Sätzen wie: »Schauen Sie mal …?« oder »Möchten Sie mal sehen, wie …?« das zeigen …?« zum Handeln auffordern (z. B. beim Essen, Pflege, bei der Beschäftigung o. ä.
- Themen aufgreifen, die im Langzeitgedächtnis noch aktiv sind, darüber anregen, aktivieren.

Ist-Situation	Ziele/gewünschter Zustand	Maßnahmen
Pflegeplanung für die FEDL »Sich beschäftigen«		
1. **Alltagsgestaltung, stark eingeschränkt** Bedingt durch Desorientiertheit Frau B handelt häufig (mehrfach täglich) nicht situationsgerecht, sammelt und hortet Dinge (Lebensmittel etc.), führt Handlungen nicht zu Ende. Von sich aus ist sie – abgesehen vom Sammeln und Kramen – beschäftigungslos. Sie nimmt freundlich am Angebot des Tageshauses teil, wobei sie bei Bastelarbeiten sehr viel Geduld und Feinmotorik zeigt. Einer ihrer Werte im Alltag ist Sparsamkeit, hierauf achtet sie, z. B. bei Beleuchtung.	• Sie erlebt ihren Alltag als sinnvoll. • Sie erfährt Bestätigung.	• Frau B in die Haushaltsaktivitäten des Tageshauses einbeziehen (Frühstück, Zwischenmahlzeit, Mittag, Aufräumen, Dekorieren, Eindecken etc.). • Teilnahme am Beschäftigungsangebot (Malen, Basteln, Handarbeiten etc.) 2 x tgl. • Jeden Morgen Teilnahme an Morgenrunde • Motivation siehe FEDL »Aktivieren/Anregen«.
Pflegeplanung für die FEDL »Zufriedenheit und Emotionalität«		
1. **Fassadenverhalten** Frau B lächelt entschuldigend bei Ansprache, äußert keine eigenen Wünsche und wirkt mehrere Stunden täglich stark verunsichert. Dann Fassadenverhalten. Sie hat überwiegend gleichbleibende Grundstimmung, schwankt kaum. Bei hohem Beobachtungsgrad sind kleine Unzufriedenheitsäußerungen (allerdings verdeckt wahrzunehmen).	• Sie fühlt sich sicher. • Sie fühlt sich in ihren Gefühlsäußerungen verstanden. • Sie lebt zufrieden, soweit möglich.	• Bezugspflegekräfte beobachten Stimmungen genau, speziell auf das Ursache-Wirkung Prinzip hin. Worauf reagiert Frau B wie? Besonderheiten dokumentieren. • Mit Gefühl auf die Stimmungen reagieren. • Frau B in ihren Handlungen, ihrem Verhalten bestätigen. • Aktive Zuneigung und Sympathie geben und zeigen

196

Pflegeplanung für die FEDL »Für eine sichere Umgebung sorgen können«

1. Selbstgefährdung durch Sammeln verdorbener Nahrungsmittel und Verlassen der häuslichen Umgebung. Frau B verlässt auf der Suche nach Nahrungsmitteln und dem Ausleben alter Gewohnheiten für Stunden das Haus, die Tochter ist dann nicht immer zuhause. Frau B nimmt mehrfach wöchentlich verdorbene Nahrungsmittel aus öffentlichen Abfalleimern oder Mülltonnen. Ebenso findet sie nicht den Weg nach Hause.	• Sie erleidet keinen Schaden und lebt in sicherer Umgebung. • Sie fühlt sich ernst genommen. • Tochter findet eine Lösung, mit der sie sich wohlfühlt.	• Klärungsgespräche mit Tochter über andere Wohnformen (siehe FEDL »Soziale Bereiche und Beziehungen aufrecht zu erhalten und zu gestalten« • Kennzeichnung aller Kleidungsstücke mit Namen und Anschrift/Tel. • Tochter bitten, das nähere Umfeld von Frau B öfter durch Spaziergänge zu erkunden, auf prägnante visuelle Dinge hinweisen. Eigene Eselsbrücken bauen lassen. • Frau B genügend haltbare Nahrungsmittel vom Tageshaus mitgeben, sodass sie keine »suchen muss«.

Pflegeplanung für die FEDL »Soziale Bereiche und Beziehungen aufrecht zu erhalten und zu gestalten«

1. Angehörige, überfordert Pflegende Angehörige sind überlastet mit der Gefahr der unzureichenden Hilfestellung für Frau B. Durch häufiges stundenlanges Verschwinden von Frau B fühlt sich die betreuende Tochter stark verunsichert. Angehörige können Frau B derzeit nicht mehr ohne Betreuung in Ruhe zu Hause lassen, sie fühlen sich dadurch zunehmend belastet.	• Tochter findet eine Lösung, mit der sie sich wohlfühlt. • Tochter fühlt sich mit ihren Sorgen ernst genommen. • Tochter nutzt das Beratungsangebot des Tageshauses. • Angehörige fühlen sich entlastet.	• Verantwortliche Pflegefachkraft hält verlässlichen Kontakt zu Angehörigen. • Einladung zu den Angehörigenveranstaltungen. • Pflegekräfte/Sozialarbeiterin führt im Beratungsgespräch weitere Hilfs- und Finanzierungsmöglichkeiten an. • Mitarbeiter stehen auch bei kurzen Kontakten – wenn möglich – für Gespräche zur Verfügung.

Pflegeplanung für die FEDL »Existenzielle Erfahrungen des Lebens«

Ist-Situation	Ziele/gewünschter Zustand	Maßnahmen
1. Angst, zeitweise Frau B reagiert auf Situationen, die sie nicht versteht, mit Angst, dies zeigt sich durch Verunsicherung und Zurückhaltung. Dabei äußert sie auf Nachfragen keine Gründe oder Leidensdruck Insgesamt schöpft sie seit vielen Jahren Kraft aus der Religion und ihrem Glauben.	• Sie erfährt angemessene Unterstützung. • Sie lebt ihren Glauben nach Wunsch aus.	• Religiöse Themen und, wenn von den anderen auch akzeptiert, religiöse Rituale (Gebete etc.) in die Beschäftigung- und Alltagsgestaltung einbeziehen. • Religiöse Gewohnheiten unterstützen • Angst und Fassadenverhalten siehe FEDL »Emotionalität und Zufriedenheit

8.1.6 Frau P

Geboren im Februar 1918, in Breslau, 85 Jahre alt
Familienstand: verwitwet
Sie wohnt derzeit in einer betreuten Wohngemeinschaft.
Zur Zeit Pflegestufe 1, Höherstufungsantrag läuft.

Ärztliche Diagnosen:
Mamma-CA seit 1999, Amputation der rechten Brust.
Fortschreitende Demenz mit örtlicher, zeitlicher und situativer Desorientiertheit
Wortfindungsstörungen.
Arterielle Hypertonie, Strumadiffus, latente Hypertyeose

Medikamente:
Dytide H: 1-0-0, Lisihexal 5 mg 1-0-0, Tamoxifen 20: 0-1-0, Eunerpan 10 mg: 0-0-1,
Paracetamol 500 bei Bedarf max. 3 x 1

Biografisch bekannte Dinge:
Gewalterlebnisse auf der Flucht im Krieg.
30 Jahre in ihrer Kirchengemeiden tätig.

Jetzige Situation:
Frau P hat eine Tochter, die Kontakte gestalten sich schwierig, da sie zum Teil selber
unter starken psychischen/sozialen Problemen leidet. Frau P ist deswegen immer wieder
sehr traurig, weint teilweise. Trotz vieler Bemühungen, auch die der Betreuerin, hat es
die Tochter bisher nur ein Mal geschafft, ihre Mutter zu besuchen.

Pflegeplanung für die FEDL »Kommunikation«

Ist-Situation	Ziele/gewünschter Zustand	Maßnahmen
1. Kommunizieren, verbal, beeinträchtigt (PD) Bedingt durch Demenzerkrankung (Veränderungen des ZNS) Frau P teilt sich gern anderen mit, so auch Personen im TV, von denen sie sich angesprochen fühlt. Bei guter Tagesform ist sie zu verstehen, häufig starke Wortfindungsstörungen mit unterstreichenden Gesten. Sie scheint keinen Leidensdruck zu haben, nutzt Augenkontakt zur Kommunikation. Durch Leben in Wohngemeinschaft sind viele Gesprächsgelegenheiten möglich.	• Sie drückt sich nach ihren Wünschen aus. • Sie fühlt sich verstanden, äußert dies auf Nachfragen. • Wohlbefinden und Sicherheit. • Positive Kommunikation ist erreicht.	• Augenkontakt herstellen, auf Gestik und Mimik (nonverbale Signale) achten. • Ruhe ausdrücken, ungestresste Haltung, Bew. ausreden lassen. • Wichtige Gegenstände und Utensilien in Reichweite stellen. • Bei Ankündigung von Stress Bew. mit dem Vorschlagen von ähnlichen Wörtern oder Gegenständen Unterstützung geben. • Schlüsselwörter erkennen und verwenden. • Vergewissern, ob nonverbale Mitteilungen verstanden worden sind, nicht voreilig urteilen. • Mit einfachen, klaren, positiv formulierten Wörtern und Sätzen sprechen. • Erfolgreiche Kommunikation dokumentieren • In Gegenwart von Bew. so kommunizieren, dass sie alles verstehen kann.
2. Sehen, eingeschränkt Frau P trägt seit Einzug in die WG eine Brille, die sie mehrfach am Tage verlegt; was sie nicht zu stören scheint. Sie erkennt lt. eigener Aussage alles für sie Wesentliche im näheren Umfeld. Äußert keinen Leidensdruck.	• Sie trägt bei Wunsch Brille. • Sie findet Brille an Stammplätzen wieder.	• Stammplätze für Brille ausmachen, diese dort bei ablegen. • Brillenhalsband ausprobieren • Brille bei Bedarf reinigen • Halbjährliche Augenarztkonsultation

Pflegeplanung für die FEDL »Orientierung«

1. Eingeschränkte Orientierung

Ursachen: Demenzerkrankung

Merkmale:

Frau P erinnert sich bei guter Tagesform an gestrige Ereignisse.

Sie gibt verbale Hinweise, dass sie ihre derzeitige Situation erkennt.

Sie führt unter Anleitung Handlungen aus, muss die Dinge/Utensilien sehen. Handlungen werden unvollständig durchgeführt, häufig in falscher Reihenfolge, sie holt sich nonverbal Hilfe ein.

Frau P erkennt vertraute Personen wieder.

- Sie fühlt sich sicher und geschützt.
- Sie nutzt räumliche und personelle Orientierungshilfen.
- Sie ist weiterhin bemüht, Handlungen durchzuführen.

- Vor allen Handlungen Augenkontakt herstellen, dann verbale und taktile Informationen geben.
- Gewünschte Handlungen vormachen, gewohnte Utensilien verwenden, diese anschauen lassen und in die Hände geben. Abläufe gleich gestalten, gleiche Reihenfolge etc.
- Immer wieder (wenn Bew. bei einer Handlung ins Stocken gerät) freundlich Hilfe anbieten
- In kurzen, melodischen Sätzen sprechen.
- Bew. positiv für ihr Tun bestärken (Lob, Körperkontakt).
- Mit ihr gemeinsam Alltagstätigkeiten durchführen.
- Im Alltag verschiedene Orientierungshilfen ausprobieren und bei positiver Reaktion verwenden.
- Tagesform beachten, Besonderheiten dokumentieren.

2. Hinlauftendenz

Ursache: Situative Desorientiertheit, zeitweise

Frau P zeigt 2–3 wchtl., meist nachmittags, den Drang/das Bedürfnis, woanders hin zu wollen.

Sie zieht sich einen Mantel an und geht hinaus. (Ziel: alte Wohnung, Freunde, Friseur.)

Ihr Betreuer hat erlaubt, sie gehen zu lassen, wenn möglich mit Begleitung.

- Zeitpunkt des »Wegwollens« wird rechtzeitig wahrgenommen.
- Sie hat das Gefühl, sich frei bewegen zu können.
- Möglichkeit ist gefunden, dass sie meist in der Wohnung bleibt.

- 1 x tgl. Spaziergang durchführen.
- Auf Anzeichen von besonderer Unruhe achten, wenn möglich, dann in aktive Beschäftigung einbinden.
- Wenn Bew. sich nicht umstimmen lässt, durch Zivi begleiten lassen.
- In ein Gespräch über ihr Ziel einbinden (Was möchte sie tun, wie ist es zuhause, was ist passiert etc.).
- Steckbrief« erstellen, der bei längerer Abwesenheit an die Polizei weitergereicht wird.
- Name und Telefonnummer in Kleidung einnähen.
- Kontaktbereichsbeamten einladen, Situation schildern.
- Zuhausegefühl fördern durch: feste Bezugspersonen, häusl. Atmosphäre, eig. Gegenstände, Einbinden in Alltagshandl.
- Situation dokumentieren, speziell die erfolgreichen Interventionen.

Ist-Situation	Ziele/gewünschter Zustand	Maßnahmen
Pflegeplanung für die FEDL »Orientierung«		
12 Monate später (siehe FEDL »Sich Pflegen und Kleiden«) **Hinlauftendenz:** Frau P zeigt am Nachmittag verstärkt, sonst regelmäßig 5–6 x tgl. Unruhe und »gehen wollen« Nunmehr bekannt, die früherer Gewohnheit, abends noch spazieren zu gehen und Gemeindebriefe auszutragen. Frau P verfügt über eine gute Kondition. Amtsrichterlicher Beschluss liegt vor, zeitweise die Wohnungstür der WG zu verschließen.	• Sie fühlt sich sicher. • Sie fühlt sich frei. • Sie erträgt kurzfristiges Verschließen der Tür, kompensiert Unruhe.	• Tägliche Spaziergänge durchführen, sodass Bew. sich bewegen und erschöpfen kann. • Bew. tagsüber beobachten; wenn sie Anzeichen gibt, hinauszuwollen, entweder als Hand-in-Handbegleitung mitgehen, validieren oder Beschäftigung anbieten (dies kann gut etwas mit Papieren – ähnlich Gemeindebriefen – zu tun haben). • Bei Übergabezeiten oder mehrfachem Verlassen der WG kurzfristig und freundlich die Wohnungstür verschließen, darauf hinweisen, dass »sie hier noch gebraucht wird«. • Verschließen etc. dokumentieren
Pflegeplanung für die FEDL »Vitale Funktionen«		
1. Veränderter Blutdruck Frau P neigt zu Bluthochdruck, der aber lt. Arzt gut eingestellt ist. Unselbstständige Medikamenteneinnahme durch situative Desorientiertheit. Medikamente werden eingenommen, oft unter Anleitung.	• RR-Werte im Normbereich. • Sie lebt komplikationsfrei. • Komplikationen werden rechtzeitig erkannt.	• Richten und Vergabe der Medikamente 3 x tgl. • Kontakt zu Hausarzt halten • Bei Bedarf Messen der Vitalfunktionen • Auf Frühwarnzeichen von zu hohem Blutdruck achten (Kopfschmerzen, Rötung des Gesichts, Augenflimmern, Ohrensausen, Übelkeit, Schwindel, Bewusstseinstrübung, Herzschmerzen, etc.). • Kochsalzarme Diät bereiten. • Bewegung fördern, z. B. durch die tgl. Spaziergänge

Pflegeplanung für die FEDL »Sich Pflegen und Kleiden«

1. **Selbstpflegedefizit Körperpflege (PD)** Frau P führt eigene Körperpflege morgens im Bad durch, sie wäscht dann Gesicht und Hände. Unterstützung und Anleitung werden sehr oft (nahezu täglich) von ihr abgelehnt. Bei Duschen nimmt sie Unterstützung an. Teilweise starker Körpergeruch. Bei guter Tagesform ist Mund- und Zahnpflege unter Anleitung möglich. Frau P scheint mit ihrer Form der Körperpflege zufrieden zu sein, da sie keine Hilfe anfordert, was sie sonst tut. Cremt sich selber das Gesicht mit Niveacreme ein, Haare kämmen unselbstständig.	• Sie stimmt dem Duschen 3 x wchtl. zu. • Überforderung wird rechtzeitig erkannt. • Sie erfährt, dass sie Hilfe anfordern kann.	• Wenn Bew. morgens wach, freundlich Hilfe anbieten, nicht drängeln, fördern, diskutieren. • Bei guter Tagesform wird ein Duschen angeboten, öfters nach dem Frühstück. • Wenn Unterstützung und Anleitung gegeben wird, dann siehe unter FEDL »Orientierung« Pkt. 1 • Unterstützung zum Duschen 3 x wchtl. • 1 x tgl. morgens Anleitung und Unterstützung zur Körperpflege am Waschbecken. • 1 x tgl. Abends Anleitung und Unterstützung zur Körperteilwäsche am Waschbecken. • Das Gesicht mit Nivea eincremen lassen. • Vollständige Übernahme des Frisierens 2 x tgl. Morgens, nach Mittagsruhe, Bew. Spiegel halten lassen.
2. **Mundpflege, eingeschränkt** Frau P findet häufig den Becher zum Mundspülen nicht, hat sie diesen in der Hand, beginnt sie gleich den Mund zu spülen. Sie lehnt das Tragen einer Teilprothese ab, räumt diese in den Schrank. Tragen einer Zahnprothese wird abgelehnt, sie legte diese sofort beim ersten Mal weg.	• Intakte Mundschleimhaut • Sie spült weiter den Mund.	• Pflegekräfte führen Bew. nach den Mahlzeiten ins Bad, zeigen ihr den Becher, weiter Anleitung zur Mundpflege, mind. 4 x tgl. (z. B. nach den Mahlzeiten). • 1 x tgl. Inspektion der Mundhöhle. • Mundpflegeutensilien immer am gleichen Platz (Waschbeckenrand im eigenen Zimmer) stehen lassen. • Halbjährliche Zahnarztkonsultation.

Ist-Situation	Ziele/gewünschter Zustand	Maßnahmen
Pflegeplanung für die FEDL »Sich Pflegen und Kleiden«		
3. **Selbstpflegedefizit Kleiden (PD)** Bedingt durch Desorientiertheit Frau P wählt Kleidung selber aus, kleidet sich teilweise unselbstständig. Bei guter Tagesform führt sie kleine An- oder Auskleidebewegungen u. A. aus, nimmt diese auch an. Teilweise ungewöhnliche Kleidungszusammenstellungen.	• Sie fühlt sich in ihrer Selbstpflege gestärkt und unterstützt. • Sie wählt weiterhin Kleidung aus. • Nimmt weiter Anleitung an. • Führt weiterhin kleine Bewegungen und Tätigkeiten beim An- und Auskleiden durch.	• Morgens mit Bew. zum Kleiderschrank gehen und sie bei der Kleiderauswahl unterstützen, ggf. Schmutzwäsche entsorgen. • Nach der Körperpflege, die Kleidung in günstiger Reihenfolge anreichen, anziehen (v. Ü.). • Abends ausziehen, v. Ü. • Bew. dabei soviel wie möglich selbst tun lassen. • Bei Spaziergängen etc. Mantel anziehen, gemeinsam mit Bew. aus ihrem Schrank nehmen, wieder hineinhängen.
4. **12 Monate später: Mundpflege, erschwert** Nahezu täglich lehnt Frau P die Mundpflege sowie das Aus- und Einsetzen der Zahnprothese ab. Sie hat sehr berührungsempfindliche Zähne, lehnt auch Zahnarztbesuche ab.	• Sie lässt Mundpflege zu. • Sie lernt Mundausspülen mit Zahnspüllösung kennen. • Sie übernimmt Prothesenpflege/Ein- und Aussetzen selber.	• Pflegekräfte geben Bew. die Prothese in die Hand und unterstützen sie beim Ein-/bzw. Aussetzen. Wenn sie dies ablehnt, akzeptieren und evtl. zum späteren Punkt noch einmal probieren. • Mundspül-/Zahnpflegespülung anbieten, damit Mundpflege erleichtern (3–4 x tgl.), evtl. mit sehr weicher Zahnbürste Mund ausbürsten lassen • Halbjährlich Besuch von Zahnärztin erbitten, mit Vertrauensperson dabei.

5. 12 Monate später
Ablehnung der Körperpflege, häufig
Frau P lehnt 4–5 x die Woche und 2–3 tgl. die Unterstützung/Übernahme der Körperpflege ab.
Bei Kontakt mit größeren Wassermengen (Dusche, Badewanne, Haare waschen) beginnt sie laut zu schreien.
Sie schiebt Hände der Pflegekräfte weg, wenn diese sie waschen wollen. Nimmt selbst nur bei sehr guter Tagesform (3–4 x wöchentlich) kleines Waschen vor. Wehrt sich auch bei starker Verkotung, etc.

- Sie fühlt sich bei der Körperpflege sicher.
- Sie erkennt die Handlung – Körperpflege – wieder.
- Sie lässt bei guter Tagesform Teilwaschungen zu.

- Pflegekräfte gehen ruhig auf Bew. zu, schaffen gemeinsames Erlebnis vorher, z. B. Kaffee im Bett trinken, Plaudern etc.
- Warme Raumatmosphäre, Utensilien richten.
- Zur Körperpflege an das Waschbecken geleiten, Bew. einzelne Utensilien (Waschlappen) in die Hand geben und mit der eigenen Hand führen.
- Bei der Körperpflege nur die unbedingt notwendigen Regionen (Gesicht, Achsel, Hände, Intimbereich, Füße) waschen, Bew. immer bekleidet lassen
- Wenn sie abwehrt, freundlich bleiben, Kontakt halten, in andere Aktivitäten übergehen, Körperpflege später erneut versuchen.

Pflegeplanung für die FEDL »Essen und Trinken«

1. Selbstpflegedefizit Essen und Trinken (PD)
Bedingt durch: situative Desorientiertheit
Frau P zeigt einen guten Appetit, sie isst die angebotenen Mahlzeiten auf, nimmt mundgerecht vorbereitete Nahrung zu sich. Selbst unter Anleitung bereitet sie sich keine Mahlzeiten selber zu, setzt Utensilien und Materialien unsachgemäß ein, verzettelt sich in der Aktion, wirkt dann unglücklich. Gewicht stabil.

- Gewicht bleibt stabil
- Sie isst weiterhin mundgerecht vorbereitete Kost.
- Sie äußert weiterhin ihre Bedürfnisse.
- Sie erkennt Essutensilien und benutzt diese.

- 5 x tgl. Mahlzeiten bereitstellen, so wenig wie möglich vorbereiten, gemeinsam mit Bew. Zubereiten.
- Bei Anzeichen von Überforderung Maßnahme – Mahlzeiten vorbreiten – übernehmen
- 5 x tgl. zum Essen anleiten.
- Vorlieben beachten.
- Ca. halbstündlich (tagsüber) zum Trinken anregen, frische Getränke bereitstellen.
- Gespräche über Nahrungsmittel, Kochrezepte etc. führen.

Ist-Situation	Ziele/gewünschter Zustand	Maßnahmen
Pflegeplanung für die FEDL »Essen und Trinken«		
2. 12 Monate später: **Selbstpflegedefizit Essen und Trinken (PD)** Bedingt durch: situative Desorientiertheit Frau P steht oft vom Tisch auf, ohne zu essen (3–4 x tgl.). Sie verkennt Essbares, schneidet z. B. das Gefäß vom Heringssalat mit dem Messer durch. Trinkt ausschließlich nach Aufforderung, bevorzugt warme Getränke.	• Sie erkennt Mahlzeiten als solche. • Sie isst geeignete Nahrungsmittel • Gewicht bleibt stabil. • Trinkmenge täglich 1000 ml.	• Bew. bei allen Mahlzeiten anleiten und unterstützen, indem eine Pflegekraft bei ihr sitzt. • Bew. einer orientierten Person gegenüber setzen. • Tagsüber jede halbe Stunde warmes Getränk anbieten, evtl. als gemeinsame Trinkpause. • Bei der Verwendung von Essbestecken und Nahrungsmitteln beobachten, erst eingreifen, wenn Gefahr gegeben ist.
Pflegeplanung für die FEDL »Ausscheiden«		
1. **Unsichere Toilettenbenutzung** Frau P ist überwiegend kontinent, sie findet nur sehr häufig die Toilette – trotz Kennzeichnung – nicht. Sie sucht sich dann andere Ort zum Ausscheiden, nachts z. B. eine Blumenvase oder einen vertrauten blauen Plastikeimer. Tagsüber zeigt sie Harn- und Stuhldrang durch motorische Unruhe an. Sie bittet selten um Hilfe.	• Sie bleibt kontinent. • Sie nutzt Toilette etc. sinngemäß und findet diese bei Bedarf. • Sie fühlt sich unterstützt, holt bei Bedarf Hilfe.	• Neue Kennzeichnung der Toilette probieren, evtl. gemeinsam. • Erkennungsmerkmal aussuchen. • Täglich mehrfach den Weg zur Toilette gemeinsam gehen. • Bew. in der Nacht den bekannten Plastikeimer benutzen lassen, evtl. in Nachtstuhl integrieren. • Beratend zur Seite stehen, Verhalten und Fähigkeit beobachten, ggf. dokumentieren.

2. 12 Monate später:

Verkennung von Stuhlgang

Frau P ist mehrfach tgl. urin- und stuhlinkontinent. Sie uriniert auch im Stehen, z. B. auf dem Flur.

Der blaue Eimer wird morgens vor dem Bett ausgekippt, sie »versteckt« Kot in den Schuhen unter der Heizung o. ä. (fraglich, ob sie es als Kot erkennt).

Sie zeigt ein auffallend großes Schamgefühl bei der Unterstützung beim Toilettengang. Zieht Hose nur minimal runter, äußert dabei Frieren.

- Kein Anlass für Scham.
- Pflegekräfte erkennen Ausscheidebedarf rechtzeitig.
- Verkotung ist weitgehend reduziert.
- Sie fühlt sich bei Toilettengängen sicher.
- Sie wäscht sich selber den Intimbereich.

- Blauer Eimer am Bett wird leise frühmorgens von Nachtwache entleert.
- Hausarzt wird über Stuhlinkontinenz informiert, vielleicht hilft Laxoberal oder ähnliches
- Weibliche Pflegekräfte gehen mit Bew. alle 2 Stunden zur Toilette, lassen sie dort, wenn möglich, allein.
- Bew. wird der Umgang mit den Inkontinenzeinlagen bei jedem Toilettengang gezeigt, sie wird in der Verwendung angeleitet.
- Bei starker Stuhlverschmutzung werden Bew. Waschutensilien in die Hand gegeben, und die Pflegekraft reinigt Bew. vorsichtig, erklärt dabei, was sie tut. Maßnahme wird sofort bei Abwehr unterbrochen. Wenn möglich, erreichen, das Bew. sich selber den Intimbereich wäscht.

Pflegeplanung für die FEDL »Emotionalität und Zufriedenheit«

1. Hohes Bedürfnis nach Körperkontakt

Frau P drückt ihre Wünsche und Bedürfnisse teilweise unselbstständig aus, sie äußert diese z. T. nonverbal oder auf Nachfragen.

Sie wünscht sich häufigen Körperkontakt und möchte »gebraucht werden«. Dieses drückt sie stark aus.

Sie pflegt auf liebevolle Weise den Kontakt zu anderen Menschen, gibt angemessen Zärtlichkeit.

- Sie empfindet ein größtmögliches Maß an Zufriedenheit.
- Sie fühlt sich verstanden und wohl, äußert dieses auf Nachfragen.
- Sie fühlt sich »gebraucht« und »nützlich-wertvoll«.

- Beziehungspflege durch vertraute Pflegepersonen.
- Gestik und Mimik genau beobachten, Grundgefühl und Bedürfnis erspüren.
- Bei Kontakt zu ihr Körperkontakt herstellen und halten, mit Zuwendung und Gefühl reagieren.
- Körperkontakt zu anderen Bewohnern tolerieren, sofern von diesen akzeptiert.
- Bew. intensiv in das Leben der WG einbeziehen, vornehmlich Haushaltstätigkeiten.
- Bew. wichtige Aufgaben zumuten, ihre Leistung, Wichtigkeit, Persönlichkeit und Anwesenheit betonen.
- Bew. häufiger sagen, das man sie schätzt, dieses auch zeigen.

Ist-Situation	Ziele/gewünschter Zustand	Maßnahmen
Pflegeplanung für die FEDL »für eine sichere Umgebung sorgen«		
1. Gefahr der Selbstgefährdung Bedingt durch situative und örtliche Desorientiertheit Frau P ist stark selbstgefährdet, wenn sie die Wohngemeinschaft verlässt, es besteht die Gefahr des Verirrens, speziell im Straßenverkehr. Tagesformabhängig holt sie sich Hilfe oder nicht.	• Sie fühlt sich sicher im Straßenverkehr. • Ihr Weggehen wird rechtzeitig bemerkt. • Sie kennt Möglichkeiten, Hilfebedarf zu signalisieren.	• Bew. auf ihre Motivation, hinauszugehen hin beobachten • Bew. auf ihren Wegen außerhalb der WG begleiten (Zivi etc.) siehe FEDL »Orientierung« Punkt 2 • Möglichkeiten, Hilfe zu holen, ausprobieren (rufen, auf jemanden zugehen, Notruf etc.). • Im Hilfebedarfsfall liebevoll und ruhig Hilfestellung geben, Situation dokumentieren. • Bew. alle notwendigen Dinge zeigen • Adresse in Handtasche und Mantel geben.
2. 12 Monate später Siehe FEDL »Orientierung«		
Pflegeplanung für die FEDL »Soziale Beziehungen aufrecht erhalten und gestalten«		
1. Beziehungspflege eingeschränkt Bedingt durch situative und örtliche Desorientiertheit Frau P hat Kontakt zu Nachbarn und Bekannten, sowie zu ihrer Schwester, sie zeigt Motivation und Eigeninitiative, diese Kontakte zu pflegen; z. T. ist sie aber stark eingeschränkt; z. B. Erinnern an Besuche, Telefonieren etc. nicht möglich.	• Sie lebt ihre Kontakte und Beziehungen nach Wunsch aus. • Sie nimmt weiterhin Hilfe an. • Sie nimmt am gesellschaftlichen Leben der WG teil und bringt dich aktiv ein.	• Bezugspflegekräfte pflegen Kontakte zur Bew., Bekannten, halten Besuchstermine fest, erinnern Bew. daran. • Bew. beim Telefonieren unterstützen, evtl. mit ihr Postkarten oder kleine Briefe schreiben. • Bei evtl. Konflikten mit Bekannten zur Seite stehen • Jeden Tag in das Leben der WG einbeziehen, sinnvolle Aufgaben übergeben

8.2 Formulierungspotpourri

Bisher wurde die Pflegeplanung für Menschen mit Demenz an Fallbeispielen vorgestellt. Im Folgenden finden Sie eine bunte Mischung an Formulierungen, die ebenfalls aus der Praxis, in diesem Falle Schulungen stammen.

Auch hier gilt, dass der Umfang der Beispiele als Vorschlag zu verstehen ist.

Ist-Situation	Ziele/gewünschter Zustand	Maßnahmen
Pflegeplanungen für die FEDL »Orientierung«		
1. **Desorientiertheit, örtlich** Lt. Aussage der Tochter besteht eine beginnende Demenz. Herr Y findet sich auf dem Wohnbereich nicht zurecht, er fragt, wo sein Zimmer ist, o.ä., er geht ziellos auf dem Flur auf und ab. Z.T. geht er mit orientierten Bewohnern mit. Eigenes Zimmer wird erkannt und das grüne »Schwesternlicht – Anwesenheitslicht«. Z.T. Fassadenverhalten. **(Beispiel aus der Kurzzeitpflege)**	• Er nutzt Orientierungshilfen. • Geeignete Orientierungshilfen sind gefunden. • Er bittet weiter um Hilfe. • Er fühlt sich ernst genommen.	• Steigerung der Luxzahl auf dem Wohnbereich (WBL spricht mit PDL). • Bew. auf grünes Licht über seinem Zimmer hinweisen. • Zimmertür kennzeichnen mit Foto des Bew. (aus Kindertagen?). • Wichtige Wege auf dem Wohnbereich mit Pflegekraft abgehen (2–3 x tgl.). • Bei Nachfragen verständnisvoll reagieren; z. B. »Das geht mir auch so – bei den vielen Gängen.«
2. **Wunsch nach Hause (Weglauftendenz)** Bedingt durch situative Desorientiertheit. Ca. 5–6 Stunden geht Frau Z aufgeregt auf dem Wohnbereich und auf der Treppe, geht schnell hinaus. Auf Nachfrage äußert sie, dass sie hinaus will: »Ich habe etwas zuhause etwas zu erledigen!« Beim »Zurückholen« wirkt sie niedergeschlagen, traurig; versucht es bald darauf erneut. Tochter ist Betreuerin, hat bisher noch keine klare Aussage gemacht, wie bei einem Verlassen des Hauses vorgegangen werden soll.	• Tochter gibt schriftlich klare Aussage. • Sie akzeptiert stundenweise Therapieangebot des Hauses. • Sie erfährt Wertschätzung und Akzeptanz.	• WBL und PDL sprechen mit Tochter und bitten um schriftliche Anordnung, wie mit dem Verlassen des Hauses umgegangen werden darf (Z. B.: Darf sie das Haus auf eigenen Wunsch verlassen oder sollen die Pflegekräfte bei akuter Gefahr einer Selbstgefährdung Bew. auf jeden Fall zurückholen?) • Sturzrisiko einschätzen, entsprechenden Maßnahmen einleiten (siehe FEDL Bewegen…) • Bew. am 2 x wchtl. Sport teilnehmen lassen • Teilnahme 5 x wchtl. an BT. • Beim Weggehen Bew. liebevoll ansprechen, ruhig zuhören und ihre Aufgabe, ihren Antrieb bestätigen; z. B.: »Gut, dass Sie sich kümmern« o. ä. Über die zu erledigenden Aufgaben sprechen. Validation.

3. Desorientierung, stark Bdgt. durch Demenzerkrankung Frau C handelt nicht situationsgerecht, sie »wurschtelt« dauerhaft bei Alltagshandlungen und beschäftigt sich dabei gern mit den Händen. Scheint keine Zusammenhänge zu erkennen und wiederholt eben Gehörtes, bis sie einen neuen Satz hört (von Pflegekräften, Mitbewohnern, TV, etc.). Vertraut anderen Menschen, auch Fremden. Frau C setzt auch nach Anleitung nichts um. Übernahme von Pflegehandlungen ist dann möglich, wenn sie abgelenkt ist. Hohe Ansprechbarkeit auf Nähe und Zuwendung.	• Sie lebt sicher. • Sie lebt ihren Beschäftigungsdrang aus. • Sie nimmt Kontakt und Anerkennung wahr. • Pflegehandlungen sind möglich. • Vertrauen bleibt erhalten.	• Bezugspflege (wichtig!) • Gefährliche Gegenstände entfernen. • Nahezu ständige Beaufsichtigung durch Pflegekräfte (sofern möglich – abhängig von Personaldecke). • Geeignete Gegenstände (Kramschachteln, Haushaltsgegenstände etc.) und Beschäftigung anbieten, mehrfach täglich. • Bei Pflegehandlungen durch »Wurschteln« und/oder Beschäftigung ablenken. Bei guter Tagesform sinngemäßes Utensil (z. B.: Waschlappen) in die Hände geben. • Pflegekräfte geben viel verbale und nonverbale Zuwendung. • Im Kontakt ruhig und sanft bleiben. • Verschiedenen Stimulierungen anbieten, z. B: Singen, leichte Musik, basale Stimulation®. • Ergebnisdokumentation. • WBL führt mit Sozialarbeiter Gespräch über andere, beschützendere und fördernde Wohnform, Tochter dann einbeziehen.

211

Ist-Situation	Ziele/gewünschter Zustand	Maßnahmen

Pflegeplanungen für die FEDL »Orientierung«

Ist-Situation	Ziele/gewünschter Zustand	Maßnahmen
4. Nach Hause-Wunsch, stark Frau O ist zur Situation und Ort nicht orientiert, sie möchte nach Hause, verlässt oft das Haus (3–4 x tgl.) Teilweise verwendet sie dafür ein Fahrrad, bei schönem Wetter möchte sie fast immer nach Hause. Bisher halfen längere Gespräche oder auch ablenken. Frau O findet sich außerhalb des Wohnbereiches nicht zurecht. Bestimmte persönliche Gegenstände (Kleider, Fotos) werden erkannt.	• Bewegungsdrang wird gefahrlos ausgelebt. • Auslösende Faktoren sind bekannt • Möglichkeiten zum »Hierbleiben« sind gefunden. • (FZ) Sie nimmt ihr Zimmer als Zuhause an. • Pflegekräfte nehmen Signale des »Nach-Hause-wollens« rechtzeitig wahr.	• Tagesform und Verhalten beobachten, Besonderheiten dokumentieren, speziell auf das Verhalten »Nachhause wollen« > mögliche Ursachen. • Wenn erkannt wird, dass sie nach Hause möchte, ein kleines Stück begleiten, fragen: »Was gibt es Zuhause zu tun?«, evtl. sensiblen Körperkontakt anbieten. • Zimmer mit persönlichen Gegenständen einrichten, in Krisensituationen mit Bew. anschauen/anfassen. • Darüber sprechen. • Möglichkeiten zur aktiven Bewegung auf dem Wohnbereich finden. • Rechtssicherheit vom Betreuer holen.
5. Wunsch nach Hause zugehen Bedingt durch situative Verkennung Zwischen 10 und 100 x tgl. geht Frau W mit erklärenden Worten durch den Flur/verlässt den Wohnbereich. Frau W möchte nach Hause, ihren Vater pflegen und lässt sich kaum davon abbringen. Fast immer ermüdet sie nach 10 Minuten und geht mit der Pflegekraft zurück. Minutenweise hilft die Erklärung, dass der Vater versorgt wird.	• Sie erfährt Bestätigung/Achtung für ihre Sorge um den Vater. • Sie weiß, dass sie alles richtig gemacht hat. • Sie ist sicher.	• Wenn werden erkannt losgeht, validierend begleiten; z. B.: Gespräch über Vater führen > kinästhetischen Sinn ansprechen. • Wenn wenig Zeit/Personal, darauf verweisen, dass der Vater schon versorgt worden ist, dies erleichtert werden erkannt häufig (Sorge um Vater war zum Teil eine unangenehme Pflicht).

Langsames, sicheres Gangbild, sie bleibt auf dem Gelände.

Haus verlassen wird sofort erkannt

> Chip im Schuh

6. Orientierung, stark eingeschränkt Bedingt durch Demenzerkrankung Frau Z erkennt ihr Zimmer, akzeptiert diese nicht immer als ihres. Weste wird als persönliches Eigentum erkannt, alles andere »gehört mir nicht«. Eingeschränkter Tag/Nachtrhythmus, fragt ca. 5 x tgl. nach Uhrzeit Hinweise und Äußerungen, dass sie stark im Langzeitgedächtnis lebt, z. B.: Krieg: »Ich bleibe noch so lange, wie Krieg ist«. Sie reagiert auf ihren Namen mit Erkennen/Handlung. Frau Z ist meist in der Lage, sich selber zu pflegen, wobei sie oft oberflächlich ist.	• Sie erkennt ihr Zimmer und persönliche Dinge. • Geeignete Orientierungshilfen sind gefunden (NZ). • Sie nutzt Orientierungshilfen (FZ). • Sie pflegt sich weiterhin, nimmt z. T. Hilfe an.	• Beobachten, auf was sie positiv in ihrem Zimmer reagiert, dies gezielt einsetzen; z. B. Fotos. • Mit Angehörigen und Frau Z über alte Erinnerungsgegenstände und Möbel sprechen (Gespräch führt WBL). • Tag und Nacht trennen durch Kleidung, Lichtwechsel, Musik, Betthupferl > Maßnahmen ausprobieren, Ergebnis dokumentieren; Maßnahme je 4 x ausprobieren. • Selbstpflegeunterstützung in den anderen FEDL

Ist-Situation	Ziele/gewünschter Zustand	Maßnahmen
Pflegeplanungen für die FEDL »Orientierung«		
7. Orientierung, eingeschränkt Bedingt durch Demenzerkrankung Herr H findet sich nicht auf dem Wohnbereich zurecht, den Weg nach Hause kennt er. Orientierungshilfen nutzt er. Er gibt Auskünfte zu seiner Person. Wechselnd (tagesformabhängig) orientiert zur Situation. Bahnt zum Teil Handlungen sinnvoll an, zum teil mit Anleitung. Dadurch ist er in seiner Selbstpflege eingeschränkt. Zeitliche Orientierung nicht erkennbar, verwechselt Tag und Nacht.	• Er bleibt zur Person orientiert. • Geeignete Orientierungshilfen werden/sind gefunden. • Er nutzt weiter Anleitung. • Er nutzt weiter Anleitung zur Handlungsanbahnung	• Bew. immer mit Namen ansprechen. • Zimmer mit persönlichen Gegenständen einrichten. • Jahreszeitliche Dekoration und Zeitzeichen etc. • 3 x wchtl. Teilnahme an »Beschäftigungsgruppe und • 3 x wchtl. Teilnahme an Validationsgruppe. • Validierende Grundhaltung. • Bew. bei Alltagshandlungen Utensilien in die Hände geben und gewünschte Handlungen vormachen, dabei deutlich verbal anleiten.
8. Orientierung, beeinträchtigt Ursache: Demenzerkrankung Herr V zeigt wechselnde Konzentration, im Kontakt mit seinen Kindern zum Teil orientiert, sonst chronisch desorientiert (räumlich, zeitlich, situativ). Erkennt sein Zimmer, reagiert auf seinen Namen. Führt Alltagshandlungen/Selbstpflege nur aus, wenn die Pflegekraft dabei ist. Er reagiert positiv auf Humor, dabei wirkt er motiviert	• Er führt Handlungen unter Anleitung aus. • Er erkennt weiter seine Kinder, evtl. seine Ehefrau. • Er erkennt weiter sein Zimmer und findet dieses selber. • Ansprechbarkeit auf Humor bleibt.	• Bezugspflege geben zu fast allen Handlungen Anleitung (verbal/nonverbal) und bei Bew. Bleiben. • Utensilien aus dem Altzeitgedächtnis verwenden. • Im Zimmer Bilder von Frau und Kindern aufhängen, tägliche Gespräche über Ehefrau und Kinder führen: »Wissen Sie noch?« • Gemeinsamkeiten mit der Frau fördern, Besuche anregen. • Zimmertür mit Fotos aus Jugend oder Kindheit versehen. • In Gesprächen und Anleitungen, persönliche und witzigfröhliche Redewendungen verwenden, z. B. Wortspielereien, Satzketten. Witz des Tages erzählen.

9. Orientierung, stark eingeschränkt Bdgt. durch Demenz Frau B reagiert auf ihren Namen und erkennt sich im Spiegel, sowie Sohn und Enkelsohn. Sie erkennt ihre Einrichtungsgegenstände, findet ihr Zimmer nicht, fragt nach Weg dorthin, dito WC. Sie äußert, dass sie in Königslutter lebt (nicht im Altenheim in ...) Zeitlich keine Orientierung erkennbar, trägt Uhr aus Gewohnheit – liest Uhrzeit ab. Sie bahnt keine Handlungen der Selbstpflege an (Essen, WC., etc.). Wenn angeleitet, dann unterbricht sie nach 1–2 Minuten. Verwendet Utensilien meist sinngemäß. Sie nimmt Anleitung und Unterstützung von PK. an	• Pers. Orientierung bleibt • Erkennt weiter Einrichtungsgegenstände • Setzt Hinweise zur Orientierung (Zeit/Raum) um. • Sie setzt weiterhin Anleitung um • Setzt Utensilien sinngemäß ein • Nimmt Hilfe von PK weiter an	• Frau B mit Namen ansprechen • Tgl. mindestens 1 x alte Photos angucken, darüber sprechen. • Zimmertür mit ... kennzeichnen • 2 x FD, 2 x SD den Weg zum Zimmer gehen, Hinweise zum Weg/Zimmer geben, nachts ca. 7 x • Bei Kontakt Hinweise auf Uhr- und Tageszeit geben. • Anleitung verbal und nonverbal geben, ggf. neu probieren; typische Utensilien einsetzen (Langzeitgedächtnis)
10. Orientierung, eingeschränkt Bedingt durch Demenz Herr S ist zur Person orientiert, zum Ort eingeschränkt. Er lebt täglich mehrere Stunden im Langzeitgedächtnis (ehemalige Hausarztpraxis) Er scheint die Notwendigkeit von Selbstpflege-Tätigkeiten nicht einzusehen, er handelt selten situationsgerecht, setzt aber Utensilien sinngemäß ein	• Er bleibt zur Person orientiert. • Langzeitgedächtnis bleibt ansprechbar. • Setzt weiterhin Utensilien sinngemäß ein. • Er nimmt weiter Unterstützung an. • Er nutzt Informationen zur Zeit.	• Ausschilderung von Räumen, Ansprache mit Namen • Bei Kontakten auf Zeit (Kalender, Uhr etc.) hinweisen • Bei Pflegetätigkeiten und in Gesprächen über die »gute alte Zeit« sprechen; Gegenstände, Fotos etc. hinzuziehen • Bei Situation von situativer Verkennung verbal und nonverbal Hilfe anbieten

Pflegeplanung für die FEDL »Sich Pflegen und Kleiden«

Ist-Situation	Ziele/gewünschter Zustand	Maßnahmen
1. Körperpflege eingeschränkt Bedingt durch Desorientiertheit führt Frau E Körperpflege in Teilbereichen unter Anleitung aus, tagesformabhängig, (Gesicht, Hände). Von sich aus findet Waschen in unzusammenhängender Reihenfolge statt, z. B. erst Intimbereich dann Gesicht, etc. Gefahr der Vernachlässigung der Körperpflege und dadurch Ablehnung durch andere Heimbewohner. Ca. jeden 2. Tag möchte Frau E während des Waschens »nach Hause«, zu meinen Kindern«, sie ist dann sehr ausdrucksstark, geht bis auf die Straße. Durch Validation ist ein »Zurückholen« möglich, dadurch verlängert sich die Körperpflege auf bis zu 45 Minuten.	• Sie wäscht u. A. Gesicht, Hände und Oberkörper vorne • Sie ist soweit angeregt, dass sie sich Gesicht etc. selber wäscht. • Sie erkennt in Teilbereichen das »Waschen« wieder. • Sie lebt ihr Bedürfnis nach »Zuhause« aus.	• Bezugspflegekraft beobachtet, ob es Zeitpunkte im Tagesablauf gibt, wo Frau E sich besser konzentrieren kann.(meist morgens). • Ruhige Umgebung schaffen. • Alte Utensilien (Langzeitgedächtnis) wie z. B. Kernseife etc. bereitlegen. • Bew. vor das Waschbecken setzen (Hocker). • In Einzelschritten, auch durch vorgemachte Handlungen anleiten. • Dabei Waschlappen in die Hand geben, dito Zahnputzbecher, Kamm etc. • Restliche Körperpflege durch Pflegekraft (v. Ü.) incl. Mundpflege, eincremen, etc. • Abends Teilwaschung am Waschbecken, ca. 21 Uhr, anleiten etc. • Wenn Bew. während der Körperpflege »nach Hause« möchte, fragen: »Was müssen sie dort tun?« »Was ist mit ihren Kindern?« und Bew. Begleiten, z. B. zu den Kinderfotos im Zimmer, über die Kinder sprechen. Bei Bedarf Lied: »Kommt ein Vogel geflogen …« Wenn sie entspannter ist, wieder ins Bad gehen, mit kurzer Teilwaschung weitermachen

2. Selbstpflegedefizit, Körperpflege
Bedingt durch fehlende Motivation, Desorientiertheit
Herr Dr. S führt keine Körperpflege durch, er zeigt kein Interesse.
Unter Anleitung wäscht er das Gesicht kurz und oberflächlich, sonst nichts.
Er nimmt ca. 5 x wchtl. Pflege durch Pflegekräfte an, sagt sonst: »Ich habe mich schon gewaschen …«
Er bevorzugt Duschen, nicht Baden.
Bei guter Tagesform putzt er u. A. die Zähne und kämmt sich 1 tgl. die Haare.
Er bevorzugt … Rasierwasser

- Herr Dr. S wäscht tgl. das Gesicht
- Er nimmt weiter Hilfe an, auch beim Duschen.
- Er putzt sich die Zähne 1 x tgl. und kämmt sich weiterhin.
- Er äußert Zufriedenheit über seine Körperpflege.

- Gegen 7 Uhr zur GKW (Ganzkörperwäsche) motivieren, Utensilien richten; ihn verbal und nonverbal anleiten, das Gesicht und evtl. Oberkörper vorne zu waschen
- Restliche Körperpflege wird von der Pflegekraft durchgeführt, am Waschbecken, vollständige Übernahme
- Eincremen des Körpers mit … Lotion, Herr Dr. S. diese auf die Hand geben, in motivieren sich selber einzucremen. (Ankleiden siehe unten)
- Anleitung zur Mund- und Zahnpflege geben, Utensilien in die Hände geben.
- Übernahme der Rasur durch PK, … Rasierwasser
- Situations- und tagesformabhängig 1 x wöchtl. duschen.

3. Selbstpflegedefizit Kleiden
Ursache: Desorientiertheit, Apraxie
Herr Dr. S kleidet sich durchschnittlich 4–5 tgl. an/aus/um, meist unvollständig und in ungewöhnlicher Reihenfolge.
Er nimmt Hilfe an.
Ca. 4 x tgl. hat er nasse Unterkörperbekleidung (zieht meist vorher die Inko-einlagen heraus) durch Urin lassen.
Er äußert sich wenig zu Bekleidungsvorschlägen, möchte jedoch tgl. sein Sakko tragen. Er legt Wert auf ordentliche Kleidung.
Unter Anleitung zieht er sich sehr langsam an, Ø 20 Minuten Zeitbedarf dazu

- Seine Motivation, sich selber zu kleiden, bleibt
- Er ist mit seiner Bekleidung zufrieden
- Er nimmt weiter Hilfe an, lässt Kleidungswechsel zu
- Wohlbefinden und trockene Kleidung

- Kleidungsstücke werden einzeln angereicht, zum Anziehen anleiten.
- Zieht Herr Dr. S sich nicht selber an, so übernimmt dies die Pflegekraft vollständig
- Wenn er aus seinem Zimmer kommt, dezent auf den Sitz seiner Kleidung hin überprüfen, ggf. freundlich richten/beim Richten unterstützen

Ist-Situation	Ziele/gewünschter Zustand	Maßnahmen
Pflegeplanung für die FEDL »Essen und Trinken«		
1. **Trinkmenge, gering** Bedingt durch mangelndes Durstgefühl, fehlende Motivation Frau N äußert auch bei Nachfragen kein Durstgefühl, mehrfach tgl. lehnt sie das Trinken von bereitgestellten Flüssigkeiten ab. Wird Flüssigkeit angereicht, wird diese meist ausgespuckt. Tgl. Ø Trinkmenge ca. 500 ml, incl. Kaffee. Körperliche Fähigkeiten lassen trinken aus Glas zu	• Lieblingsgetränke und bevorzugte Trinkgefäße sind bekannt. • Sie sieht Vorteile der erhöhten Trinkzufuhr ein, sie ist darüber informiert. • Hausarzt äußert sich zu einer empfohlenen Trinkmenge. • Sie trinkt weiterhin aus Glas. • Tägl. Trinkmenge 1200 ml (FZ). • Tägl. Trinkmenge 900 ml (NZ) • Sie nimmt Trinken als etwas angenehmes wahr.	• Bew. und Angehörige nach früheren Gewohnheiten fragen, evtl. auf alten Fotos nachschauen. • Lieblingsgetränke und besondere Trinkgefäße (Langzeitgedächtnis – Emaillebecher, Weinglas etc.) anbieten. • Einfuhr bilanzieren. • Getränke immer in Reichweite stellen. • Pflegefachkraft führt Gespräch mit Hausarzt, welche Trinkmenge er akzeptabel findet. • Gemeinsame Trinkpausen (tagsüber ca. stündlich anbieten) mit Bewohner durchführen. • Wenn möglich, Beratungsgespräch über Trinkgewohnheiten führen.

2. Schluckstörung		
Bedingt durch Nichtregistrieren des Schluckens Herr Q verschluckt sich häufig beim Trinken. Er bekommt Flüssigkeit über PEG oder oral. Er nimmt feste Nahrung oral zu sich. Er schluckt sehr schnell, isst und trinkt selber oder unter Anleitung, (tagesformabhängig) mundgerecht vorbereitete Nahrung.	• Flüssigkeitsmenge 2500 ml tgl. weitgehend oral • Guter Ernährungszustand bleibt (… kg) • Verschluckungsanzeichen werden rechtzeitig wahrgenommen.	• PK verabreicht 3 x tgl. 500 ml Flüssigkeit über PEG (Wasser, Tee). • Anbieten von Flüssigkeit 5–6 x tgl. (Wasser, Kaffee etc.) in Schnabelbecher, dabei bleiben, wenn Bew. Trinkt. • Mundgerechte Vorbereitung der Nahrung 6 x tgl. • Mittagessen reicht PK an, bei anderen Mahlzeiten zur Anleitung bereitstehen, diese verbal geben, Schluckverhalten beobachten. • Gewichtskontrolle einmal monatlich, Freitag morgens. • Zu Mahlzeiten und Trinkangeboten aufsetzen. • Aspirationsprophylaxe je nach Bedarf, ca. 7 x tgl. • Essenswünsche beachten.

Pflegeplanung für die FEDL »Ausscheidung«

1. Stare Verkotung/Stuhlgangschmieren		
Frau R merkt, wenn Stuhlgang in Inko-Material ist, sie äußert sich verbal dazu nicht, auch nicht bei bevorstehender Darmentleerung. Frau R scheint sich unwohl zu fühlen, sie versucht mit den Händen, das Inko-material zu entfernen; dabei wird sie und das Umfeld mit Kot verschmiert.	• Sie kennt Zeichen, wie sie sich verständlich machen kann (bei Stuhldrang). • Pflegekräfte bemerken Abführen so schnell wie möglich. • Wohlbefinden durch frische Inko-einlagen. • Wohlgeformter, täglicher Stuhlgang.	• Bew. auf Ursachen hin beobachten, dito das Ausscheideverhalten, die Stuhlbeschaffenheit und die Häufigkeit. Bew. Möglichkeiten zur Beschäftigung bei Ihrer Bettlägerigkeit geben. • Bew. morgens im Zuge der Körperpflege auf den Toilettenstuhl setzen, bei Bedarf öfter am Tag, bei ihr bleiben. • Wechsel der Inko-Einlage incl. Intimpflege 3 x FD, 3 SD, 2 x Nacht. • Mit Bew. bei jedem Kontakt die Klingel ausprobieren, ihr diese in die Hand geben, ggf. Glocke o. ä. verwenden.

Ist-Situation	Ziele/gewünschter Zustand	Maßnahmen
Pflegeplanung für die FEDL »Ausscheidung«		
2. **Stuhlausscheidung eingeschränkt** Frau T benutzt die Toilette, nimmt Hilfe an, drückt aktiv und akzeptiert Inkontinenzeinlagen. Frau T setzt Stuhl nicht ab, sie benutzt die Finger, um diesen los zu werden >Folge: Starke Verschmutzung. Sie scheint sich dabei unwohl zu fühlen. Bei mehr als 6–8 Min Toilettengang steht sie auf, ohne fertig zu sein. Stuhlgang sehr hart, ca. jeden 3. Tag.	• Wohlgeformter, geschmeidiger Stuhlgang. • Jeden 2. Tag Stuhlgang. • Sie nutzt weiterhin die Toilette. • Sie hat keinen Anlass, mit den Fingern nachzuhelfen. • Darm entleert sich zügig > Wohlbefinden	• Tagsüber vor und nach den Mahlzeiten Toilettengänge anbieten (meist 8, 9, 11, 13, 15, 17 und 19 Uhr; b. B. mehr), mit Begleitung und Unterstützung durch Pflegekräfte. Incl. Intimpflege und Inko-wechsel. • Bewegung fördern siehe FEDL »Bewegen«. • WBL/Fachpflegebezugsperson spricht mit Hausarzt, schlägt Lactulosegabe vor. • Verdauungsfördernde Ernährung siehe FEDL »Essen und Trinken« (Buttermilch, ballaststoffreich etc.); Flüssigkeit steigern. • Während des Toilettenganges zum Drücken auffordern, ggf. Colonmassage. • Aufforderung, bei der Stuhlausscheidung die Arme über den Kopf zu heben.
3. **Selbstpflegedefizit Ausscheidung** Bdgt. Durch Diagnose Inkontinenz und situative Verkennung Herr XY geht mehrfach tgl. allein zur Toilette, genaue Handlung/Ablauf unklar, da er dies alleine durchführt. Entsorgt Inko-materialien nicht sinngemäß. Bei Toilettengang mit Begleitung PK, unterschiedlicher Erfolg beim Wasser lassen. Er nimmt Hilfe/Unterstützung von PK an. Vermehrte Harnausscheidung d. Diuretika	• Er geht weiterhin aktiv mit seiner Ausscheidung um. • Er nimmt weiterhin Hilfe an. • Er kennt Sinn & Zweck des Inko-materials, kennt Plätze zum Entsorgen. • Komplikationen werden rechtzeitig erkannt	• PK leiten an und unterstützen Herrn XY alle 2 Std. zum Toilettengang. • Dabei Umgang mit Inko-material aufzeigen, zur Verwendung anleiten. • Mülleimer zeigen, ihn die Einlage selber entsorgen lassen. • Nachts Begleitung wie oben zur Toilette d. PK. Um ca. 23.45 Uhr und 5.30 Uhr • Versorgung mit … Einlage • 1 x tgl. morgens auf Anzeichen von Austrocknung achten, 1 x wchtl wiegen

Pflegeplanung für die FEDL »Aktivität/Anregung«

1. Interessenlosigkeit

Bedingt durch Depression

Es ist für Frau U wichtig, pünktlich zu essen, Pflege zu erhalten, den Sitzplatz vor der Toilette zu bekommen. Darüberhinaus zeigt sie an nichts Interesse. Bei Einladung zu Aktivitäten des Hauses sagt sie: »Nein«, »Ich habe Angst« oder: »Ich will nicht«. Sie geht dann nicht mit. Sie liegt mehrere Stunden angezogen auf dem Bett, das Gesicht zur Wand gedreht.

- Gründe für den Rückzug sind bekannt.
- Sie erlebt positive Dinge im Alltag.
- Sie erfährt Zuwendung, Akzeptanz und Wertschätzung.
- Sie fühlt sich sicher.
- Sie erkennt ihr Selbstpflegepotenzial.

- Bezugspflege (wichtig!).
- WBL regt Neurologen-Psychiaterkonsil an.
- Bei Pflegehandlungen und Kontakten Gespräche und Lieblingsthemen anbieten, führen.
- Loben und anerkennen, wenn Bew. etwas selbst gemacht hat (z. B: bei der Selbstpflege) darauf hinweisen, was sie noch kann und Vorteile von Selbstpflege aufzeigen.
- Wenn Bew. etwas selber macht, in ihrer Nähe bleiben, so erfährt sie Zuwendung.
- 2–3 x wchtl. Einzeltherapie durch BT, z. B. Lebensbuch schreiben.
- Sicherheit geben durch verlässliche Zusagen.

2. Rückzugswunsch, stark

Frau A äußert verbal: »Ich möchte im Zimmer bleiben«, wenn sie zu Angeboten des Hauses eingeladen wird. Körpersprache signalisiert Traurigkeit (Kopf hängen, Gesichtszüge nach unten). Keine eigenen Gesprächsinitiativen. Nach kleinen Aktivitäten, wie z. B. Essen, möchte sie sich sofort wieder hinlegen. Liegt tagsüber viel auf dem Bett. Auf Nachfragen zu ihrer Stimmung dreht sie den Kopf weg, beschwichtigt.

- Sie zeigt Interesse an den Aktivitäten des Hauses.
- Sie fühlt sich mit ihrem Rückzugswunsch akzeptiert
- Sie erfährt »kleine« Kontakte als angenehm, fühlt sich sicher dabei.
- Sie erfährt, dass Gespräche mit Pflegekräften angenehm sind (sie fasst Vertrauen).
- Geeignete Anregung (Antrieb) ist gefunden.

- Bezugspflege.
- Bei den Versorgungen wird Bew. in Gesprächsthemen verwickelt, die ihr zusagen.
- Positive Reaktionen mit dem Thema dokumentieren.
- Bew. zu Aktivitäten des Hauses einladen, Rückzug akzeptieren.
- Mit Bew. über frühere Pflichten, Wünsche, Tätigkeiten, Lebensprägung sprechen, als Möglichkeit der Anregung nutzen
- Patenbewohner finden.
- Mit anderen Bewohnern aus ihrem Heimat- und Lebensort zusammenbringen, z. B. zu Mahlzeiten.

221

Ist-Situation	Ziele/gewünschter Zustand	Maßnahmen
Pflegeplanung für die FEDL »Emotionalität/Zufriedenheit«		
1. **Stimmungsschwankungen, bis hin zu Aggression** (Herausfordernden Verhalten) Auf Handlungen, die Herrn S nicht gefallen (Wecken zur falschen Zeit, Auskleiden bei starker Verkotung, etc.) reagiert er mit körperlicher Abwehr, schlägt z. B. mit dem Arm nach Pflegekraft. Manchmal nach 10–30 Minuten oder Personalwechsel eine positive Veränderung/ Nachlassen der Abwehrhaltung.	• Situation von Abwehr werden rechtzeitig erkannt. • Er fühlt sich in seinen Wünschen respektiert.	• Bei Ansprache des Bew. auf nonverbale/verbale Signale achten. • Bei Anbahnung von Spannung verändert Pflegekraft die Handlungen, lässt Bew. in Ruhe, evtl. zweiter Versuch.
2. **Mangelnde Motivation** Frau F nutzt vorhandene Möglichkeiten nicht immer aus, erwartet Leistungen von PK, die sie z. T. noch selbst geleistet werden können. Begründet dies mit dem Tagessatz, den sie selber zahlt. Beratungsgespräche diesbezüglich bisher erfolglos.	• Körperliche Fähigkeiten bleiben erhalten, Selbstpflege ist möglich. • Größtmögliche Eigenständigkeit im Alltag. • Sie ist sich ihrer Fähigkeiten bewusst und nutzt diese. • Sie ist über die wirklichen Aufgaben der PK informiert.	• Motivation der Bew. bei jedem Kontakt. • Bew. dabei auf eigene Fähigkeiten und Möglichkeiten hinweisen. • Selbstwertgefühl steigern durch die Erörterung der Verbesserungsmöglichkeiten unbewusster/ungenutzter Fähigkeiten. • Errreichte Erfolgserlebnisse wiederholen und festigen. • Die PK weist auf das Leistungsspektrum hin, setzt klare, erkennbare Grenzen.
3. **Verbaler Ausdruck von sexuellen Wünschen** Herr G bringt in Zeiten hoher Anspannung verbal sexuelle Wünsche gegenüber den Pflegekräften zum Ausdruck.	• Er ist in der Lage, seine Sexualität auszuleben, ohne Pflegekräfte zu verunsichern.	• Pflegekräfte beobachten den Zusammenhang von Umgebung, Situation und Auftreten des Verhaltens. Tritt die verbale Äußerung auf, so wird die Pflegehandlung kurz unterbrochen und Bew. mitgeteilt, dass sein Verhalten unerwünscht ist.

Primär bei der Intimpflege, gerade dann, wenn die Tochter nicht zugegen ist. Er lehnt die Pflege durch männliche Pflegekräfte ab Herr G ist durch ein Leben in einer Pfarrersfamilie geprägt.	• Sexuelle Wünsche können kompensiert werden.	• Mit Bew. werden Möglichkeiten zum Ausleben seiner sexuellen Wünsche besprochen, z. B. das Ansehen von Filmen oder Heften. • Bew. wird auf keinen Fall für sein Verhalten verurteilt • Pflegehandlung, wie z. B. Intimpflege wird zu einem späteren Zeitpunkt durchgeführt, oder mit klaren, zügigen Bewegungen durchgeführt oder Bew. wird angeregt, sich im Intimbereich selber zu waschen.

Pflegeplanung für die FEDL »Ruhen, Schlafen, Wachsein«

1. Nächtliches Herumirren Bdgt. durch starke Desorientiertheit Herr L legt sich nachts in andere Betten, hat auch Durchschlafstörungen. Z. T. wird er bei der nächtlichen Inko-versorgung wach, steht anschließend auf und wird dann in einem anderen Bett gefunden Bei Hinweisen, dass »dies« nicht sein Bett sei, reagiert er mit verbaler und nonverbaler Abwehr/Ablehnung. Er schläft ca. 5 Std. ruhig in der Nacht.	• Er schläft nachts in seinem Zimmer. • Er schläft nach der nächtlichen Inko-Versorgung weiter. • Schlafphase erhöht auf 6 Stunden. • Er fühlt sich sozial integriert.	• Schlafenszeit auf 21.30 Uhr legen. • Abends Nachtcafé anbieten oder Beschäftigung, die Bew. zusagt. • Kontakte zu anderen Bewohnern herstellen, speziell abends. • WBL spricht mit Hausarzt über pflanzliche oder medikamentöse Unterstützung. • Abend- u. Einschlafrituale schaffen (Gebet, Lied, Schoppen, Likörchen etc.) auf Wirksamkeit hin überprüfen. • Schlafverhalten beobachten und dokumentieren. • Bew. freundlich ansprechen, wenn er in einem anderen Bett liegt. Ihm Kontakt und Sicherheit geben. Sofern es keinen anderen stört, Bew. in diesem Bett liegen lassen. • Bett oder Sofa in der Nähe der Nachtwachen (Gemeinschaftsbereich) zur Verfügung stellen, Bew. dort schlafen lassen. • Nächtliche Inko-Versorgung minimal ausführen, erst zum »ins Bett Bringen« dann evtl. erst wieder frühmorgens. Geeignetes Inko-material verwenden.

8.3 Freie Formulierungen innerhalb einiger FEDL

Im Folgenden finden Sie eine weitere kleine Auswahl von Formulierungen, aus denen Sie Beispiele für den Alltag entnehmen können. Die Formulierungen sind allerdings nicht für alle FEDL aufgeführt, sondern für jene, die überwiegend bei Pflegeplanungen für **Menschen mit Demenz** in Frage kommen.

8.3.1 FEDL »Kommunizieren«

Im Bereich der Einschränkungen/
Ist-Situation:
- Schwerhörigkeit: Klient gibt an, gut zu hören, hört aber nicht ausreichend, fragt sehr häufig nach
- Hörgerät wird abgelehnt
- Hörgerät wird immer wieder versteckt
- Ist schwerhörig, Hörgerät bringt keine Verbesserung
- Ist stumm, konnte noch nie sprechen
- Undeutliche Aussprache
- Deutsche Sprache wird nur bedingt verstanden
- Verbale und nonverbale Kommunikation wird abgelehnt
- Verbale Äußerung stark eingeschränkt
- Spricht im Sing-Sang, spricht immer wieder dieselben Melodien
- Gesichtsfeldausfall
- Wortfindungsstörungen
- Konfabuliert
- Brille wird abgelehnt
- Bekommt Augentropfen, kann diese nicht selber verabreichen
- Lehnt Brille ab
- Hat Schmerzen beim Sehen

Spezielle Fähigkeiten/Ressourcen:
- Liest
- Schreibt
- Verbale Verständigung möglich
- Lebt mit Einschränkung
- Ist motiviert, den Zustand zu verbessern
- Geduld

- Tastsinn ist gut ausgebildet
- Nimmt Hilfestellung an
- Stellt Fragen
- Spricht von sich aus
- Teilt sich mit
- Liest von den Lippen ab
- Schätzt Situation richtig ein
- Stimmt therapeutischen Maßnahmen zu
- Hält Augenkontakt
- Verfolgt Bewegungen anderer mit den Augen
- Uneingeschränkte Sehfähigkeit
- Geht mit Hilfsmittel sachgemäß um
- Stimmt Arzttermin zu
- Humor
- Akzeptiert Veränderungen
- Verständigt sich nonverbal
- Zeigt auf Dinge
- Gestikuliert stark
- Kennt Bewältigungsstrategien und wendet diese an
- Reagiert auf Ansprache

Eine Auswahl an Zielformulierungen:
- Äußert, dass er sich verstanden fühlt
- Akzeptiert Hilfe
- Akzeptiert Hilfsmittel
- Geht mit Hilfsmittel sicher um
- Teilt sich mit
- Versteht Gesagtes
- Erhält alle wichtigen Informationen
- Ist informiert über …
- Ist motiviert, an Therapie teilzunehmen
- Fühlt sich akzeptiert und angenommen
- Schätzt Einschränkung richtig ein
- Holt bei Bedarf Hilfe.

8.3.2 FEDL »Orientierung«

Im Bereich der Einschränkungen/
Ist-Situation:
- Desorientierung, örtlich
- Desorientierung, zeitlich
- Desorientierung, Situativ
- Desorientierung, zur Person
- Tag-/Nachtumkehr
- Wunsch nach Hause (Weglauftendenz)

- Orientierungsschwierigkeiten
- Wahrnehmungsstörungen
- Konzentration, eingeschränkt
- Vergesslichkeit
- Erinnerungsvermögen, eingeschränkt
- Gedankenabrisse
- Verwirrt in vertrauter/neuer/wechselnder Umgebung
- Handlungen werden unterbrochen

Spezielle Fähigkeiten/Ressourcen:
- Drückt Bedürfnisse so aus, dass sie erkannt werden
- Spricht Pflegekräfte an
- Nutzt Anleitung
- Holt Hilfe
- Fragt nach
- Teilweise … orientiert
- Tagesformabhängig … orientiert
- Erkennt Personen.
- Erkennt Zimmer/andere Räumlichkeiten
- Geht auf andere zu
- Reagiert positiv auf Validation
- Reagiert mit Gefühl auf …
- Möchte sich orientieren
- Weiß sich zu helfen
- Ist auf … Themen aus dem Langzeitgedächtnis ansprechbar
- Spricht über Erinnerungen
- Antrieb … ist erkennbar
- Pflegt Beziehungen zu …
- Fühlt sich sicher/angenommen/geborgen …

Eine Auswahl an Zielformulierungen:
- Äußert Verständnis
- Reagiert mit Entspannung auf Körperkontakt
- Strukturiert Tagesablauf
- Teilt Bedürfnisse/Antriebe mit
- Drückt Bedürfnisse/Antriebe nonverbal aus
- Fühlt sich sicher
- Nutzt Orientierungshilfen
- Nutzt Anleitung
- Möglichkeiten der Validation sind gefunden

- Gefühlsansprechbarkeit bleibt erhalten
- Signalisiert Verrauen zu Pflegekräften/anderen
- Weiß sich zu helfen
- Bringt Wünsche zum Ausdruck
- Fühlt sich ernst genommen
- Bahnt Handlungen bei Erkennen an
- Nimmt Hilfe an
- Erkennt Utensilien aus dem Altzeitgedächtnis

8.3.3 FEDL Im Bereich »Sich Pflegen und Kleiden«

Im Bereich der Einschränkungen/Ist-Situation:
- Körperpflege, eingeschränkt
- Haarpflege, eingeschränkt
- Intimpflege, eingeschränkt
- Körperpflege wird immer wieder unterbrochen
- Körpergeruch, stark
- Ablehnung von Körperpflege
- Unterbrechung der Körperpflege
- Motivation zur Körperpflege, fehlend
- Waschzwang
- An-/Auskleiden, eingeschränkt
- Ablehnung des Kleiderwechsels
- Ablehnung von …
- Abwehr von …
- Körperpflege dauert sehr lange, weil …
- Trockene Haut

Spezielle Fähigkeiten/Ressourcen:
- Genießt es, die … zu waschen, zu baden, das warme Wasser etc
- Nimmt Anleitung/Unterstützung/Hilfestellung/Hilfsmittel an
- Führt nach Handlungsimpuls/Bewegungsanbahnung Handlung durch
- Führt Teilwaschung (…) durch.
- Äußert Wünsche
- Wasch-/Selbstpflegegewohnheiten sind bekannt
- Wäscht mit angereichtem Waschlappen …
- Wäscht/Kleidet sich unter Anleitung …

225

- Wählt aus bereitgehaltener Kleidung aus
- Bringt Bedürfnisse zum Ausdruck
- Ist motiviert zu …
- Lässt Körperpflege/An-/Auskleiden durch andere zu
- Körperpflegeprodukte von früher sind bekannt

Eine Auswahl an Zielformulierungen:
- Fühlt sich in seinen Wünschen respektiert
- Führt unter Anleitung … durch
- Führt Teilwaschung (…) unter Anleitung durch
- Führt Handlung nach Anbahnung weiter aus
- Erkennt den Ablauf der Körperpflege/des Ankleidens wieder
- Nutzt Hilfsmittel
- Nimmt Unterstützung/Übernahme/ Anleitung an
- Körperpflege wird genossen
- Ist mit seinem Äußeren zufrieden
- Trägt Wunschkleidung
- Weiß sich zu helfen
- Holt Hilfe
- Erkennt Utensilien wieder
- Führt Handlungen unter Anleitung durch
- Erkennt Vorteile von selbst durchgeführter Körperpflege

8.3.4 FEDL »Essen und Trinken«

Im Bereich der Einschränkungen/ Ist-Situation:
- Trinkmenge, gering
- Trinkangebote werden abgelehnt
- Essen/Nahrungsaufnahme, eingeschränkt
- Essen/Nahrungsaufnahme, abgelehnt
- Sättigungsgefühl, nicht erkennbar
- Nimmt vom Nachbarteller
- Isst ungeeignete Stoffe (o. ä.)
- Trinkt ungeeignete Flüssigkeiten
- Fehlernährung

- Essen, sehr langsam
- Trinken, wird ausgespuckt
- Selbstpflege Essen, eingeschränkt
- Selbstpflege, Trinken, eingeschränkt

Spezielle Fähigkeiten/Ressourcen:
- Bevorzugte Nahrungsmittel/Getränke sind bekannt
- Erkennt Nahrung/Essutensilien
- Isst gerne in Gegenwart anderer
- Trinkt gerne in Gegenwart anderer
- Trinkmenge liegt bei … ml
- Trinkt/Isst in Gegenwart von Pflegekräften
- Setzt Hilfsmittel geeignet ein
- Äußert Appetit/Hungergefühl/Durst
- Bahnt Handlung nach Impuls an
- Orientiert sich bei den Mahlzeiten an anderen Klienten
- Nutzt Anleitung

Eine Auswahl an Zielformulierungen:
- Gewicht liegt bei … kg
- Trinkmenge liegt bei … ml
- Isst unter Anleitung
- Trinkt unter Anleitung
- Bahnt Handlung nach Impuls an
- Isst/trinkt selbstständig
- Verwendet Hilfsmittel/Utensilien sachgemäß
- Erkennt Mahlzeit/Nahrungsmittel
- Schluckt/trinkt sicher
- Äußert Ernährungswünsche/Appetit
- Orale Nahrungsaufnahme ist möglich
- Isst in Gegenwart anderer
- Ist motiviert, zu essen/zutrinken

8.3.5 FEDL »Ausscheiden«

Im Bereich der Einschränkungen/ Ist-Situation:
- Großes Schamgefühl bzgl. Inkontinenz
- Kotschmieren
- Inkontinenz wird verheimlicht
- Ausscheiden in ungeeignete Gefäße
- Inkontinenzeinlage wird zerrissen/ wird abgelehnt

- Kotverschmieren des Bettes/der Toilette/der näheren Umgebung
- Intimpflege nach Ausscheiden wird abgelehnt
- Wasserlassen, sehr langwierig
- Stuhlausscheiden, sehr langwierig

Spezielle Fähigkeiten/Ressourcen:
- Frühere Hygieneansprüche/Ausscheidegewohnheiten sind bekannt
- Akzeptiert Inkontinenzeinlage
- Akzeptiert Begleitung/Anleitung/Unterstützung bei Toilettengang
- Signalisiert Harndrang/Stuhldrang (z. B. Unruhe, Nesteln)
- Findet Toilette
- Scheidet in Toilettenstuhl/Toilette/Urinflasche/-Steckbecken aus
- Übernimmt Intimpflege teilweise
- Nimmt Hilfestellungen an
- Nutzt Anleitung
- Holt bei Bedarf Hilfe
- Scheidet auf der Toilette aus
- Kontinenz bei regelmäßigen Toilettengängen
- Vertraut Pflegekräften

Eine Auswahl an Zielformulierungen:
- Nimmt Begleitung/Anleitung/Unterstützung bei Toilettengang an
- Nimmt Begleitung/Anleitung/Unterstützung bei Intimpflege an
- Ist (weitgehend) kontinent
- Erkennt die Toilette
- Weiß, wie er sich Hilfe holen kann
- Führt Intimpflege selber/unter Anleitung durch
- Führt Toilette/Ausscheiden in Steckbecken/Urinflasche selber/unter Anleitung durch
- Nutzt Inkontinenzmaterial sachgerecht
- Fühlt sich respektiert und angenommen
- Äußert Wünsche und/oder Scham
- Ist ausreichend stimuliert

8.3.6 FEDL »Ruhen, Schlafen, Wachsein«

Im Bereich der Einschränkungen/Ist-Situation:
- Nächtliche Unruhe
- Schlafen in »fremden Betten«
- Tag-Nacht-Umkehr
- Gesteigertes/vermindertes Schlafbedürfnis
- Wird nachts leicht wach
- Nächtliche Wachphasen/Klient ist nachts viele Stunden wach
- Nächtliche Desorientierung

Spezielle Fähigkeiten/Ressourcen:
- Frühere Schlafgewohnheiten sind bekannt
- Schläft nach Störung wieder ein
- Spricht über seine Situation/teilt sich mit
- Hat Vertrauen zu Pflegekräften/anderen Klienten
- Findet sich in seinem Zimmer zurecht
- Findet sein Bett/Zimmer/Toilette
- Holt bei Bedarf Hilfe
- Reagiert positiv auf Validation
- Lässt basale Stimulation zu
- Beschäftigt sich in Wachphasen
- Führt selber Schlafrituale durch
- Nimmt gern am Nachtcafé teil

Eine Auswahl an Zielformulierungen:
- Nimmt am Nachtcafé teil
- Ist tagsüber wach von … bis … Uhr
- Ist morgens ausgeschlafen
- Schläft durch/nach Störungen wieder ein
- Erkennt sein Zimmer/Bett/Toilette/Bezugsperson
- Vertraut Pflegekräften
- Äußert Wohlbefinden/Ursachen für Schlafstörungen
- Akzeptiert Schlafstörungen
- Pflegekräfte akzeptieren Schlafen des Klienten in den Gemeinschaftsflächen
- Störfaktoren sind reduziert/ausgeschaltet

8.3.7 FEDL »Aktivität/Anregung«

Im Bereich der Einschränkungen/
Ist-Situation:
- Motivation fehlt
- Motivation fehlt trotz Anregung
- Passivität, hoch
- Wahrnehmung, eingeschränkt
- Selbststimulation mit ungeeigneten Gegenständen
- Reizarme Umgebung
- Antriebslosigkeit

Spezielle Fähigkeiten/Ressourcen:
- Reagiert auf verbale/nonverbale Ansprache
- Reagiert auf taktile/auditive/olfaktorische/gustatorische Reize
- Reagiert auf Stimmungen im Raum
- Nimmt bevorzugt folgende Reize … wahr
- Macht einen wachen Eindruck bei …
- Grundmotivation vorhanden

Eine Auswahl an Zielformulierungen:
- Ist motiviert … zu tun
- Stimmt basaler Stimulation zu
- Nimmt an der Therapie … teil
- Ist visuell/auditiv/taktil/kinästhetisch/ olfaktorisch/gustatorisch stimuliert
- Spürt eigenen Körper
- Antriebe sind bekannt

8.3.8 FEDL »Emotionalität/Zufriedenheit«

Im Bereich der Einschränkungen/
Ist-Situation:
- Unzufriedenheit, hoch
- Unglücklichsein, hoch
- Herausforderndes Verhalten
- Abwehrverhalten
- Äußert Gefühle nicht
- Sexualität, nicht ausgelebt
- Leidet unter nicht ausgelebter Sexualität
- Schamgefühl, überstark ausgeprägt

- Traurige Stimmung
- Schnelle Stimmungswechsel
- Affektlabilität
- Fassadenverhalten

Spezielle Fähigkeiten/Ressourcen:
- Äußert auf Nachfrage Zufriedenheit
- Fühlt sich wohl mit
- Äußert Gefühle
- Vertrauen zu Pflegekräften
- Zeigt Zuneigung
- Spricht über …

Eine Auswahl an Zielformulierungen:
- Äußert auf Nachfragen: …
- Drückt Gefühle aus/wird Gefühlsdruck los
- Empfindet Vertrauen zu Pflegekräften
- Äußert Zufriedenheit (über …)
- Erlebt seine Sexualität positiv

8.3.9 FEDL »Existenzielle Erfahrungen«

Im Bereich der Einschränkungen/
Ist-Situation:
- Angst, groß
- Äußert Suizidwunsch
- Religion kann nicht ausgelebt werden
- Angst auslösendes Erlebnis aus der Vergangenheit taucht wieder auf
- Bezieht Verstorbene in das aktuelle Leben ein
- Äußert Existenzbedrohungsgefühle
- Nicht abgeschlossene Angelegenheiten im Lebenslauf
- Leidet unter Schmerzen
- Erlebt Sinnlosigkeit
- Leidet unter dem Verlust von …

Spezielle Fähigkeiten/Ressourcen:
- Äußert Lebensmut
- Zeigt Vertrauen
- Nimmt Unterstützung an
- Zeigt Interesse an …
- Drückt … aus
- Rituale sind bekannt

- Fördernde Erfahrungen: …
- Schöpft Kraft aus …/Religion/
  Gesprächen/Kontakten …

Eine Auswahl an Zielformulierungen:
- Äußert auf Nachfragen: …
- Nimmt neuen Lebensabschnitt/
  neue Situation/Veränderung an
- Akzeptiert …
- Selbstwertgefühl ist erkennbar/
  gesteigert/wird geäußert

- Trauerprozess beginnt aktiv
- Sieht Lebenssinn/Aufgabe/Chancen/
  Veränderungsmöglichkeiten
- Schmerzfreiheit/Schmerzen sind
  erträglich
- Erinnert sich an alte Kompetenzen
- Verarbeitet Erlebnis
- Lebt Religion/Rituale …

9 Die Begutachtung von pflegebedürftigen Menschen

Gepflegt wird, seit es Menschen gibt, man nimmt sich des Anderen an. Eine professionelle Pflege gibt es wiederum noch nicht so lange und sie kann Anzeichen für den Umgang in der Gesellschaft sowie für deren Entwicklung sein, bis hin zu den Formulierungen gesetzlicher Anforderungen. Eine große Veränderung für die Pflege war die Einführung der Pflegeversicherung.

Zum einen bedingt die Pflegeversicherung durch wirtschaftliche Gegebenheiten und die Forderungen nach Qualitätsmanagement ein anderes Arbeiten als früher. Dies ist besonders deutlich in der Einstufungspraxis der Versicherten. Die Begutachtung nach dem Pflegeversicherungsgesetz und die damit verbundene Feststellung der Pflegestufe hat im Einzelfall ernste Konsequenzen.

Der Klient wird zum Leistungsempfänger, ihm kann aber die Leistung auch versagt werden. Wenn die Pflegebedürftigkeit und somit auch die Pflegestufe falsch oder gar nachteilig eingestuft wurde, kann dies weit reichende Folgen, nicht nur finanzieller Art, haben.

Dem Medizinischen Dienst der Krankenversicherung (MDK) kommt in diesem Zusammenhang eine große Bedeutung zu. Den MDK gibt es seit dem 1. Januar 1989, er wurde mit In-Kraft-Treten des SGB V gegründet. Er ist eine nach Maßgabe des Artikels 73 Abs. 4 Satz 3 und 4 des Gesundheits-Reformgesetzes eine »*rechtsfähige Körperschaft des öffentlichen Rechts*«.[86]

Der MDK versieht u. a. folgende Aufgaben:
- Begutachtung im Krankheitsfall und bei Pflegebedürftigkeit (Einfallbegutachtung).
- Beratung in Grundsatzfragen für Krankenkasse und Pflegekasse.
- Vorbereitung mit gutachterlicher, sozialmedizinischer Stellungnahme.

9.1 Gesetzlich relevante Hintergründe und Definitionen

Es gibt eine Reihe von Begrifflichkeiten, Bestimmungen und Gesetze innerhalb der Pflegeversicherung, von denen ich im Folgenden einige aufführen möchte:

»§ 1 SGB XI Soziale Pflegeversicherung
(1) Zur sozialen Absicherung des Risikos der Pflegebedürftigkeit wird als neuer eigenständiger Zweig der Sozialversicherung eine soziale Pflegeversicherung geschaffen.«

Vorrang der häuslichen Pflege § 3
»*Die Pflegeversicherung soll mit ihren Leistungen vorrangig die häusliche Pflege und die Pflegebereitschaft der Angehörigen und Nachbarn unterstützen, damit die Pflegebedürftigen möglichst lange in ihrer häuslichen Umgebung bleiben können. Leistungen der teilstationären Pflege und der Kurzzeitpflege gehen den Leistungen der vollstationären Pflege vor.*«

Eigenverantwortung § 6

»Die Versicherten sollen durch gesundheitsbewusste Lebensführung, durch frühzeitige Beteiligung an Vorsorgemaßnahmen und durch aktive Mitwirkung an Krankenbehandlung und medizinischer Rehabilitation dazu beitragen, Pflegebedürftigkeit zu vermeiden.«

9.1.1 Der Begriff der Pflegebedürftigkeit

Der Begriff der Pflegebedürftigkeit wird häufig falsch synonym mit dem Begriff »Pflegebedarf« verwendet. Dies ist gerade im Zusammenhang mit der Begutachtungspraxis ungünstig. Klärung bringen hier die gesetzlichen Vorschriften:

Begriff der Pflegebedürftigkeit § 14 Abs. 1

»Pflegebedürftige im Sinne des Gesetzes sind Personen, die wegen einer körperlichen, geistigen oder seelischen Krankheit oder Behinderung für die gewöhnlichen und regelmäßig wiederkehrenden Verrichtungen im Ablauf des täglichen Lebens auf Dauer, voraussichtlich für mindestens 6 Monate, in erheblichem oder höheren Maße der Hilfe bedürfen.«

Begriff der Pflegebedürftigkeit § 14 Abs. 2

1. Verluste, Lähmungen oder andere Funktionsstörungen am Stütz-Bewegungsapparat;
2. Funktionsstörungen der inneren Organe oder der Sinnesorgane;
3. Störungen des Zentralnervensystems wie Antriebs-, Gedächtnis oder Orientierungsstörungen sowie endogene Psychosen, Neurosen oder geistige Behinderungen.«

Begriff der Pflegebedürftigkeit § 14 Abs. 3

»Die Hilfe im Sinne des Absatz 1 besteht in der Unterstützung, in der teilweisen oder vollständigen Übernahme der Verrichtung des täglichen Lebens, oder in Beaufsichtigung oder Anleitung, mit dem Ziel der eigenständigen Übernahme dieser Verrichtungen.«

Begriff der Pflegebedürftigkeit § 14 Abs. 4

»Gewöhnliche und regelmäßig wiederkehrende Verrichtungen im Sinne des Absatzes 1 sind:
1. Im Bereich der Körperpflege das Waschen, Duschen, Baden, die Zahnpflege, das Kämmen, Rasieren, die Darm- oder Blasenentleerung;
2. im Bereich der Ernährung das mundgerechte Zubereiten oder die Aufnahme der Nahrung;
3. Im Bereich der Mobilität das selbständige Aufstehen und Zu-Bett-gehen, An- und Auskleiden, gehen, stehen, Treppensteigen oder das Verlassen und Wiederaufsuchen der Wohnung;
4. Im Bereich der hauswirtschaftlichen Versorgung das einkaufen, Kochen, Reinigen der Wohnung, Spülen, Wechseln und Waschen der Wäsche und Kleidung oder das Beheizen.«

In die Alltagssprache übersetzt heißt dies: Der Hilfebedarf muss *»ursächlich auf Krankheit oder Behinderung zurückzuführen sein, wobei auch ein abgeschlossener Krankheitsprozess, der nur noch pflegerischer Maßnahmen bedarf, die Pflegebedürftigkeit begründen kann. Für die Begutachtung des Vorliegens von Pflegebedürftigkeit kommt es allein auf den Hilfebedarf an. Die Art und die Schwere der Erkrankung und der Behinderung lassen noch keine Aussage darüber zu, ob und in welchem Ausmaß Pflegebedürftigkeit besteht«* (Behrend 1997)
»Pflegebedürftig sind (also) *Personen, die aufgrund gesundheitlicher Beeinträchtigungen so hilflos sind, dass sie für die individuell notwendigen Verrichtungen des täglichen Lebens für einen län-*

geren Zeitraum in erheblichem Umfang der Beratung, Hilfe, Betreuung und Anleitung bedür-fen.«[87] (DBfK)

Aus dieser **Pflegebedürftigkeit** leitet sich nunmehr der **Pflegebedarf** ab. Er *»zielt auf die Interventionsebene ab. Er ist das Resultat einander bedingender Ressourcen, Beeinträchtigungen sowie Zielen und daher nie ausschließlich in der Person des Pflegebedürftigen begründet. Der gleiche Hilfebedarf (z. B. Hilfe bei der Körperpflege) kann sich je nach Person und Situation – z. B. bei Demenz ganz anders als bei körperlichen Beeinträchtigungen – völlig unterschiedlich darstellen. Daher beeinflusst die Art und nicht nur die Schwere der Pflegebedürftigkeit den Hilfebedarf«*[88] Definition von *Bartholomeyczik* und *Hunstein*

Die pflegebedürftige Person ist auf Grund von eingeschränkten Fähigkeiten oder Störungen sowie in der Nutzung von anderen Ressourcen nicht in der Lage, ihre Selbstpflege in dem bisher üblichen Ausmaß auszuführen oder ausreichend zu erbringen. Auf der Basis eines Pflegeverständnisses wird das notwendige Handeln aus Sicht der zuständigen Pflegefachkraft – unter Einbeziehung individuell geäußerter Wünsche, Verhalten, Bedürfnisse des Klienten – das genaue Ausmaß der Pflegeleistung abgewogen.

Der Pflegebedarf wird individuell empfunden und eingeschätzt. So kann ein Mensch pflegebedürftig im Sinne des SGB XI sein, selber aber der Meinung sein, keine Pflege von Pflegekräften zu benötigen.

Tabelle 12: Pflegebedürftigkeit und Pflegebedarf.

Pflegebedürftigkeit im Sinne des SGB XI	
Definition Pflegebedarf	• Sozialrechtlich begründet.
	• Basiert auf Krankheit oder Behinderung.
	• Klienten bedürfen der Hilfe für die gewöhnlichen und regelmäßig wiederkehrenden Verrichtungen im Ablauf des täglichen Lebens.
	• Bemessen an klaren Kriterien.
	• Klassifiziert (Stufen der Pflegebedürftigkeit nach SGB XI
	• Individuell empfunden.
	• Zeitlich nicht festgelegt.
	• Hilfe- und Pflegebedarf begründet gesellschaftlichen bzw. sozialpolitischen Handlungsbedarf. Der Bedarf ist vielfältig und geht über den in unseren Leistungskatalogen festgelegten hauswirtschaftlichen und pflegerischen Bedarf hinaus.[89]
	• Begründet individuelle Maßnahmen und Unterstützungskonzepte.
	• Kann höher sein, als die Pflegestufe lt. SGB XI vorgibt.

9.2 Stufen der Pflegebedürftigkeit

Die Pflegebedürftigkeit wird in verschiedene Stufen eingeteilt, denen Kriterien zur Bemessung zu Grunde liegen.

Stufen der Pflegebedürftigkeit § 15

»Für die Gewährung von Leistungen nach diesem Gesetz sind pflegebedürftige Personen (§ 14) einer der folgenden drei Pflegestufen zuzuordnen:

1. *Pflegebedürftige der Pflegestufe I (erheblich Pflegebedürftige)*

    sind Personen, die bei der Körperpflege, der Ernährung oder Mobilität für wenigstens zwei Verrichtungen aus einem oder mehreren Bereichen mindestens einmal täglich der Hilfe bedürfen und zusätzlich mehrfach in der Woche Hilfen bei der hauswirtschaftlichen Versorgung benötigen.

    Zeitaufwand min. 90 Minuten im Tagesdurchschnitt

    *Davon **mehr als 45 Minuten für die Grundpflege** ohne Hauswirtschaft*

2. *Pflegebedürftige Stufe II (Schwerpflegebedürftige)*

    sind Personen, die bei der Körperpflege, der Ernährung oder Mobilität für wenigstens zwei Verrichtungen aus einem oder mehreren Bereichen mindestens dreimal täglich zu verschiedenen Tageszeiten der Hilfe bedürfen und zusätzlich mehrfach in der Woche Hilfen bei der hauswirtschaftlichen Versorgung benötigen.

    Zeitaufwand min. 180 Minuten im Tagesdurchschnitt

    *Davon **mehr als 120 Minuten für die Grundpflege** ohne Hauswirtschaft*

3. *Pflegebedürftige der Stufe III (Schwerstpflegebedürftige)*

    sind Personen, die bei der Körperpflege, der Ernährung oder Mobilität für wenigstens zwei Verrichtungen aus einem oder mehreren Bereichen täglich rund um die Uhr, auch nachts, der Hilfe bedürfen und zusätzlich mehrfach in der Woche Hilfen bei der hauswirtschaftlichen Versorgung benötigen.

    Zeitaufwand min. 300 Minuten im Tagesdurchschnitt

    *Davon **mehr als 240 Minuten für die Grundpflege** ohne Hauswirtschaft«*

Konsequenzen für die Praxis:

Aus den oben angeführten Gründen heraus gilt es, die Pflegebedürftigkeit sowie den individuellen Pflegebedarf eines Klienten deutlich zu machen.

9.3 Begründung des Pflegebedarfs

Dies kann über die pflegerische Begründung der Pflegebedürftigkeit und des individuellen Pflegebedarfes geschehen. Und zwar anhand der Pflegeplanung. Dort schätzt die Pflegefachkraft die pflegerische Ist-Situation des Klienten ein und macht sie nach außen deutlich. Pflege wird begründet, indem die Einschränkungen der Selbstpflege des Klienten explizit dargestellt werden.

Gleichzeitig werden die geplanten und von einer Pflegefachkraft für notwendig erachteten Maßnahmen festgelegt.

9.3.1 Die klassischen SGB XI-Verrichtungen

Seit dem 1. Januar 2002 sind neue Beurteilungsrichtlinien in Kraft getreten, in denen inhaltliche Änderungen vorgenommen worden sind. Die dort vorgenommenen Präzisierungen betreffen mehrere Bereiche (siehe Tabelle 13).

Tabelle 13: Die SGB XI-Verrichtungen.

Körperpflege	Waschen, Duschen, Baden, Zahnpflege, Kämmen, Rasieren, Darm- und Blasenentleerung
Ernährung	Mundgerechtes Zubereiten und/oder Aufnahme von Nahrung
Mobilität	Das selbstständige Aufstehen und Zubettgehen, An- und Auskleiden, Gehen, Stehen, Treppensteigen und Verlassen und Wiederaufsuchen der Wohnung
Hauswirtschaftliche Versorgung	Einkaufen, Kochen, Reinigen der Wohnung, Spülen, Wechseln und Waschen der Wäsche und Kleidung, Beheizen
Krankheitsspezifische Pflegemaßnahmen	Damit sind Maßnahmen gemeint: • die untrennbarer Bestandteil der Grundpflege und Hilfe bei den gesetzlich definierten Verrichtungen sind; • die zwangsläufig im unmittelbaren zeitlichen und sachlichen Zusammenhang mit diesen Verrichtungen vorgenommen werden müssen.

Für diese Bereiche sollte ein vorhandener Pflegebedarf in jedem Falle deutlich gemacht werden. Sollte darüber hinaus noch Pflege notwendig wird, wird das natürlich auch vorgestellt, denn die Leistungen der Pflegeversicherung gelten für die notwendigen Verrichtungen des täglichen Lebens.

Besondere Beachtung verdient hier das Wort »notwendig«: Daraus folgt, dass z. B. ein Klient, der durch Bewegungseinschränkung und mangelnde Sehfähigkeit keine Zeitung lesen kann, hier auch keine Hilfe erhält. Denn Zeitunglesen ist im Sinne des SGB XI keine primär notwendige Verrichtung des täglichen Lebens.

Unterstützung erhält dieser Klient dagegen aber beim Bewegen, Ausscheiden, Pflegen, Essen und Trinken sowie bei der Haushaltsführung. Hierfür wird die Pflege und Unterstützung innerhalb der Pflegeplanung begründet und genauestens angegeben.

Die dort aufgezählten Maßnahmen sollten mit den als durchgeführt angegebenen Maßnahmen in der Durchführungskontrolle übereinstimmen.
Vor Augen halten sollte sich eine Pflegefachkraft, ob der Pflegebedarf eines Klienten in das Schema der Selbstständigkeitsstufen passt, das häufig in Pflegeanamnesen abgefragt wird. In der Praxis wird der Begriff »Selbstständigkeit« sehr häufig und oft unüberlegt verwendet. Das kann dazu führen, dass eine Pflegestufe gegebenenfalls aberkannt werden kann.

9.3.2 Einschätzung der Selbstständigkeit

Innerhalb des Pflegeprozesses kann der Grad der Selbstständigkeit eines Klienten anhand folgender Begriffe eingeschätzt werden.

- selbstständig
- bedingt selbstständig
- teilweise unselbstständig
- unselbstständig

selbstständig

»Fähigkeit zur selbstständigen Versorgung/Durchführung von Verrichtungen in einem Bereich, keine Hilfsperson und keine Hilfsmittel erforderlich.«

bedingt selbstständig

»Fähigkeit zur selbstständigen bzw. unabhängigen Versorgung mit einer oder mehreren Einschränkungen in einem Bereich; Hilfsmittel/Vorrichtungen sind vorhanden und werden genutzt; Der Pat. benötigt ggf. mehr Zeit als üblich für die Verrichtungen; bewältigt sie aber mit Mühe. Ggf. bestehen Sicherheitsbedenken im Zusammenhang mit den einzelnen Verrichtungen; in der Regel ist eine Hilfsperson nicht erforderlich.«

teilweise unselbstständig

»Fähigkeit zur selbstständigen Versorgung/Verrichtung ist eingeschränkt; Einzelverrichtungen werden unvollständig ausgeführt. Eine Hilfsperson ist zur Anleitung bei der Vorbereitung und Durchführung von Verrichtungen bzw. zu ihrer zeitweisen Übernahme erforderlich.«

unselbstständig:

»Fähigkeit zur selbstständigen Versorgung/Verrichtung ist nicht vorhanden. Hilfestellung in allen Phasen der Versorgung/Verrichtung erforderlich.«

9.4 Begründung der einzelnen Pflegemaßnahmen anhand der Zeitkorridore

Hinter jeder einzelnen Verrichtung stehen Zeitwerte oder auch Orientierungswerte. *»Diese Zeitwerte beziehen sich ausdrücklich auf die komplette Übernahme der Verrichtung durch eine Pflegeperson (Laienpflegerin – ›mittel-alte‹ Frau), mit durchschnittlicher Leistungsfähigkeit (Beispiel: ca. 45-jährige Frau, mit praktischer Erfahrung in der Pflege, eine Laienpflegerin, die ihren normal gewichtigen, ohne mit wesentlichen Einschränkungen belasteten Vater pflegt).«*[90]

9.4.1 Die Zeitkorridore im Überblick

Tabelle 14: Zeitkorridore.[91]

Bezeichnung der Leistung	Minimaler Zeitwert in Minuten	Maximaler Zeitwert in Minuten	MDK-relevant	Ø Anzahl pro Tag
Körperpflege/Kleiden:				
Ganzwaschung Bett	20	25	X	1
Ganzwaschung Waschbecken	20	25	X	1
Teilwaschung Oberkörper Bett	8	10	X	1
Teilwaschung Oberkörper Waschbecken	8	10	X	1
Teilwaschung Unterkörper Bett	12	15	X	1
Teilwaschung Unterkörper Waschbecken	12	15	X	1
Händewaschen	1	2	X	2
Gesichtwaschen	1	2	X	2
Vollbad	20	25	X	1 x wöchentlich
Duschbad	15	20	X	1 x wöchentlich
Fußbad	5	10		1
Ankleiden gesamt	8	10	x	1
Ankleiden Unter-/Oberkörper	5	6	X	1
Entkleiden gesamt	4	6	X	1
Entkleiden Unter-/Oberkörper	2	3	X	1
Bett beziehen teilweise	5	7		1 x alle 14 Tage
Bett richten	1	3		1
Haarwäsche	5	10		1 x wöchentlich
Haare kämmen	1	3	x	1
Rasur nass	5	10	X	1
Rasur trocken	5	10	X	1
Reinigung Zahnprothese	5	5	X	2
Mundpflege	5	5	X	3
Nagelpflege	2	2		1
Essen und Trinken				
Mundgerechte Vorbereitung der Nahrung	2	3	X	3–5
Essen von Hauptmahlzeiten	15	20	X	3
Vollständige Hilfe bei der Nahrungsaufnahme	15	20	X	3

►►

Bezeichnung der Leistung	Minimaler Zeitwert in Minuten	Maximaler Zeitwert in Minuten	MDK-relevant	Ø Anzahl pro Tag
Essen und Trinken				
Teilweise Hilfe bei der Nahrungsaufnahme	5	10	X	3
Überwachung der Nahrungsaufnahme				
Kontrolle der Flüssigkeitsaufnahme				
Sondennahrung Pumpe	15	20	X	1
Sondennahrung Spritze	15	20	X	1
Zwischenmahlzeit	5	10		2–3
Ausscheiden:				
Wasserlassen (inkl. Intimhygiene/Reinigung)	2	3	X	6
Stuhlgang	3	6	X	1
Steckbecken/Urinflasche				
Richten der Kleidung	2	2	X	6
Wechseln von Inkoslips nach Wasserlassen	4	6	X	6
Wechseln von Inkoslips nach Stuhlgang	7	10	X	1
Wechsel kleiner Vorlagen	1	2	X	6
Wechsel/Entleeren des Urinbeutels	2	3	X	2
Wechsel/Entleeren des Stomabeutels	3	4	X	2
Toilettengang mit Begleitung				Individuell
Toilettentraining				individuell
Toilettenstuhl				individuell
Steckbecken				Individuell
Urinflasche				Individuell
Mobilität:				
Aufstehen/Zubettgehen	1	2	X	2
Betten/Lagern	2	3	x	individuell
Gehen			X	individuell
Stehen	1	1	X	Individuell
Verlassen des Zimmers			X	Individuell
Kontrollgang				Individuell
Begleitung				Individuell
Transfer	1	1	X	Individuell
Anleitung Hilfsmittel				Individuell

9.4.2 Umgang mit Zeitkorridoren

Die Zeitorientierungswerte sind eine formale Anforderung. Ihnen liegt ein Gleichbehandlungsgrundsatz zu Grunde, der sich nach dem Grundgesetzt richtet. Das heißt, dem Verständnis von sozialer Gerechtigkeit wird nachgekommen. Die Zeitkorridore enthalten keine verbindlichen Vorgaben. Sie haben aber Leitfunktion und sollten bei jedem Klienten exakt dargestellt und innerhalb der Pflegeplanung begründet werden.

Jutta König[91] zeigt die Chance im Umgang mit den Zeitwerten auf, indem sie an einem Beispiel deutlich macht, wie der Pflegebedarf in Form einer exakten Aufzählung der einzelnen Verrichtungen deutlich wird. (Tabelle 15 ist dem Artikel entnommen, die Buchstaben vor der jeweiligen Verrichtung stellen die Art der Maßnahme dar).

Tabelle 15: Rechnung bei definierter und kombiniert r Ausführung.

U/Gehen zur Toilette:	2 Minuten (geschätzt, da individuell zu messen)
B/Wasserlassen:	2 bis 3 Minuten
VÜ/Inkontinenzversorgung wechseln:	4 bis 6 Minuten (Vorlagenwechsel wären nur 1 bis 2 Minuten)
VÜ/Richten der Bekleidung.	2 Minuten
A/Hände waschen.	1 Minute
Gesamtsumme aller Verrichtungen.	11 bis 14 Minuten pro Toilettentraining

Diese genaue Darstellung wird noch verstärkt durch die Einbeziehung und Verdeutlichung von erschwerenden Faktoren.

9.5 Allgemeine Erschwernisfaktoren

»*Die nachfolgend beispielhaft aufgeführten Faktoren können die Durchführung der Pflege bei der Mehrzahl der gesetzlich definierten Verrichtungen erschweren bzw. verlängern:*
- *Körpergewicht über 80 kg*
- *Kontrakturen/Einsteifung der Gelenke*
- *Hochgradige Spastik*
- *Hemiplegien oder Paresen*
- *Einschießende unkontrollierte Bewegungen*
- *Fehlstellungen der Extremitäten*
- *Eingeschränkte Belastbarkeit infolge schwerer kardiopulmonaler Dekompensation mit Orthopnoe und ausgeprägter zentraler und peripherer Zyanose sowie peripheren Ödemen*
- *Abwehrverhalten mit Behinderung der Übernahme z. B. bei geistigen Behinderungen/psychischen Erkrankungen)*
- *Stark eingeschränkte Sinneswahrnehmung (Sehen/Hören)*
- *Starke therapieresistente Schmerzen*
- *Pflegebehindernde räumliche Verhältnisse*
- *Zeitaufwendiger Hilfsmitteleinsatz*

Auch für Menschen mit Demenz enthält die Richtlinie zur Einstufung einen deutlichen Hinweis: »*Psychisch Kranke und geistig Behinderte sind häufig in der Lage Maßnahmen ganz oder teilweise durchzuführen. Je nach Fall fehlt die Motivation, fehlt die Einsicht, wird die Maßnahme nicht zu Ende geführt, oder die Maßnahme endet in form einer Fremd- oder Eigengefährdung.*«

Jutta König führt auch hierzu wieder praktische und detaillierte Hinweise an:

Fehlende Motivation:

Wer kennt nicht die Pflegebedürftigen, die – aus welchem Grund auch immer – keinen Antrieb haben sich z. B. zu waschen oder zu ernähren, aber nach Aufforderung dennoch die Verrichtung tätigen. Ohne eine Aufforderung unterbliebe hier die Durchführung.

Fehlende Einsicht:

Wie viel Pflegebedürftige gibt es, die keine Einsicht haben in die Notwendigkeit des Waschens? Sie sehen ganz einfach den Bedarf nicht oder sind der festen Überzeugung, bereits alle Maßnahmen vollständig ausgeführt zu haben und lehnen die Hilfe deshalb ab.

Nicht zielgerichtet:

Wenn dementiell Erkrankte oder psychisch Kranke aufgefordert werden, sich mit dem Waschlappen das Gesicht zu waschen, fangen sie nicht mit dem Gesicht an, sondern in der Regel an den unteren Extremitäten oder im Intimbereich. Oder sie waschen permanent an einer Körperstelle weiter, ohne das Waschen fortzusetzen.

Nicht zu Ende geführt:

Hierunter fällt z. B. das Aufstehen während der Mahlzeit, auch wenn diese noch nicht beendet ist; das Entfernen aus dem Badezimmer, obwohl das Waschen noch nicht zu Ende geführt ist.

Fremd- und Eigengefährdung:

Die Eigen- und Fremdgefährdung liegt im häuslichen Bereich immer dann vor, wenn ein Pflegebedürftiger beispielsweise den Herd anstellt oder heisses Wasser aufdreht und dann vergisst, diese Gerätschaften wieder auszustellen.

Bei der Begründung des Pflegebedarfs für Menschen mit Demenz kommt auf jeden Fall der Aspekt zu Tragen, dass sie eine wechselnde Tagesverfassung haben. Dies sollte detailliert in der Pflegeplanung Platz finden.

Beispiel:
- Fr. K.
- Selbstpflegedefizit Körperpflege
- Ursache: starke Einschränkungen in der Orientierungsfähigkeit

»*Fr. K. führt mit angereichtem Waschlappen das Waschen des Gesichts aus. Danach beginnt sie umgehend, mit dem Waschlappen das Waschbecken und anliegende Areale abzuwischen.*
Wenn die Pflegekraft die weitere Ganzkörperwaschung durchführen möchte, klammert sich Fr. K. am Waschbeckenrand oder an der Pflegekraft fest. Meist liegt der Zeitaufwand bei 30 Minuten, bedingt dadurch, dass Fr. K.'s Körper häufig mit Stuhlgang bedeckt ist.«

Natürlich erfordert eine solche Beschreibung eine genaue Beobachtung und einen höheren Schreibaufwand. Die Nennung von Maßnahmen und die Beschreibung kann sich an den folgenden anrechenbaren Verrichtungen orientieren.

9.6 Die anrechenbaren Verrichtungen

Es gibt insgesamt 21 anrechenbare Verrichtungen, inklusive Hilfebedarf und Zeitpunkt des Hilfebedarfs. Die Verrichtungen resultieren aus den Komplexen:

- Körperpflege
- Ernährung
- Mobilität
- Hauswirtschaft

Körperpflege
- Ganzkörperwäsche GK
- Oberkörperwäsche OK
- Unterkörperwäsche UK
- Gesicht und Hände GH
- Duschen/Baden DB
- Zahnpflege
- Kämmen
- Rasur

Ausscheiden
- Wasserlassen
- Stuhlgang
- Richten der Kleidung
- Wechsel der Windel nach Urin
- Wechsel der Windel nach Stuhl
- Wechsel kleiner Vorlagen
- Wechsel/Entleeren des Urinbeutels
- Wechsel/Entleeren des Stomabeutels

Ernährung
Der Bereich der Ernährung ist unterteilt in:
- Mundgerechte Zubereitung
- Nahrungsaufnahme oral
- Nahrungsaufnahme per Sonde

Mobilität
Der Bereich Mobilität ist unterteilt in:
- Aufstehen/Zubettgehen
- Umlagern
- Ankleiden Gesamtkörper GK
- Ankleiden Oberkörper OK

- Ankleiden Unterkörper UK
- Entkleiden Gesamtkörper GK
- Entkleiden Oberkörper OK
- Entkleiden Unterkörper UK
- Gehen
- Stehen (Transfer)
- Treppensteigen
- Verlassen/Wiederaufsuchen der Wohnung/Pflegeeineinrichtung

Hauswirtschaft
Der Bereich der Hauswirtschaft ist unterteilt in:
- Beheizen der Wohnung
- Einkaufen
- Reinigen der Wohnung
- Wäsche waschen
- Bügeln
- Zubereitung von Mahlzeiten

9.7 Formen der Hilfeleistung

Die Formen der Hilfeleistung, die ausgeführt werden, sollten genau dargestellt werden. Es ist im Alltag ein erheblicher Unterschied, ob eine Maßnahme komplett von der Pflegekraft durchgeführt wird (was häufig am schnellsten geht) oder ob ein Klient angeleitet wird und die Maßnahme dann anschließend teilweise durchgeführt wird.

Formen der Hilfeleistung
Bei den Formen der Hilfe werden die Unterstützung, die teilweise oder vollständige Übernahme der Verrichtung sowie die Beaufsichtigung und Anleitung unterschieden.

Unterstützung
Eine Unterstützung liegt dann vor, wenn der Pflegebedürftige grundsätzlich zur selbstständigen Erledigung einer Verrichtung in der Lage ist, jedoch zur Vorbereitung, Durchführung oder Nachbereitung ergänzende Hilfeleistungen der Pflegeperson benötigt. Die Unterstützung kann Teil der aktivierenden Pflege sein (Bereitstellen von Waschwasser, Waschlappen reichen, Auswahl geeigneter Kleidungsstücke etc.).

Teilweise Übernahme
Eine teilweise Übernahme der Verrichtung liegt dann vor, wenn eine Hilfe zur Vollendung einer teilweise selbstständig erledigten Verrichtung benötigt wird. Eine teilweise Übernahme des Waschens liegt z. B. dann vor, wenn Gesicht und Körper selbstständig gewaschen werden, für das Waschen der Füße und Beine aber die Hilfe einer Pflegeperson benötigt wird.
Auch wenn eine Verrichtung begonnen, aber z. B. wegen Erschöpfung abgebrochen wird, kann eine teilweise Übernahme der Verrichtung notwendig werden. Die teilweise Übernahme kann Bestandteil der aktivierenden Pflege sein. Sie ist dann darauf gerichtet, verlorengegangene Fähigkeiten wiederzuerlernen oder nicht vorhandene Fähigkeiten zu entwickeln.

Vollständige Übernahme

Eine vollständige Übernahme liegt dann vor, wenn die Pflegeperson die Verrichtung selbst ausführt und der Pflegebedürftige sich dabei passiv verhält, ohne einen eigenen Beitrag zur Verrichtung zu leisten.

Anleitung

Eine Anleitung ist erforderlich, wenn die Pflegeperson bei einer konkreten Verrichtung den Ablauf der einzelnen Handlungsschritte oder den ganzen Handlungsablauf lenken oder demonstrieren muss.

Dies kann insbesondere dann der Fall sein, wenn der Pflegebedürftige trotz vorhandener motorischer Fähigkeiten eine konkrete Verrichtung nicht in einem sinnvollen Ablauf durchführen kann.

Zur Anleitung gehört auch die Motivierung des Antragstellers bzw. Pflegebedürftigen zur selbstständigen Übernahme der regelmäßig wiederkehrenden Verrichtungen des täglichen Lebens.[93]

Gerade die beiden letztgenannten Formen bedürfen der korrekten Darstellung der Tätigkeit anhand der gesetzlich definierten Verrichtungen »Verrichtungsbezogene Anleitung und Beaufsichtigung«.

Hierzu sind zwei Dinge noch zu beachten:

1. Ein unabhängig von den gesetzlich definierten Verrichtungen erforderlicher allgemeiner Aufsichts- und Betreuungsbedarf (z. B. eines geistig behinderten Menschen) zur Vermeidung einer möglichen Selbst- oder Fremdgefährdung ist bei der Feststellung des Hilfebedarfs nicht zu berücksichtigen.
2. Weiter wird eine Aufsicht nicht anerkannt, die lediglich darin besteht, zu überwachen oder den Klienten zu bestimmten Handlungen aufzufordern (anzuleiten), wenn begleitend dazu aber noch andere Verrichtungen von der Pflegekraft ausgeführt werden.

9.8 Durchführung der Begutachtung

Eine Begutachtung durch den MDK sollte gut vorbereitet sein, dann ist die Wahrscheinlichkeit des Erfolges umso größer.

Zur Vorbereitung gehört:
- Information von Klient und Angehörigen, Besprechung notwendiger Dinge
- Sichtung der Pflegedokumentation und Pflegeplanung, 24-Stunden Bedarf ermitteln, Pflegetagebuch führen lassen
- Pflegeanamnese überprüfen
- Ist der Klient informiert, darüber, dass er sich nicht anders verhalten soll als sonst?

Tabelle 16: Spezielle Anforderungen an die Pflegedokumentation.

- Sind alle einstufungsrelevanten Aspekte aufgeführt und deutlich genug dargestellt?
- Wird der tatsächliche Aufwand der Pflege deutlich dargestellt?
- Stimmen Aussagen von Mitarbeitern mit Einträgen in der Pflegedokumentation überein?
- Ist alles lesbar und schnell erfassbar aufbereitet?
- Sind evtl. Kopien der Pflegeplanung vorbereitet, auf denen die Begründung für den Pflegebedarf abgebildet ist, vorbereitet?

Vorweg gilt, dass sich alle noch einmal bewusst machen, dass der Klient »pflegebedürftig« ist, dass ihm manches vielleicht nicht mehr leicht fällt, dass er sich unsicher ist und evtl. auch Schamgefühle hat oder gar Defizite überdecken möchte.

Klienten sehen ihre Situation, ihre Einschränkungen und ihr Leid, nicht aber unbedingt ihre Ansprüche und ihren Hilfebedarf. Häufig ist nach Ankündigung eines Begutachters vom MDK zu bemerken, dass sich Klienten besonders ordentlich anziehen und zurechtmachen, um nicht negativ aufzufallen.

Dies ist aber gerade für eine Begutachtungssituation unklug, denn es erzeugt ein falsches Bild. Hier muss mit dem Klienten und Angehörigen über die Situation gesprochen und Klarheit geschaffen werden.

Während der Begutachtung:
- Notwendige Formulare wie z. B. Fotokopien von Arztbriefen und Krankenhausberichten etc. aushändigen.
- Der Klient sollte zur Begutachtung dort sitzen oder liegen, wo er sich tagsüber am häufigsten aufhält, denn dann fällt ein »Aufstehen« vor den Augen des Begutachters genauso schwer wie sonst.
- Der Klient sollte Verrichtungen möglichst in derselben Art und Weise wie immer durchführen.
- Einstufungsrelevante Auszüge aus der Pflegedokumentation sollten in Kopie mitgegeben werden (evtl. nachsenden, wenn der Begutachter sie nicht mitnehmen wollte).
- Pflegekräfte stellen sich kompetent und sensibel für Rückfragen und Erklärungen des Hilfe- und Pflegebedarfs zur Verfügung.

Anmerkungen

[86] *Häseler:* Pflegerische Begutachtung nach dem sozialen Pflegeversicherungsgesetz. Schlütersche Verlagsgesellschaft, Hannover 2000.
[87] *Häseler:* ebd.
[88] *Bartholomeyczik; Hunstein; Koch; Zegelin-Abt:* Zeitrichtlinien zur Begutachtung des Pflegebedarfs. Mabuse Verlag, Frankfurt 2001.
[89] *Herold:* Ambulante Pflege Band 3. Schlütersche Verlagsgesellschaft, Hannover 2002.
[90] *Beul:* Der einfache Weg zur Pflegestufe. Brigitte Kunz Verlag, Hannover 2002.
[91] *Swoboda, B.:* Zeitkorridore; Vincentz Verlag, Hannover 2001.
[92] *König:* Welche Pflegestufe ist richtig? In: Pflegen ambulant 2/02, Bibliomed Verlag, Melsungen.
[93] *König:* Der MDK – Mit dem Gutachter eine Sprache sprechen. Schlütersche Verlagsgesellschaft, Hannover 2003.

10 Das Mädchen mit dem Eis

von *Marion Schoeberlein*

Eleanor hatte keine Ahnung, was mit Großmutter los war. Andauernd vergaß sie etwas – wo sie den Zucker hingestellt hatte, wann die Rechnungen bezahlt werden mussten oder um wie viel Uhr sie fertig sein sollte, wenn man sie zum Einkaufen abholen wollte.

»Was ist mit Oma los?«, fragte Eleanor. »Sie war doch immer so ordentlich und zuverlässig. Jetzt sieht sie so traurig aus und wirkt irgendwie verloren. Und dauernd vergisst sie etwas«.

»Oma wird einfach alt«, antwortet ihre Mutter. »Sie braucht jetzt viel Liebe.«

»Wie ist es, wenn man alt wird?«, wollte Eleanor wissen. »Werden alle Menschen dann vergesslich? Ich auch?«

»Nicht jeder wird im Alter vergesslich, Eleanor. Oma hat wahrscheinlich die Alzheimer-Krankheit, und darum kann sie sich nichts merken. Womöglich müssen wir sie in ein Pflegeheim geben, damit sie dort richtig versorgt wird.«

»Aber Mama! Das ist ja schrecklich! Dann wird sie doch ihr kleines Haus furchtbar vermissen, oder nicht?«

»Mag sein, aber wir haben keine andere Wahl. Sie wird dort gut versorgt und kann neue Freunde finden.«

Eleanor guckte misstrauisch. Ihr gefiel der Gedanke ganz und gar nicht.

»Können wir sie dort oft besuchen?«, erkundigte sie sich. »Ich rede gern mit Oma, selbst wenn sie dauernd alles vergisst. Das werde ich vermissen.«

»An den Wochenenden können wir zu ihr fahren«, beruhigte ihre Mutter sie. »Wir können ihr dann ein Geschenk mitbringen.«

»Zum Beispiel ein Eis? Oma isst doch so gerne Erdbeereis!«

»Also gut, Erdbeereis!«, versicherte ihre Mutter.

Das erste Mal, als sie Großmutter im Pflegeheim besuchten, war Eleanor den Tränen nahe.

»Hier sitzen ja fast alle Leute im Rollstuhl« klagte sie.

»Das geht nicht anders. Sonst würden sie hinfallen« erklärte ihre Mutter. »Und wenn du jetzt gleich zu Oma kommst, dann lächle und sag ihr, wie gut sie aussieht.«

Großmutter saß ganz allein in einer Ecke des Raumes, den sie das *Sonnenzimmer* nannten. Sie saß da und schaute auf die Bäume hinaus.

Eleanor drückte ihre Großmutter. »Schau mal«, sagte sie. »Wir haben dir etwas mitgebracht. Etwas, was Du besonders gern magst. Erdbeereis!«

Großmutter nahm den Pappbecher und den Löffel und fing wortlos an zu essen.

»Ich bin sicher, dass es ihr schmeckt«, versicherte Eleanors Mutter.

»Aber sie scheint uns nicht mal zu erkennen.« Eleanors Enttäuschung war unübersehbar.

»Du musst ihr Zeit lassen«, erwiderte ihre Mutter. »das ist hier alles fremd für sie. Sie muss sich erst an die neue Umgebung gewöhnen.«

Doch als sie Großmutter das nächste Mal besuchten, war es genauso. Sie aß das Eis und lächelte sie an, aber sie sagte kein Wort.

»Weißt du, wer ich bin, Oma?«, wollte Eleanor wissen.

»Du bist das Mädchen, das mir immer das Eis bringt«, antwortete Großmutter.

»Ja, das schon. Aber ich bin auch Eleanor, dein Enkelkind. Erinnerst du dich nicht mehr an mich?« Und dabei schlang sie ihre Arme um die alte Frau.

Großmutter lächelte ein wenig.

»Ob ich mich erinnere? Natürlich erinnere ich mich. Du bist das Mädchen, das mir immer das Eis bringt.«

Da auf einmal begriff Eleanor, dass sich Großmutter nie wieder an sie erinnern würde. Ihre Oma lebte in einer eigenen Welt – in einer einsamen Welt schemenhafter Erinnerungen.

»Ich hab dich ja so lieb, Oma!«, beteuerte sie. Und in diesem Augenblick sah sie, wie ihrer Großmutter eine Träne über die Wange ließ.

»Liebe«, sagte die alte Frau. »Ich erinnere mich am Liebe.«

»Siehst du, mein Schatz. Das ist alles, was sie braucht«, meinte Mutter. »Liebe.«

»Ich bringe ihr jedes Wochenende ein Eis und drücke sie, auch wenn sie sich nicht an mich erinnert«, beschloss Eleanor.

Schließlich war das wichtiger: sich an Liebe zu erinnern als an irgendeinen Namen.

Literatur

Arets, J.; Obex, F.; Vaessen; Wagner, F.: Professionelle Pflege 1. Verlag Hans Huber, Bern et al. 1999.

Barker, L., Watson, K.: Ohren auf. mvg-Verlag, Landsberg 2001.

Barth, M.: Qualitätsentwicklung und -sicherung in der Altenpflege. Urban & Fischer Verlag, München Jena, 1999.

Bartholomeyczik, S.; Hunstein, G.; Koch, V.; Zegelin-Abt, A.: Zeitrichtlinien zur Begutachtung des Pflegebedarfs. Mabuse Verlag, Frankfurt 2001.

Bartholomeyczik, S.; Müller, E.: Pflegeforschung verstehen. Urban & Schwarzenberg, München, Wien, Baltimore 1997.

Benner, P.: Stufen zur Pflegekompetenz. Verlag Hans Huber; Bern, Göttingen, Toronto, Seattle 1994.

Beul, U.: Der einfache Weg zur Pflegestufe. Brigitte Kunz Verlag, Hagen 2002.

Bienstein, C.; Zegelin, A.: Handbuch Pflege. Verlag selbstbestimmtes Leben, Düsseldorf 1999.

Böhm, E.: Die Pflegediagnose nach Böhm. Recom Verlag, Basel 1994.

Böhm, E.: Alte verstehen. Psychiatrie Verlag, Bonn 1991.

Böhmer, M.: Erfahrungen sexualisierter Gewalt in der Lebensgeschichte alter Frauen. Mabuse Verlag, Frankfurt 2000.

Brunnen, H.; Herold, E. E.: Ambulante Pflege Band 1, Schlütersche Hannover 2001.

Buchholz, T.; Schürenberg, A.: Lebensbegleitung alter Menschen. Verlag Hans Huber, Bern 2003.

Budnik, B.: Pflegeplanung leicht gemacht. Urban & Fischer, München, Jena 1999.

Canfield, J.; Hansen, M. V.: Hühnersuppe für die Seele. Goldmann Taschenbuch, München 2003.

Collier; McCash; Bartram: Arbeitsbuch Pflegediagnosen. Ullstein Medical, Wiesbaden 1998.

Conzen, P.: Erik H. Erikson. Kohlhammer Verlag, Stuttgart, Berlin, Köln 1996.

Drerup, E.: Modelle der Krankenpflege. Lambertus Verlag, 1990 Freiburg.

Erikson, E. H.: Identität und Lebenszyklus. Suhrkamp Taschenbuch Wissenschaft; Frankfurt 1973.

Eriksson, K.: Gesundheit. Verlag Hans Huber. Bern et al. 2001.

Feil, N.: Validation. Verlag Altern & Kultur, Wien 1990.

Groothuis, R.: Soziale und kommunikative Fertigkeiten. Verlag Hans Huber, Bern et al., 2000.

Gültekin, J. E.; Liebchen, A.: Pflegevisite und Pflegeprozess. Kohlhammer Verlag, Stuttgart 2003.

Häseler, I.: Pflegerische Begutachtung nach dem sozialen Pflegeversicherungsgesetz. Schlütersche Verlagsgesellschaft, Hannover 2000.

Henke, F.: Pflegeplanung. Pflege kompakt. Kohlhammer Verlag, Stuttgart, Berlin, Köln 2000.

Herold, E. E.: Ambulante Pflege. Band 3, Schlütersche Verlagsgesellschaft, Hannover 1999.

Klein, S.: Praxis der Pflegeversicherung. Urban & Fischer Verlag, 2000.

Kollak, I.; Suzie Kim, H.: Pflegetheoretische Grundbegriffe. Verlag Hans Huber, Bern 1999.

Hunik, G.: Pflegetheorien. Eicanos Verlag, Bocholt, 1997.

Jaffe, M. S.; Skidmore-Roth, L.: Pflegeassessment, Pflegediagnosen und Pflegeinterventionen in der ambulanten Pflege. Verlag Hans-Huber, Bern, Göttingen, Toronto, Seattle 2000.

Juchli, L.: Pflege. Thieme Verlag, Stuttgart, New York 1997.

Juchli, L.: Heilen durch Wiederentdecken der Ganzheit. Kreuz Verlag, Stuttgart 1993.

Katz; Green: Qualitätsmanagement. Ullstein Mosby, Wiesbaden 1996.

Kämmer, K.: Pflegemanagement in Alteneinrichtungen. Schlütersche Verlagsgesellschaft, Hannover 1998.

Kappelmüller, I.: Der Pflegeprozess. Facultas-Universitätsverlag, Wien 1993.

Kitwood, T.: Demenz. Verlag Hans Huber, Bern 1997.

Kollak, I.; Georg, M.: Pflegediagnosen: Was sie leisten – was sie leisten sollen. Mabuse Verlag, Frankfurt 1999.

Kollak, I.: Internationale Modelle häuslicher Pflege. Mabuse Verlag, Frankfurt 2001.

Korecic, J.: Pflegestandards Altenpflege. Springer Verlag, Berlin etc.1999.

Kors, B.; Seunke, W.: Gerontopsychiatrische Pflege. Ullstein Mosby, Berlin, Wiesbaden 1997.

Kuratorium Deutsche Altershilfe, Qualitätshandbuch Leben mit Demenz, Köln 2001.

Leben mit Demenz- Qualitätshandbuch, Deutsche Altershilfe, Köln 2001.

Löser, A. P.: Ambulante Pflege bei Tumorpatienten. Schlütersche Verlagsgesellschaft, Hannover 2000.

Messer, B.: Tägliche Pflegeplanung in der stationären Altenpflege. Schlütersche Verlagsgesellschaft, Hannover 2001.

Messer, B.: Tägliche Pflegeplanung in der ambulanten Altenpflege. Schlütersche GmbH, Hannover 2003.

Müller, D.: Konzept zur Betreuung demenzkranker Menschen. Kuratorium Deutsche Altershilfe, Köln 1999.

Müller, H.: Arbeitsorganisation in der Altenpflege. Schlütersche Verlagsgesellschaft, Hannover 2001.

Osborn, C.; Schweitzer, P.; Trilling, A.: Erinnern. Lambertus Verlag, Freiburg 1997.

Popp, I.: Pflege dementer Menschen. Kohlhammer Verlag, Berlin, Stuttgart, Köln 1999.

Richter, R.: Behandlungspflege. Vincentz Verlag, Hannover 2001.

Sawitzki, E. R.:NLP für den Alltag. GABAL Verlag, Offenbach 1995.

Scharb, B.: Spezielle validierende Pflege. Springer Verlag, Wien, New York 1999.

Schindler, U.: Die Pflege dementiell Erkrankter neu erleben. Vincentz Verlag, Hannover 2003.

Schwerdt, R.: Gute Pflege. Kohlhammer Verlag, Stuttgart, Berlin, Köln 2002.

Schröck, R.; Drerup, E.: Pflegetheorien in Praxis, Forschung und Lehre. Lambertus Verlag, Freiburg 1997.

Stefan, H.; Allmer. F. et al: Praxis der Pflegediagnosen. Springer Krankenpflege, Wien 2000.

Sowinski, C.; Gennrich, R.; Schmidt, B.; Schmitz, T.; Schwantes, H.; Warlies, C. (Hrsg) (2000): Organisation und Stellenbeschreibung in der Altenpflege. Köln.

Tackenberg, P.; Abt-Zegelin, A.: Demenz und Pflege. Mabuse Verlag, Frankfurt 2000.

Thiemes Pflege. Thieme Verlag; Stuttgart, New York 2000.

Von Stösser, A.: Pflegestandards. Springer Verlag, Berlin etc. 1994.

WHO Regionalbüro Europa: Ottawa Charta zur Gesundheitsförderung. 1986.

VIII Prüfanleitung zum Erhebungsbogen zur Qualitätsprüfungen in der Einrichtung, ambulant.

Zeitschriften

Schöniger, U.; Zegelin-Abt, A.: »Hat der Pflegeprozess ausgedient? In: Die Schwester/Der Pfleger, 4/98, 305–310.

Schröder, G.; Assenheimer, B.: Der moderne Wundverband alleine reicht nicht aus. In: Pflegen Ambulant 3/02, Bibliomed Verlag, Melsungen.

Forum Sozialstation Nr. 115 April 2002.

Käppeli, S.: Pflege und Pflegetheorien. In: Krankenpflege 1/88; S. 6.

König, J.: Welche Pflegestufe ist richtig? In: Pflegen ambulant 2/02, Bibliomed Verlag, Melsungen.

Messer, B.: »Keine unüberwindbare Hürde«. In: Heim & Pflege, 8/2001.

Steppe, H.: Pflegemodelle in der Praxis – 2. Folge: Virginia Henderson. In: Die Schwester/Der Pfleger; 29.Jg.: 7/90; S. 585.

Register

Barbara Messer

Tägliche Pflegeplanung
in der ambulanten Pflege

Beispiele und Lösungen

2003. 288 Seiten, 19 Abbildungen, 30 Tabellen,
17,3 x 24,5 cm, Hardcover
ISBN 3-87706-711-5
€ 29,90/sFr 49,90

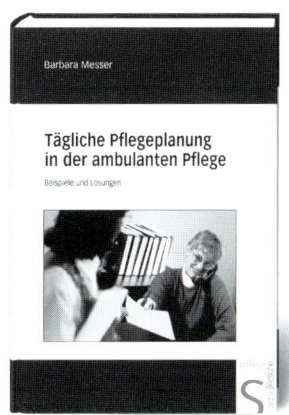

Barbara Messer stellt konkrete Beispiele vor, um die Pflegeplanung
anhand der FEDL detailliert zu beschreiben. Ihr Buch hilft, Probleme
bei der Pflegedokumentation zu lösen. Es bietet praktische Formu-
lierungsbeispiele und zeigt, wie die Pflegeplanung in der ambulanten Pflege auch wirklich das abbildet, was geleistet wurde.

»Dieses Buch widmet sich ganz der praktischen Umsetzung, gibt
Beispiele, nennt Lösungen.« *Pflegezeitschrift*

»Ein gutes Buch für vor Ort tätige Pflegekräfte als auch für die Pflegeausbildung.« *Häusliche Pflege*

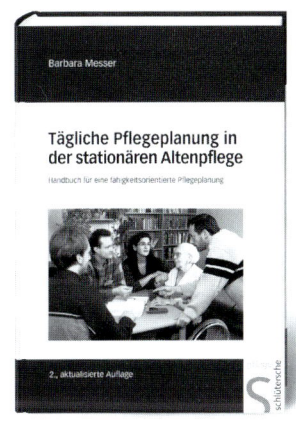

Barbara Messer

Tägliche Pflegeplanung
in der stationären Altenpflege

Handbuch für eine fähigkeitsorientierte Pflegeplanung
2., aktualisierte Auflage

Erscheint August 2004. Ca. 300 Seiten,
17,3 x 24,5 cm, Hardcover
ISBN 3-89993-123-8
ca. € 29,90/sFr 49,90

Obwohl lange gefordert ist eine fach- und sachgerechte Pflegeplanung immer noch nicht überall implementiert. Pflegekräfte
fühlen sich oft unsicher im Formulieren von Pflegesituationen.
Pflegeplanungen weisen oftmals einen an den Defiziten des alten
Menschen orientierten Stil auf. Dieses Buch geht andere Wege in
der Pflegeplanung. Es ist angefüllt mit Formulierungsbeispielen
aus dem pflegerischen Alltag und Schulungen.

»Alle in der Pflegeplanung wissen, dass Pflegeplanung inzwischen gesetzlich vorgeschrieben ist.
Für die Erstellung und Entwicklung dieses Planes ist dieses Buch eine wertvolle Hilfe.«
Altenpflegerin und Altenpfleger

»Das Buch ist in der gewohnten Tabellenform eines Pflegeplanungsbogens gehalten, sodass
sich die Thematik auf den ersten Blick erschließt und die konkrete Umsetzung leicht fällt.«
Österreichische Pflegezeitschrift

Stand April 2004. Änderungen vorbehalten.

schlütersche

Diakonisches Werk Württemberg (Hrsg.)
Marion Bär, Institut für Gerontologie Heidelberg

Demenzkranke Menschen im Pflegeheim besser begleiten

Arbeitshilfe für die Entwicklung und Umsetzung von Pflege- und Betreuungskonzepten

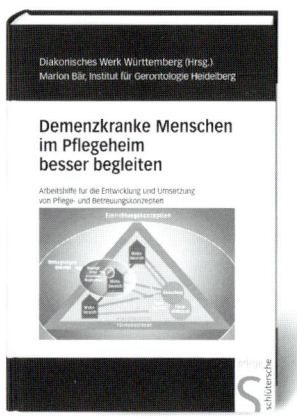

2004. 272 Seiten, 28 Abbildungen, 25 Tabellen,
17,3 x 24,5 cm, Hardcover
ISBN 3-87706-897-9
€ 32,–/sFr 54,–

Das Buch basiert auf den Erfahrungen von 20 Einrichtungen der Altenhilfe. Es hilft Mitarbeitern in stationären Einrichtungen der Altenhilfe, selbstständig Konzepte für die Pflege und Betreuung demenziell erkrankter Heimbewohner zu entwickeln und erfolgreich umzusetzen.

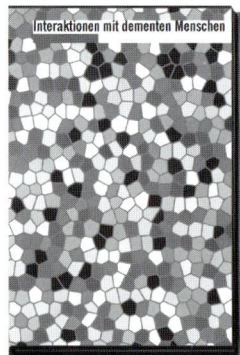

Alzheimer-Gesellschaft Mittelhessen e. V. (Hrsg.)
● Eva-Maria Ulmer ● Kirsten Margraf

Interaktionen mit dementen Menschen

Ein Lehrvideo

1999. Im Vertrieb Schlütersche.
VHS PAL, Programmlänge 38 Minuten
ISBN 3-87706-658-5
€ 49,90/sFr 83,– (UVP)

Dieser Film bietet hervorragende Möglichkeiten, typische Interaktionen zwischen Pflegenden und Demenzkranken anhand realer Situationen zu beobachten und mit dem eigenen Verhalten in entsprechenden Situationen des Berufsalltags zu vergleichen.

»Der Film sollte allen Mitarbeiterinnen und Mitarbeiter von Geriatrischen und Gerontopsychiatrischen Fachabteilungen, Pflegeeinrichtungen, von Kranken- und Altenpflegeschulen zugänglich sein.«
Geriatrie Journal

»Für alle Pflegenden und Laien, welche einem dementen Menschen Essen eingeben, ist dieses neue Lehrmittel eine Hilfe, weil es die Kunst des »turning in« lehrt und Möglichkeiten der Kommunikation mit schwer pflegebedürftigen Menschen aufzeigt.«
Pflege

»Ein brillantes Video zum Thema ›Interaktion mit dementen Menschen‹.«
Altenheim

schlütersche

Stand April 2004. Änderungen vorbehalten.